Renée und Bruno
Weihsbrodt

Intelligente
Ernährung

Für unsere Lieblinge Iris-Adrienne und Leandra-Maria

ISBN: 978-3-99025-095-2

www.freya.at
Layout: freya_art
Lektorat: Danliela Pairleitner

printed in EU

Die Verfasser geben weder direkt noch indirekt medizinische Ratschläge, auch verordnen sie keine Diät ohne medizinische Beratung als Behandlungsform für Krankheiten. Ernährungsfachleute und Experten auf dem Gebiet der Gesundheit und Ernährung vertreten vielfach unterschiedliche Meinungen. Die Verfasser stellen keine Diagnosen und erteilen keine Verordnungen. Unser Ziel ist es, unsere Erfahrungen mit Gemüse-Rohkost zu veröffentlichen.
Wenn Sie diese Ernährungsform ohne ärztliche Rücksprache anwenden, greifen Sie zur Selbstbehandlung, ein Recht, das ihnen zusteht. Herausgeber, Verfasser und Verlag übernehmen dafür keine Verantwortung.

Arche Noah S. 56, 74
© Arne9001 S. 9, © Ginasanders, S. 10, © Corinna Gissemann S. 17, © Otnaydur S. 19, © Kts S. 21, © Yuriy Shevtsov S. 22, © Subbotina S. 31, © Eric Gevaert S. 34, © Pipa100 S. 45, © Iwka S. 51, © Onlyfabrizio S. 58, © Yuri Arcurs S. 69, © Photowitch S. 70, © Hartphotography S. 84, © Laurent Renault S. 114, © Larisa Lofitskaya S. 117, © Yuri Arcurs S. 119, © Fotografieberlin S. 129, © Subbotina Anna S. 157, © photocrew S. 163, © Sergey S. 167, © yellowj S. 177, © Artem Furman S. 187, alle Dreamstime.com, Fotolia.com
Weihsbrodt S. 27, 47, 97, 98, 100, 101, 102, 105, 139, 142, 170, 174, 179, 180, 182, 183, 184, 185
Wikipedia S. 43, 52
restliche Bilder: Wolf Ruzicka, freya_art

Renée und Bruno
Weihsbrodt

Intelligente Ernährung der Zukunft

Der Traum von absoluter Gesundheit

freya

Inhalt

Einführung

Angenommen, eine gute Fee würde Ihnen einen, nur einen einzigen Wunsch gewähren. Was würden Sie sich wünschen?

Geld? Macht? Ein Haus auf Hawaii?

Oder vielleicht ... absolute Gesundheit?

Aber was verstehen wir unter Gesundheit?

Jeder Mensch sieht das ein wenig anders. Die Verfasser verstehen darunter Leistungsfähigkeit, Lebensfreude, guten Schlaf und Schmerzfreiheit.

„Nicht krank sein genügt durchaus nicht: Wacker, lustig, froh soll der Mensch sein." *Tacitus*

Wer Gedanken hat wie: „Kann ich auf diesen Berg gehen? Halten das meine Gelenke aus?" oder „Kann ich ins kalte Wasser schwimmen gehen ohne eine Erkältung zu bekommen?", dessen GESUNDHEIT ist schon im Begriff, sich zu verabschieden. Ein gesunder Körper ist robust und wird nicht wegen jeder Kleinigkeit krank. Er ist leistungsfähig und kräftig.

Und doch gilt: Ohne Fleiß – kein Preis! Diese alte Weisheit ist überall anwendbar. Auch die Gesundheit behalte ich nicht und sie kommt auch nicht zurück, wenn ich nicht ernsthaft an mir arbeite. Je mehr Kompromisse ich eingehe, desto weniger darf ich erwarten.

Wenn ich jeden Tag drei Stück Kuchen esse, Fertig-Pizzas in den Ofen schiebe, wenig Wasser trinke, die kleinsten Beschwerden sofort mit Medikamenten behandle, minimale Entfernungen mit dem Auto zurücklege, mein Essen mit der Mikrowelle erwärme, rauche und viel Alkohol und Kaffee trinke, wird das auf Dauer meine Gesundheit beeinträchtigen. In welcher Form, ist für jeden individuell spürbar.

Für uns war der Weg, uns unsere Gesundheit zu erhalten, auf Rohkost und Sport zu setzen. Das persönliche Leben zu ändern, geht nicht von heute auf morgen, Beständigkeit ist hier sehr, sehr wichtig. Der Körper hat ein schlechtes Gedächtnis. Besser einen Monat jeden Tag ein wenig Gymnastik, als einen Tag extreme Bewegung und danach wieder eine lange Pause. Das Ziel soll darin liegen, die schlechten Gewohnheiten dauerhaft abzulegen und langfristig neue Verhaltensweisen einzuüben. Nur das kann auf Dauer funktionieren.

Gesunde Ernährung, regelmäßige Bewegung, das „Frei"werden von Süchten wie z. B. nach Süßigkeiten oder Zigaretten ist notwendig, um sich wohl zu fühlen.

Meistens weiß man selbst, dass die Tafel Schokolade zwischendurch oder die Morgenzigarette nicht guttun. Das Wissen alleine ist aber zu wenig. Lassen Sie sich nicht von Geschichten über Großväter und Großmütter beeindrucken, die täglich zehn Zigaretten rauchten, Alkohol tranken, dabei gesund und fit blieben und schließlich im hohen Alter friedlich starben – ich kenne keinen solchen Fall.

Mit Nahrungsumstellung alleine werden Sie nicht den vollen Erfolg erzielen können. Eine gesunde Lebensweise muss immer mit Bewegung kombiniert werden. Wir Menschen sind für regelmäßige Bewegung gebaut. Ein Körper, der nicht trainiert wird, ist nicht leistungsfähig. Die Art der Bewegung, das heißt, welche Sportart ausgeübt wird, ist nicht so wichtig. Ob Sie sich nun für Schwimmen, Spazierengehen oder die sportliche Variante des Walking entscheiden, wichtig sind Regelmäßigkeit und Spaß an der Sache!

Regelmäßiger Sport kann Sie auch vor schlechten Gewohnheiten schützen.

„Man muss nur die Gesundheit eines Menschen stärken und die Krankheit verschwindet!"

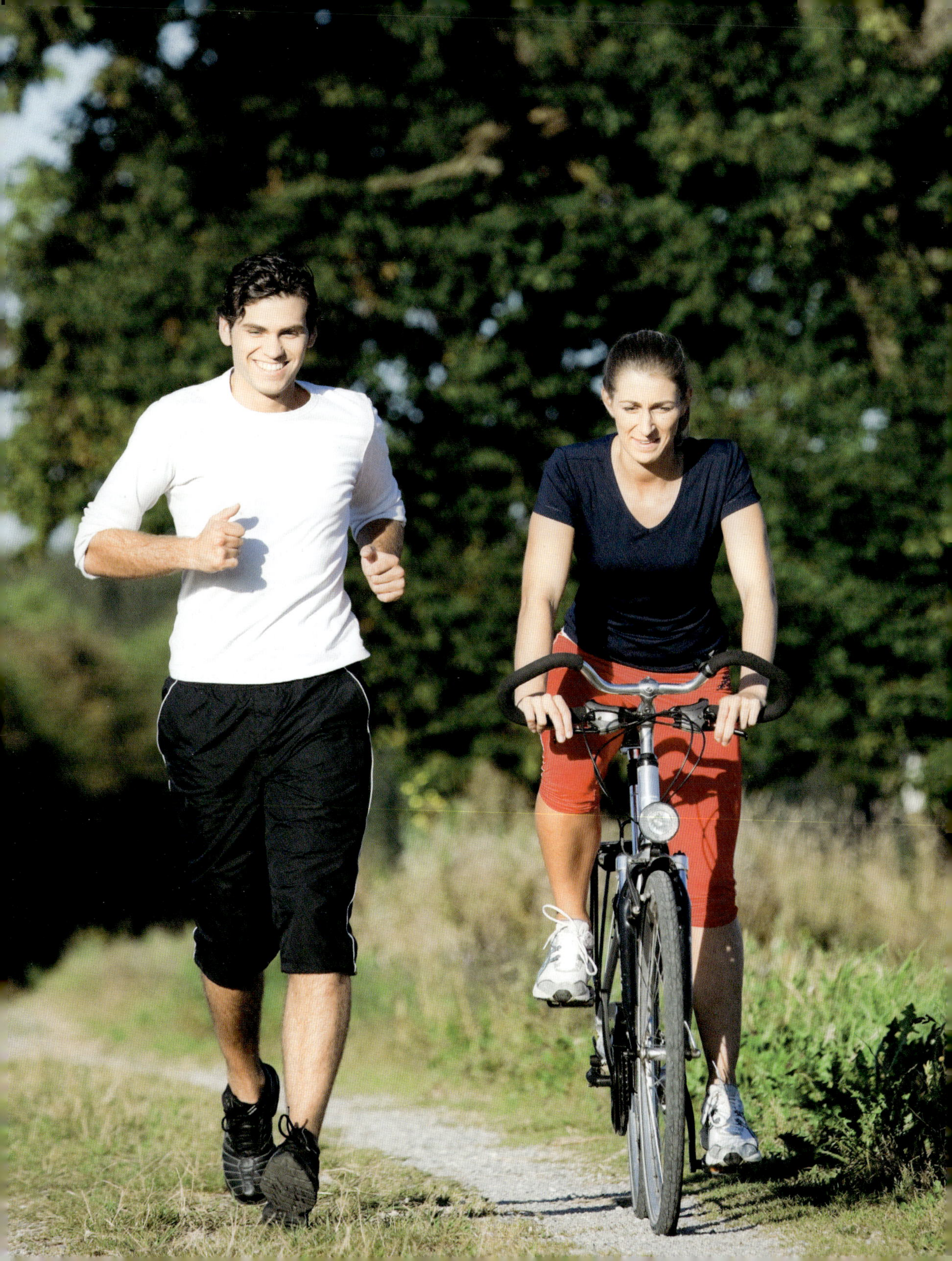

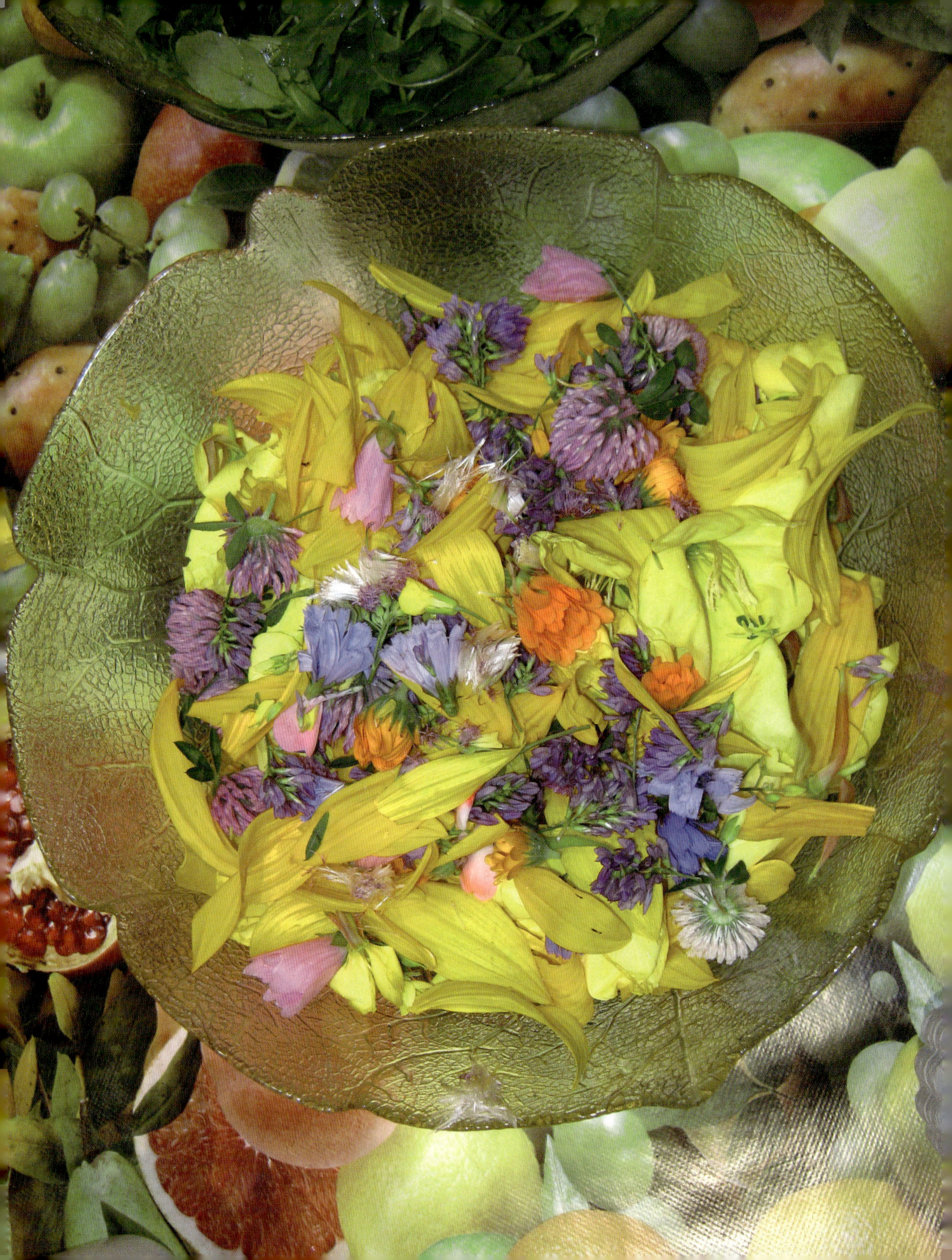

Rohkost

Wild lebende Tiere stellen sich nicht die Frage, was sie fressen sollen. Sie fressen einfach. Und zwar das, was gerade zur Verfügung steht und jeder einzelnen Rasse entspricht. Wie man sieht, geht es ihnen sehr gut damit. Oder wer hat schon einmal gehört, dass ein Wolf unter Verstopfung leidet oder ein Reh einen Herzinfarkt bekommt? Wildtiere haben zwar nicht die gleiche Lebenserwartung wie wir Menschen, aber sie sind den Großteil ihres Lebens kräftig, ausgesprochen schnell und leistungsfähig. Die natürliche Nahrung lässt sie lange gesund bleiben. Denn Krankheit ist in der freien Natur gleichbedeutend mit Tod.

Warum ist der Mensch nun mit so vielen Krankheiten geschlagen? Er hat die Wahl, kann alles essen, was ihm Spaß macht: Fisch, Fleisch, Gemüse, Obst, Eier und Kaviar, Müsli und Brot, Milchprodukte und so weiter ...

In Anbetracht der abwechslungsreichen Kost müsste der Mensch vor Gesundheit strotzen. Und doch explodiert unser Gesundheitssystem kostenmäßig. In Mitteleuropa gibt man für Gesundheitsvorsorge und Behandlung so viel aus, wie andere Staaten für ihren gesamten Haushalt zur Verfügung haben. Da kann doch etwas nicht stimmen!

Warum der Mensch Rohkost braucht

Beim Vergleich mit der Tierwelt fällt sofort auf, dass wild lebende Tiere naturgemäß nichts Gekochtes fressen. Alle Nahrungsmittel sind roh und frisch. Wir können nur vermuten, dass das ursprünglich auch für den Menschen so gedacht war.

Dafür spricht die Tatsache, dass das Eiweiß von rohen Lebensmitteln besser vom Körper verwertet wird als erhitztes. Das wäre nicht der Fall, wenn der Mensch an sein erhitztes Essen angepasst wäre. Oder anders ausgedrückt, wenn Menschen von Natur aus für gekochte Nahrung geschaffen wären.

Rohköstler haben einen geringeren Bedarf an essenziellen Aminosäuren. Essenzielle Aminosäuren sind für den Menschen unentbehrlich. Im menschlichen Körper kommen 20 verschiedene Aminosäuren vor. Acht davon sind essenzielle Aminosäuren. Das heißt, sie müssen mit der Nahrung aufgenommen werden. Der Körper kann sie nicht selbst herstellen.
Um optimal mit Vitaminen, Mineralstoffen und auch essenziellen Aminosäuren versorgt zu sein, sollten wir möglichst viel Obst und Gemüse in rohem Zustand essen.

In unserer modernen Gesellschaft wird hingegen fast nur noch gekochtes, gebratenes, gebackenes oder in der Mikrowelle erhitztes Essen verzehrt. Wenn Salat gegessen wird, ist er oft aus der Dose und außerdem noch mit Essig verfeinert. Essig wirkt sauer auf den Körper und reduziert die positiven Eigenschaften eines frischen Salates. Was der moderne Mensch also dringend braucht, ist Rohkost ohne Essig.

Helmut Wandmaker beschreibt in seinem Buch „Willst du gesund sein? Vergiß den Kochtopf", wie die inneren Organe durch unsere ausschließliche Kochkost ständig überlastet werden. Die Bauchspeicheldrüse, die normalerweise circa 85 g wiegt, ist oft um das dreifache vergrößert. Der Autor berichtet von einem Tierversuch, bei dem Ratten 155 Tage mit Kochkost gefüttert werden. Nach dieser Zeit hatte sich deren Bauchspeicheldrüse um bis zu 30 % vergrößert. Dafür verkleinerten sich andere wichtige Drüsen, zum Beispiel die Hirnanhangsdrüse. Bei einem Versuch mit Katzen ließen sich ähnliche Erfahrungen dokumentieren. Fehlte den Katzen die frische Kost, zeigten sich furchtbare Veränderungen an ihrem Skelettsystem, sie bekamen all die Krankheiten, gegen die auch der Mensch heute zunehmend behandelt wird. Die Katzen, die mit rohem Fleisch gefüttert wurden, zeigten keine krankhaften Veränderungen.

Enzyme

Der menschliche Körper benötigt für alle Stoffwechselvorgänge Enzyme. Durch Kochen oder falsche Zubereitungsmethoden können sie leicht zerstört werden. Früher bezeichnete man die Enzyme als Fermente und manch einem mag dieser Ausdruck noch geläufig sein.

Die Enzyme sind Proteine, die in unserem Körper die meisten biochemischen Reaktionen steuern. Sie sorgen dafür, dass unsere Erbinformationen immer wieder in die neu entstehenden Zellen gelangen. Von der Fähigkeit des Denkens und Lernens bis hin zur Verdauung sind Enzyme notwendig, um unsere Lebensvorgänge in die richtigen Bahnen zu lenken.

Ein hoher Anteil an Enzymen muss durch unsere tägliche Nahrung zugeführt werden, damit wir gesund bleiben. Ohne Enzyme in der Nahrung ist das Leben für uns nicht möglich. Es gibt über 100.000 verschiedene Enzyme und die sind für einen gesunden Stoffwechsel auch erforderlich.

Enzyme sind allerdings sehr hitzeanfällig. Das übliche Erhitzen unserer Nahrung tötet viele Enzyme ab. Vorgänge wie Pasteurisieren, Sterilisieren oder das Kochen in der Mikrowelle sind ebenfalls Enzymvernichter. Zudem verbraucht der Körper beim Verarbeiten von gekochter Nahrung auch mehr Enzyme.

Erfahrungen mit Rohkost

Beim Forschen über Rohkost sind wir auf Dr. med. H. Malten gestoßen, der 1940 über diese Art der Ernährung ausführlich schrieb. Er hatte jahrzehntelange Erfahrungen in der Rohkost-Anwendung bei Gesunden und Kranken. Für ihn war die Rohkost die Rückkehr zur naturbestimmten Nahrung des Menschen! Er forschte und stützte sich auf Gebissvergleiche. Daraus zog er den Schluss, dass der Mensch von Natur aus ein Obstesser sei.

Im Gegensatz dazu glauben wir (die Autoren), dass der Mensch ein Gemüse-Obst-Esser ist – mit Schwerpunkt Gemüse. Wir halten uns an eine Mischung von 70 % Gemüse (gedünstet und Rohkost) und ca. 30 % Obst.

Roh ungenießbare oder giftige Nahrungsmittel werden erst durch das Kochen wertvoll. Denken Sie nur an Erbsen, Bohnen, Pilze, Kartoffeln oder Kürbis. Insgesamt gilt die Rohkost als Heilnahrung bei chronischen Stoffwechsel- und vor allem Kreislaufleiden, aber auch bei Gicht, Fettsucht, Drüsenstörungen, hohem Blutdruck usw. Wahr ist, dass Rohkost quer durch die Jahrhunderte immer wieder propagiert wurde, zuletzt um 1900. Sie wurde von akademisch gebildeten, informierten Menschen vertreten.

Eine Nahrungsumstellung auf Rohkost ist in jedem Alter vorstellbar. Besonders bei älteren Menschen kann sich eine Umstellung als vorteilhaft erweisen.

Viele Menschen machen sich bei einem großem Rohkost-Anteil in der Nahrung Sorgen um die Deckung ihres Eiweißbedarfes. Tatsächlich nimmt der Rohköstler wesentlich weniger Eiweiß als seine Freunde auf, die sich so ernähren, wie es heute üblich ist. Aber Rohkost ist nicht gänzlich eiweißfrei, sie ist nur eiweißarm.

Das kann sich zu einem großen Vorteil entwickeln, denn Rohkost versorgt den Körper genau mit jener lebensnotwendigen Eiweißmenge, die er braucht und die den tatsächlichen Bedarf deckt. Sie beseitigt jenen Eiweißüberschuss, der durch die übliche Kochkost meist gegeben ist. Das bedeutet vor allem eine Entlastung der Nieren.

Rohkost und Salzgehalt

Ein positiver Aspekt der Rohkost, an den man oft gar nicht denkt, ist der geringe Salzgehalt. Durch Fast Food, diverse Knabbereien und Kochkost nehmen wir viel mehr Salz auf, als wir eigentlich sollten. Nahrungsmittel büßen durch das Erhitzen den Eigengeschmack ein, deshalb muss gewürzt werden. Meistens wird Salz verwendet. Aber zu viel Salz ist für unseren Organismus schädlich.

Rohkost schmeckt auch ohne Salzzusatz gut. Selbst wenn man zur Umgewöhnung noch ein bisschen Salz verwendet, ist das im Vergleich zur Kochkost eine sehr geringe Menge. Diese Verringerung der Kochsalz-Zufuhr ist der Grund, warum Rohkost anfangs ausgesprochen entwässernd wirkt.

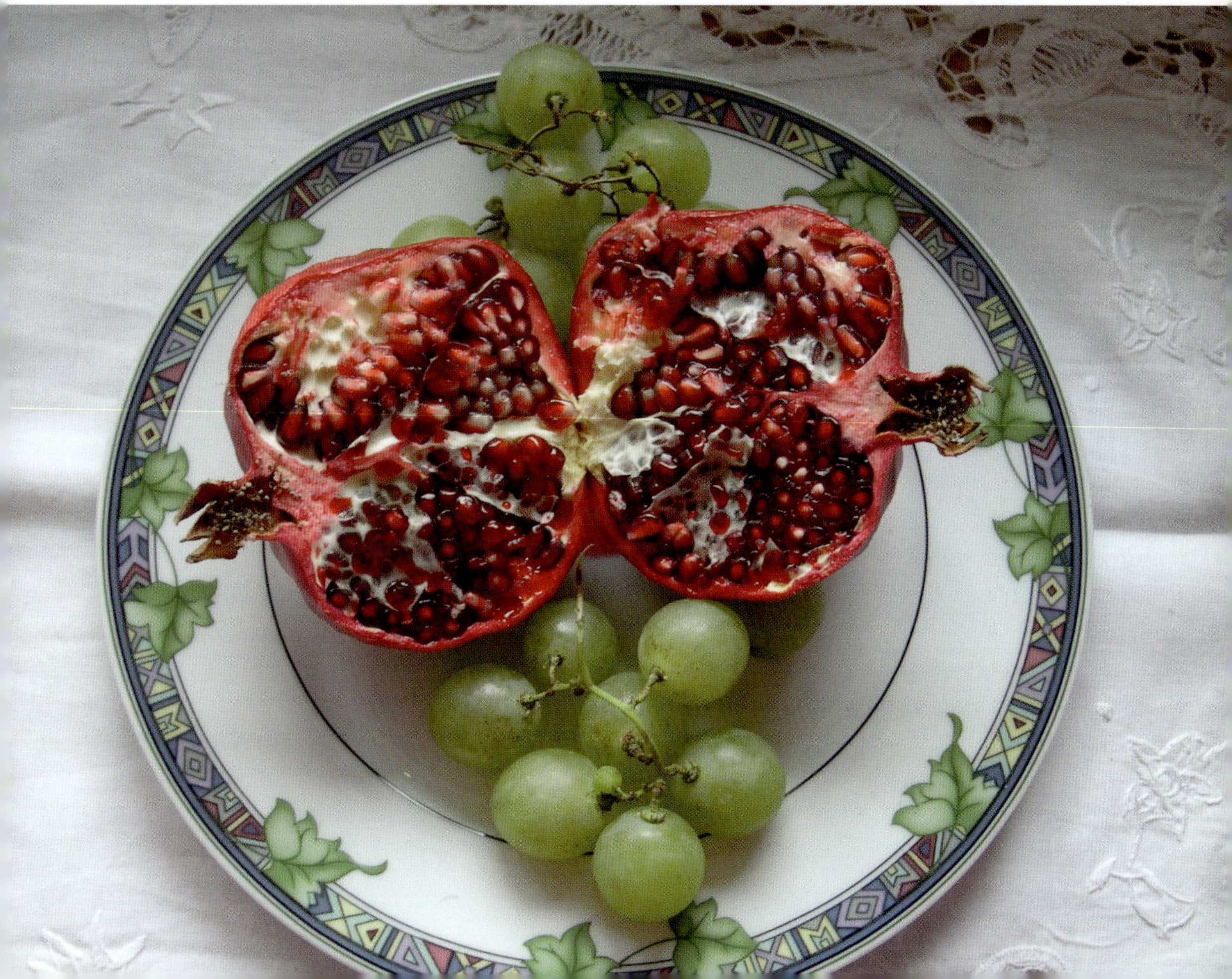

Bekommt man durch Rohkost genügend Kalorien oder muss man hungern?

Wir vertreten eine reine Gemüse-Obst-Ernährung. Gemüse in roher Form wie Blumenkohl, Kohlrabi, Möhren, Fenchel und Sellerie, oder in gedünsteter Form, wie zum Beispiel Erbsen, Mais, Brokkoli, Kohlsprossen und Kohl (Wirsing).

Anfangs kann es passieren, dass Sie sich nicht satt fühlen. Deshalb ist es wichtig, ausreichend zu essen, kleine Zwischenmahlzeiten einzuplanen und eine Übergangsphase einzukalkulieren.

In der Übergangsphase kann man Hirse, Reis, Gerste, Buchweizen oder Nudeln als Beilage reichen. Die Gerste wird heutzutage zu den Anti-Aging-Lebensmitteln gerechnet. Forscher bestätigten, dass sie aufgrund ihres Beta-Glucan-Gehalts einer der stärksten natürlichen Immunstimulatoren ist. Achten Sie aber darauf, dass frisches Gemüse oder Obst überwiegen.

Setzen Sie sich selbst nicht unter Druck und lassen Sie Ihrem Körper Zeit, sich umzustellen.

Kann man mit Rohkost an Gewicht verlieren?

Vielfach hört man, dass Rohkost schwer verdaulich sein soll. Das mutet seltsam an, wenn man sich als Vergleich ein Wiener Schnitzel mit Pommes vorstellt. Denken Sie nur an das schwer verdauliche Fett, das sich in Panade und Pommes versteckt. Und dann natürlich noch das Fleisch, das, ebenfalls schwer verdaulich, im Körper mühsam verarbeitet werden muss.

Und nun denken Sie an frisch geriebene Möhren, Salatgurken, Kohlrabi und gedünstete Erbsen.

Wie soll dieses Gemüse den Verdauungstrakt belasten? Es hat höchstens einen hohen Zellulose-Anteil, der sich positiv auf die Darmperistaltik auswirkt. Außerdem wird Rohkost beim Essen besser gekaut und eingespeichelt. Rohkost wirkt sich jedenfalls positiv bei Verstopfungen aus. Eine Ernährung aus reiner Rohkost bewirkt regelmäßigen Stuhlgang.

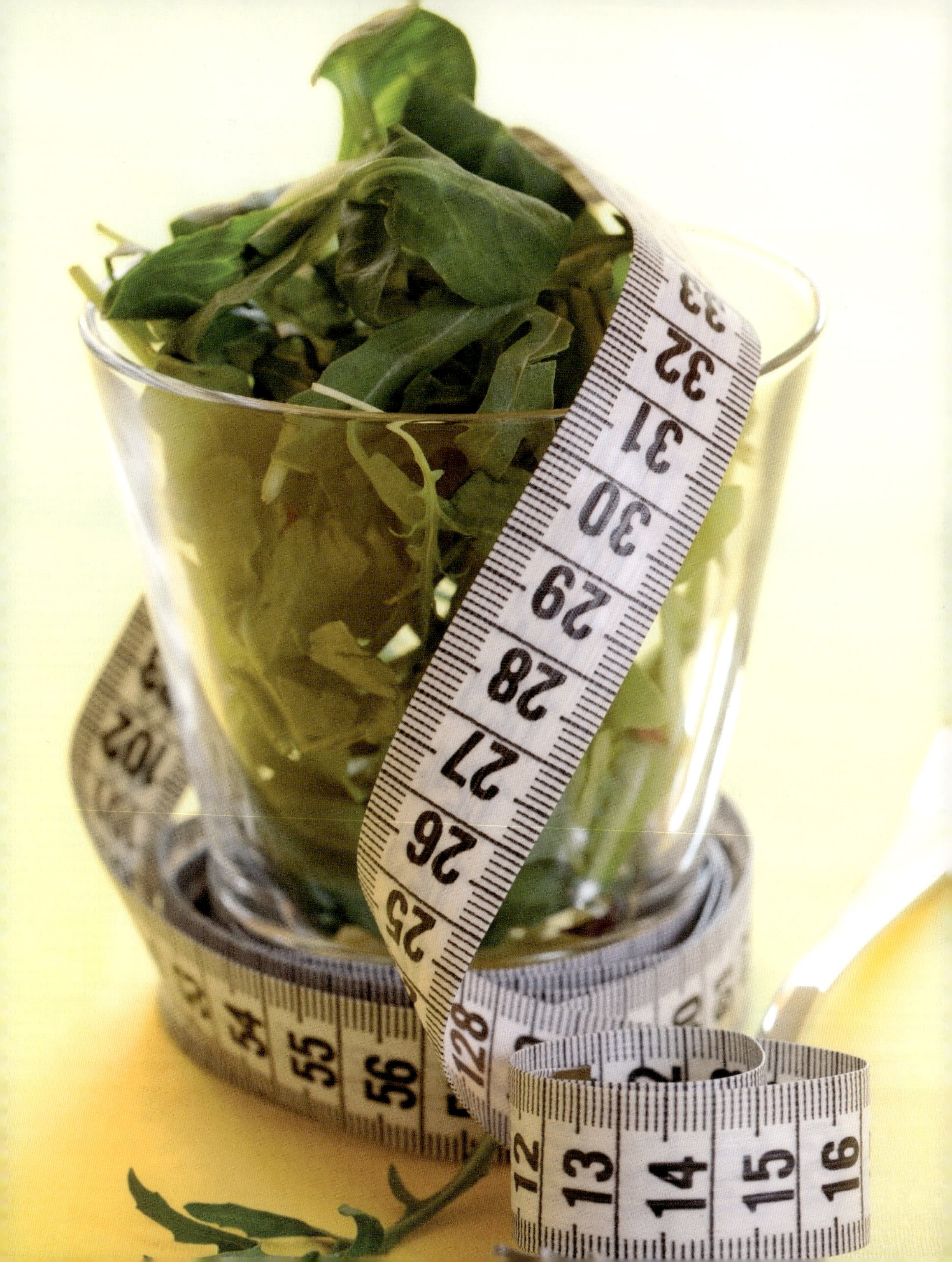
33
32
31
30
29
28
27
26
25
54
55
56
128
12
13
14
15
16

Falls Sie mit Rohkost abnehmen möchten, sollten Sie reine Rohkost ohne Beilagen essen – anders als es für die Umstellungsphase vorgeschlagen wird. Das überflüssige Gewicht wird abgebaut und der Körper pendelt sich auf sein Wohlfühlgewicht ein.

Dass man zu viel wiegt, ist natürlich kein Zufall. Jeder Betroffene wird mir zustimmen. Zu viel Kuchen, Brot und Süßigkeiten hinterlassen ihre Spuren.

Übergewicht ist eine Volkskrankheit. Es gilt als erwiesen, dass in den westlichen Industrieländern bereits jeder Zweite übergewichtig ist. Wenn Erwachsene ihre Kalorienzufuhr nicht im Griff haben, sind meistens auch ihre Kinder betroffen. Die Eltern sind sich ihrer Vorbildfunktion vielfach nicht bewusst. Ungesunde Ernährung und zu wenig Bewegung lässt viele Kinder zu dick werden.

Starkes Übergewicht ist für viele Zivilisationskrankheiten verantwortlich. Als Folge können Diabetes, hoher Blutdruck, Schlaganfall, Herzinfarkt, Gelenkserkrankungen und Darmkrebs sein.

Ob man nun Gewicht zugelegt hat, weil man viel und gerne nascht oder weil man gern viel isst: Rohkost bietet sich in jedem Fall zur Gewichtsreduktion an!

Wenn Sie naschen möchten, essen Sie eine rohe Salatgurke, eine Möhre, einen Kohlrabi oder ein paar Blätter nicht angemachten Salat. Das sättigt und ist gesund.

Wenn Sie Hunger verspüren, sollten Sie es genauso machen. Nur können Sie dann auch eine Gemüsesuppe kochen oder eine Gemüseplatte zusammenstellen. Das suchtartige Verlangen, das Sie an den Kühlschrank und in den Supermarkt treibt, um Kuchen, Kekse, Brot und Schokolade für zwischendurch zu kaufen, wird sich nach einer Umstellungsphase legen.

Rohkost lässt Ihre Fettreserven schmelzen. Das hört nach einer gewissen Zeit aber von selbst auf. Der Körper pendelt sich auf ein bestimmtes Gewicht ein.

Außerdem können Sie immer essen, so viel sie wollen. Roher Blumenkohl, Salate und Gemüse haben so wenig Kalorien, dass man davon nicht dick, sondern nur satt wird.

Falls Sie sich in der Übergangsphase befinden, können Sie natürlich Hirse oder andere Körner zum Gemüse mischen, sie müssen sich dabei nur wohl fühlen.

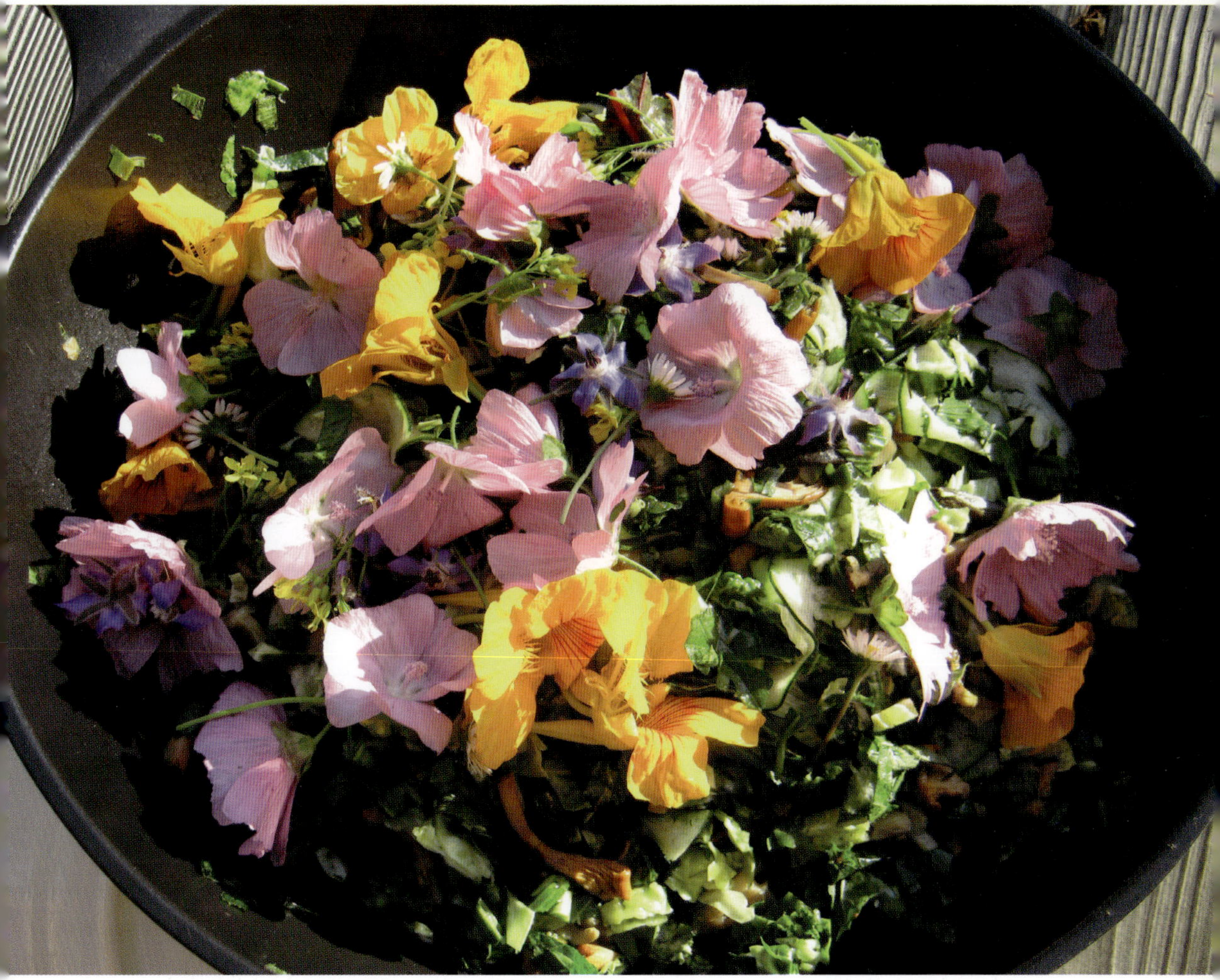

Blütensalat mit Pilzen

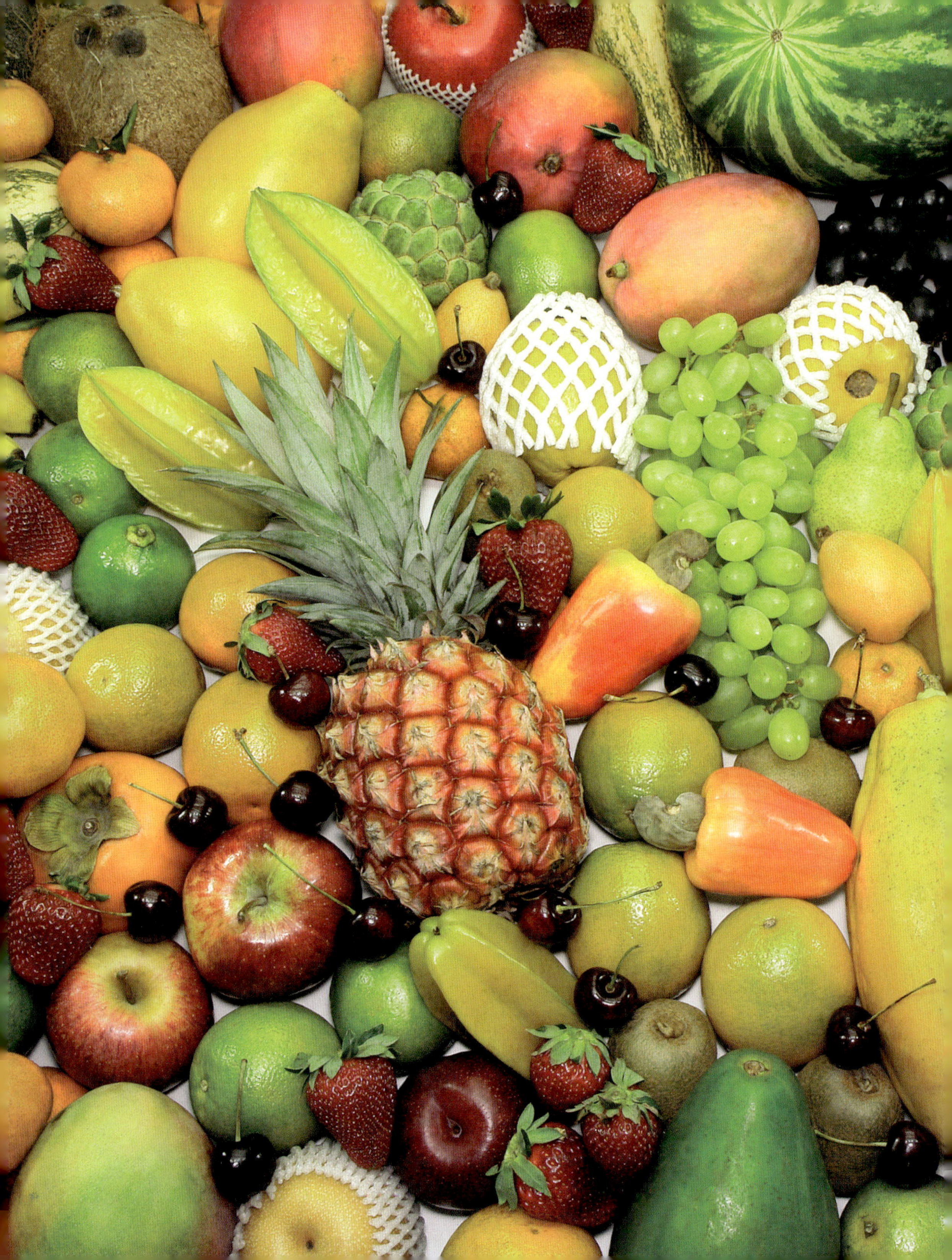

Südfrüchte essen

Viele Menschen sind der Meinung, dass man sich nur gesund und vollwertig ernähren kann, wenn man von den Nahrungsmitteln lebt, die in der Heimat gedeihen. Sie berufen sich darauf, dass der Körper an diese Nahrung am besten gewöhnt sei.

Seltsamerweise denkt man dabei immer nur an Obst und Gemüse. Wenn sich unsere Vorfahren an dieses Gebot gehalten hätten, dann gäbe es heute in unserer Gegend keine Kartoffeln, denn die stammen ursprünglich aus Südamerika.

Aber wir haben noch andere Beispiele. Denken Sie an den Kakao. Wenn wir nur einheimische Nahrungsmittel essen dürften, müssten wir auf Kakao, Kaffee und Schokolade verzichten. Das würde vielleicht der Gesundheit zugute kommen, zeigt aber deutlich, dass man diese Einstellung und Einschränkung ernsthaft prüfen sollte. Die Menschen haben immer gehandelt und getauscht. Warum sollte man also auf Südfrüchte verzichten?

Orangen wachsen bei uns nur schwer, im Süden Italiens aber ausgesprochen üppig. Sie wurden schon vor mehr als 150 Jahren zu Weihnachten verschenkt.

Gewürze wie Zimt, Pfeffer, Ingwer, Curry wurden schon immer aus dem Ausland importiert. Auch dürften Menschen, die nach dem Lehrsatz “Nur was in der Umgebung wächst, ist gut für mich” leben, ab einer gewissen Höhenlage keine Trauben essen, denn die wachsen nur in milden Lagen.

Glücklicherweise leben wir in einer Zeit, in der es möglich ist, durch den Handel mit anderen Ländern auch Südfrüchte und frühes Gemüse zu kaufen. Und warum sollte man das nicht machen? Wir sehen Südfrüchte als große Bereicherung und als ehrliche Einkommensquelle für viele Entwicklungsländer. In Europa herrscht nun einmal ein langer Winter, warum soll man seine Vitamindepots nicht mit Ananas und Mango füllen? Wichtig ist, dass man, wenn möglich, auf biologische Qualität achtet. Es ist allgemein bekannt, dass in manchen Staaten Gifte zum Pflanzenschutz verwendet werden, die bei uns längst verboten sind. Achten Sie beim Einkaufen unbedingt auf die Reife! Früchte sind reif, wenn sie „duften", auf leichten Druck nachgeben und beim Essen geschmacklich einwandfrei sind. Früchte, die nicht reif schmecken, konnten wichtige Inhaltsstoffe nicht ausbilden. Man denke nur an die Umwandlung von Stärke in Zucker bei der Banane.

Denken Sie daran:
Frische Früchte ohne typischen Eigengeschmack sind wertlos.

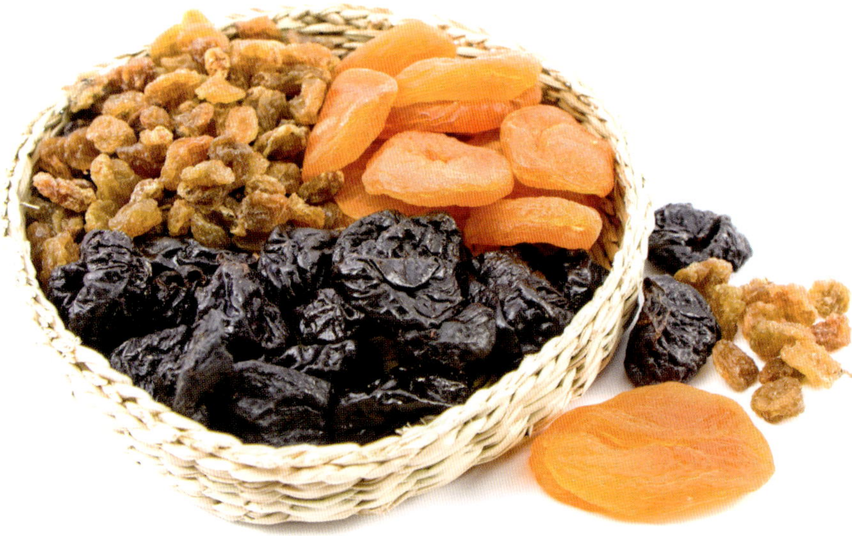

Trockenfrüchte

Kaufen Sie ausschließlich biologische Trockenfrüchte. Achten Sie darauf, dass die Trocknungstemperatur 40 Grad nicht überschritten hat. Es gibt inzwischen einige Anbieter, die mit einer geringen Trocknungstemperatur werben und von diesen wird sie auch garantiert.

Nur eine Trocknungstemperatur bis 40 Grad gewährleistet, dass alle Vitamine und bioaktiven Inhaltsstoffe erhalten bleiben.

Rohkost und Vitaminversorgung

Seit Vitamine entdeckt und erforscht wurden, ist bekannt, dass Gemüse und Obst sehr vitamin- und mineralstoffreich sind. Auch wissen wir alle, dass Gemüse und Obst, das möglichst frisch geerntet und so schnell wie möglich verbraucht wird, die meisten Inhaltsstoffe enthält.

Natürlich kann man heute Vitamine in allen erdenklichen Arten konsumieren. Es gibt genügend Säfte, Pulver und Tabletten. Muss man also einfach nur künstliche Vitamine konsumieren, um gesund zu bleiben?

So leicht ist es nicht. Es gibt Vitamine, die in überhöhter Dosis giftig auf den Körper wirken. Manche Vitamine wirken nur in Gemeinschaft mit anderen Stoffen, sie sind für sich allein fast wirkungslos.

Mit Rohkost nehmen wir jede Menge Vitamine und Mineralstoffe auf. Noch ein Grund mehr, täglich seine Nahrung mit Rohkost zumindest zu ergänzen.

Gemüse-Obst-Ernährung

- Das Verhältnis zwischen Gemüse und Obst sollte bei cirka 70% Gemüse und etwa 30% Obst liegen. Wenn wir zu viel Obst essen, kann das unsere Zähne schädigen. Außerdem braucht unser Körper Chlorophyll.
- Gemüse, das zum Rohverzehr geeignet ist, sollte auch roh gegessen werden.
- Das ist bei Erbsen und Bohnen grundsätzlich nicht möglich. Wenn Sie Erbsen oder Bohnen essen, müssen diese selbstverständlich gekocht bzw. schonend gedünstet werden.
- Wenn diese Lebensweise für Sie noch sehr neu ist, empfehlen wir eine Umstellungsphase, in der sich Ihr Körper an mehr Frischkost gewöhnen kann. In dieser Phase empfehlen wir gedünstetes Gemüse, Gemüsesuppen, Hirse oder Buchweizen.

Warum sind Hirse und Buchweizen in der Umstellungsphase erlaubt?
Buchweizen ist botanisch gesehen ein Knöterichgewächs. Knöterichgewächse haben weniger Kleber als normales Brotgetreide und wirken sich deshalb günstiger auf den Körper aus. Hirse ebenfalls hat einen geringen Stärkeanteil. Darum ist es nicht möglich, daraus Brot zu backen, sondern höchstens Fladen.

Hirse und Buchweizen werden nur für die Umstellungsphase empfohlen. Und auch dann nur jeden 2. Tag. Grundsätzlich soll man sich jedoch wohl fühlen.

Die Umstellungsphase kann länger oder kürzer dauern. Hier ist es notwendig, sich nach seinem Körper und der seelischen Bereitschaft zu richten. Wenn Sie also noch nicht ausschließlich Rohkost zu sich nehmen wollen oder können, empfehlen wir eine sogenannte Halbrohkost.

Rohkost nach Weihsbrodt ist sehr einfach und keinesfalls so kompliziert, wie es vielleicht den Anschein hat. Nach kurzer Eingewöhnungszeit wird sie gut vertragen und verhilft zu einem neuen Körpergefühl.

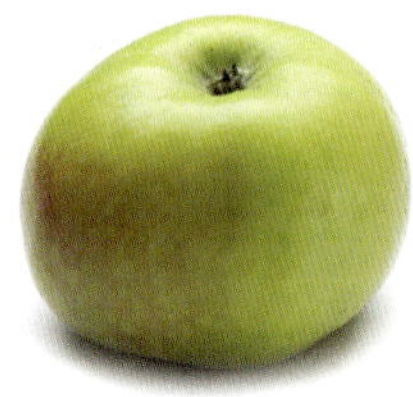

Entgiften durch Rohkost

Den Tag sollten Sie immer mit frischen, rohen Früchten beginnen. Mischen Sie das Obst nicht. Wenn Sie Äpfel essen, bleiben Sie bei Äpfeln. Wenn Sie Bananen essen, bei Bananen. Gemischtes Obst könnte zur Gärung führen. Und wenn es im Verdauungstrakt zu gären beginnt, kann das Blähungen zur Folge haben. Außerdem wirkt dieser Vorgang auf den Körper säurebildend.

Bei einer Mahlzeit immer nur die gleiche Frucht
Das gilt ganz besonders für alle Früchte mit einem mittleren bis hohen Zuckeranteil, z. B. Beeren- und Steinobst. Früchte mit einem niedrigen Zucker-

anteil sind z. B. Avocado und Kokosnuss. Diese Früchte gären nicht so schnell. Avocados und Kokosnüsse werden von den Verfassern zu den Früchten gerechnet, da sie botanisch gesehen Früchte sind.

Eines der bekanntesten Beispiele für falsche Mischungen sind selbst gepresste Apfel-Möhren-Säfte. Gleich nach dem Pressen flocken sie aus, das heißt, sie reagieren chemisch miteinander. Normalerweise trennen sich die Flüssigkeiten in kürzester Zeit. Eine Apfel-Möhren-Mischung schmeckt auch nicht. Die Säfte wären viel wertvoller für den Körper, wenn man sie einzeln trinken würde. Das schrieb auch schon Rudolf Breuß in seinem Buch „Krebs, Leukämie und andere scheinbar unheilbare Krankheiten mit natürlichen Mitteln heilbar“. Auch er war dagegen, frisch gepressten Apfelsaft mit Gemüsesaft zu mischen.

Wenn Sie das Obst am Morgen nicht vertragen oder zu viel Hunger verspüren, wählen Sie Salat mit gedünstetem Gemüse. Lassen Sie Ihrem Körper Zeit, sich umzustellen.

Alle Gemüsesorten kann man untereinander problemlos mischen, auch wenn es sich um Blätter, Stängel, Blüten oder Wurzeln handelt.

Süße Früchte wie Feigen oder Datteln sollten nur für sich allein als Mahlzeit gegessen werden. Man kann sie aber wunderbar mit Bananen kombinieren.

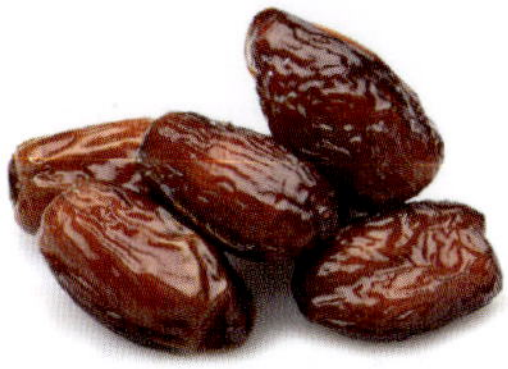

Ab spätestens 4 Uhr Nachmittag sollten keine Früchte mehr gegessen werden. Das gilt für alle Früchte mit einem hohen Säure- oder Zuckeranteil. Der Körper kann die Säuren bis zum Schlafengehen nicht mehr basisch verstoffwechseln und der Morgenurin ist dann messbar saurer. Werden spät am Abend noch süße Trockenfrüchte gegessen, so bringt das den Blutzuckerspiegel durcheinander und man schläft schlecht.

Gemüse ist das ideale Abendessen. Der Blutzuckerspiegel bleibt dadurch stabil und man schläft gut.

Es ist vorteilhaft, Olivenöl über eine rohe oder gedünstete Gemüsemischung zu träufeln, damit der Körper die Vitalstoffe besser aufnehmen kann. Wie Sie sicher wissen, können die fettlöslichen Vitamine A, D, E und K nur in Verbindung mit Fett aufgenommen werden. Man kann seinem Salat außer Oliven-, Lein- oder anderen Ölen auch Avocados beigeben. Das ist geschmacklich sehr gut.

Mittag- oder Abendessen

Als Mittag- oder Abendessen empfehlen wir Gemüsesalate. Mit verschiedenen Gewürzen schmeckt Gemüserohkost jeden Tag anders.

- Gemüsesalate sind sehr sättigend. Sie können eine geraspelte Gurke, eine geraspelte Möhre, geschnittenen Salat, geraspelten Kohlrabi mit gedünsteten Erbsen und vielleicht noch gedünstetem Kürbis mischen. Alles gut würzen, Öl dazugeben und fertig.
- Diese Mischungen kann man natürlich nach eigenem Geschmack variieren. Wir achten jedoch immer darauf, dass die Mischung mindestens 80% Rohkost zu maximal 20% Kochkost bestehen bleibt.

Zum Salzen empfehlen wir Sole. Sole ist leicht selbst herzustellen. Man legt einen Salzstein in einen Krug Wasser. Dann braucht man nur noch einige Stunden zu warten, bis sich das Salz im Wasser gelöst hat. Beim Würzen der Speisen verteilt sich die Sole viel gleichmäßiger und ist dadurch viel sparsamer als normales Salz. Probieren Sie es aus! Wenn Sie Sole angesetzt haben, ist es vorteilhaft, sie in eine Flasche abzufüllen. Dann kristallisiert das Salz nicht aus.

- Blattsalat kann jederzeit zu Gemüse und zu Früchten gegessen werden. Salat mit Essig ist unserer Meinung nach ungesund. Durch den Essig wird der Salat sauer verstoffwechselt und so ist der gesündeste Salat für die Verdauung leider komplett wertlos, da die Mineralstoffe zur Säureneutralisierung verwendet werden.

- Nach 6 Uhr abends sollte man nichts mehr essen. Wer trotzdem noch Hunger hat, kann eine Salatgurke zu sich nehmen. Roter oder gelber Paprika wird auch noch gut verdaut, kann aber bei empfindlichen Menschen unangenehm aufstoßen. In diesem Fall sollten Sie den Paprika schälen, dann wird er besser vertragen.

Auch Salzgras kann gegessen werden. Wenn Sie die Möglichkeit haben, Salzgras zu kaufen, nutzen Sie sie! Durch seinen natürlichen Salz- und Mineralstoffgehalt ist das Gras sehr wertvoll. Diese Pflanze ist leider noch ziemlich unbekannt. Sie wächst an Meeresküsten, wo sie geerntet wird. Je jünger das Salzgras ist, desto zarter und feiner schmeckt es. Je älter es ist, desto faserreicher wird es. Dann muss es klein geschnitten werden, damit es mit Genuss zu essen ist. Salzgras wird 20 bis 30 cm hoch.

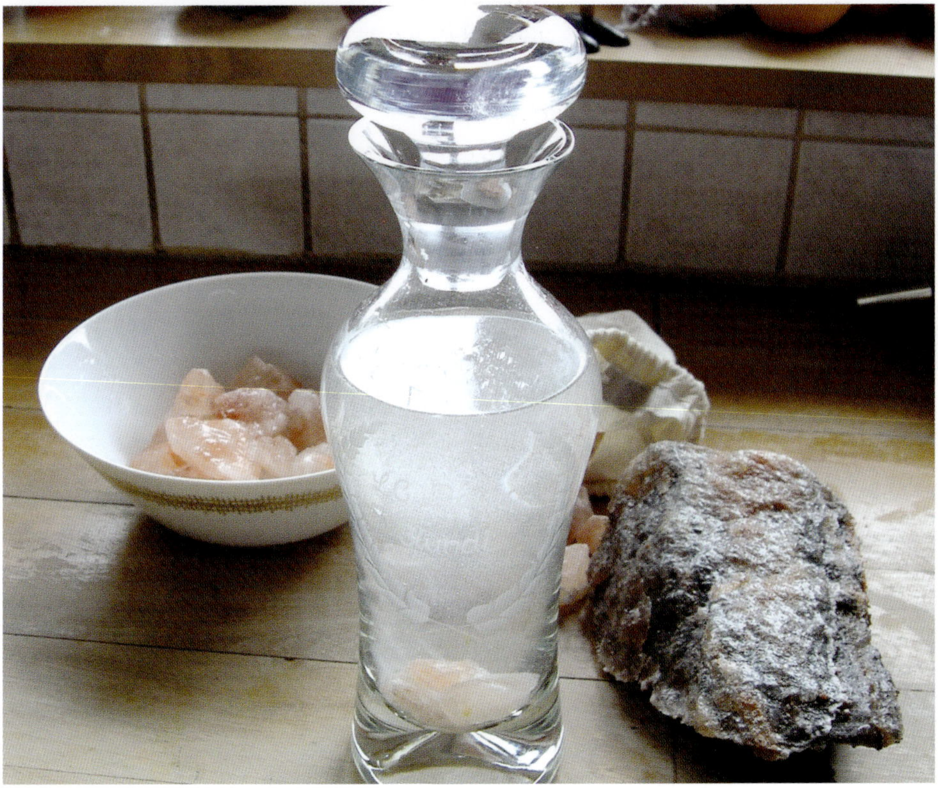

Rohkost nach Weihsbrodt vermeidet die folgenden Nahrungsmittel

- Fleisch, Wurst, Speck
- Fische und Meerestiere
- künstliche Vitamine (sie sind fast immer tierischer Herkunft)
- Milchprodukte und Milch
- rohes Getreide, außer vielleicht Hafer
- Brot
- Süßstoffe
- unfermentiertes Soja, also auch Tofu, wegen der starken Enzymblocker
- Eier
- Kartoffeln
- Nüsse und Trockenfrüchte, die über 42 Grad erhitzt worden sind
- Zucker (braun und weiß)
- Schokolade oder Softdrinks
- Kaffee
- Weinessig und Apfelessig – in geringen Mengen als Kur und nicht für den Salat
- Schwarztee
- Wasser mit Kohlensäure
- alkoholische Getränke
- Kuchen
- (Zivilisations-)Suchtmittel

Wer nach diesen Richtlinien leben will, sollte zuerst eine Fastenkur machen und seinen Darm reinigen. Um die Umgewöhnung zu erleichtern, ist Fasten zu empfehlen. Gute Fastenkuren sind Fasten nach Buchinger oder Darmreinigung nach Robert Gray, um nur zwei Beispiele zu nennen.

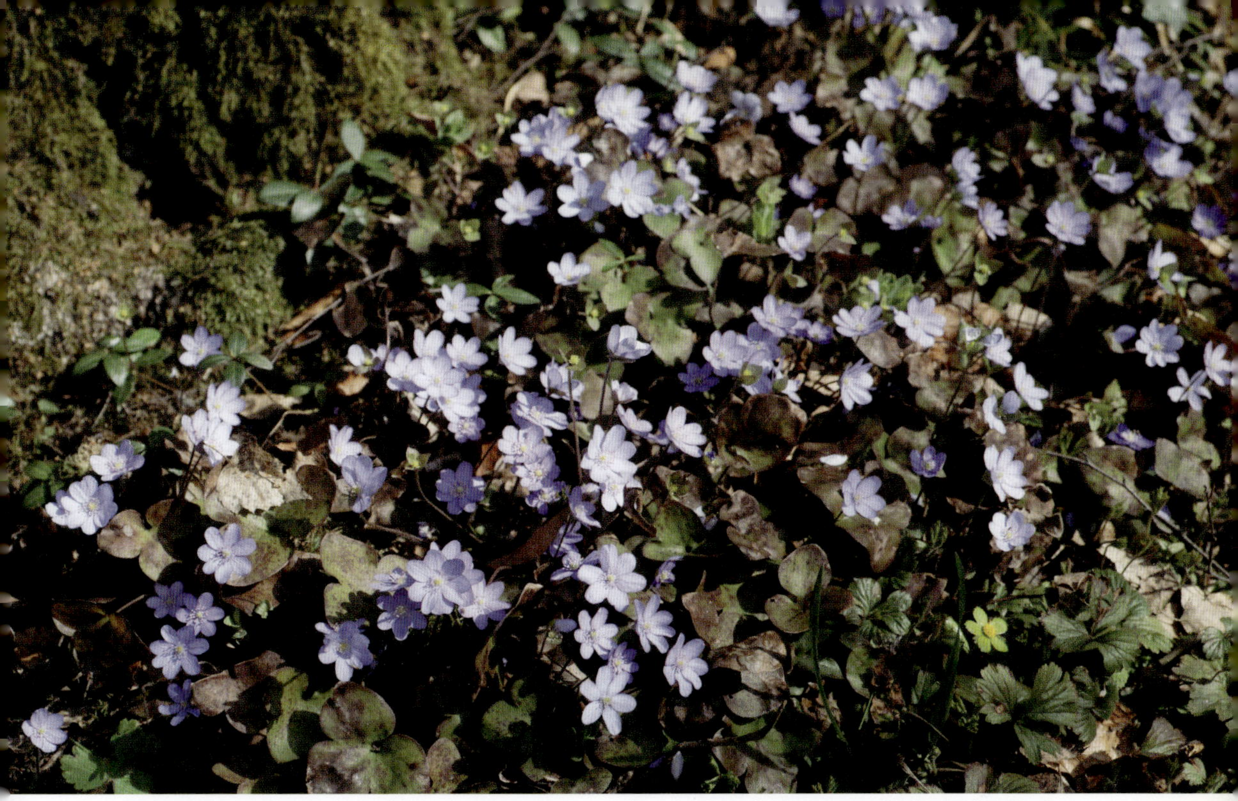

Die Leberheilpflanze Leberblümchen: Man verwendet sie in Teeform, nur getrocknet, da sie als Hahnenfußgewächs in frischem Zustand giftig ist.

Rohkost nach Weihsbrodt – Nahrungsumstellung

Wenn man ab und zu etwas Gekochtes zu sich nimmt, ist das sicher kein Problem. Leider ist es heute aber so, dass fast nur noch gekochte Speisen gegessen werden und alles, was nicht warm konsumiert wird, in der Regel ein industrielles Zuckerprodukt ist. Sich leistungsfähig und gesund zu fühlen, ist ein Zeichen dafür, dass man sich gesund ernährt.

Bedenken Sie immer, dass man nichts im Leben aufschieben soll. Wenn Sie also in Ihrer Ernährung Veränderungen vornehmen möchten, fangen Sie am besten heute noch an!

Gerade am Anfang der Umstellung stellen sich viele Fragen. Oft herrscht Unsicherheit über den Eiweiß-Bedarf. Viele Menschen haben Angst, mit ihrer täglichen Nahrung zu wenig Eiweiß aufzunehmen.

Mögliche Fragen
Leidet man bei dieser Ernährung nicht unter Eiweißmangel?

Der Begriff Protein wurde 1838 von Jakob Berzelius von dem griechischen Wort proteuo (von protos – Erstes, Wichtigstes/also bedeutungsmäßig: "Ich nehme den ersten Platz ein") abgeleitet. Damit unterstreicht Berzelius die Bedeutung der Eiweiße für das menschliche Leben. Bei einem hohen Eiweiß-Bedarf raten wir zum Verzehr von Erbsen und Linsen. Durch die richtige Kombination der Zutaten ist ein Eiweißmangel unwahrscheinlich.

Ob Sie an einem Mangel erkranken, können Sie überprüfen. Hier sind die wichtigsten Symptome, die mit Eiweiß-Mangel in Verbindung gebracht werden:

- Haarausfall (Haare bestehen zu 90 % aus Eiweiß)
- Antriebsarmut
- Muskelschwäche
- allgemeine körperliche Schwäche (auch durch einen schlechteren Zellstoffwechsel)
- Wachstumsstörungen (durch Eiweißmangel werden Vitamine, Mineralstoffe und sonstige Nährstoffe nicht mehr richtig verwertet)
- Fettleber
- Ödeme (Wasseransammlungen im Gewebe)
- schnelleres Altern (trockene Haut, Abbau von Körperzellen, Faltenbildung, Nachlassen der Sexualkraft)
- Konzentrations- und Gedächtnisstörungen
- Funktionsstörungen von Organen
- Schwäche des Immunsystems
- Wachstumsstörungen bei Kindern
- Verdickung der Hornschicht der Haut (Hyperkeratosis), zum Beispiel an den Finger- und Ellbogengelenken und an den Fußsohlen
- Herzschwäche, Schlaflosigkeit

Alle Symptome können natürlich auch auf andere Krankheiten hinweisen. Wenn Sie Angst vor Eiweißmangel haben, ist es am besten, Sie lassen sich von einem Arzt untersuchen.

Wenn Sie als Vegetarier viel Eiweiß zu sich nehmen möchten, bieten sich eiweißreiche Obst- und Gemüsesorten an.

Dazu gehören Linsen, Erbsen und Bohnen. Weniger bekannt ist, dass auch Feigen, Bananen, Orangen und Beeren einen relativ hoher Eiweißanteil haben. Das Eiweiß roher Lebensmittel wird besser verwertet als jenes aus erhitzten. Achtung: Linsen, Erbsen (Ausnahme: Zuckererbsen) und Bohnen dürfen nur gekocht gegessen werden. Besonders bei Bohnen kann Rohgenuss tödlich ausgehen.

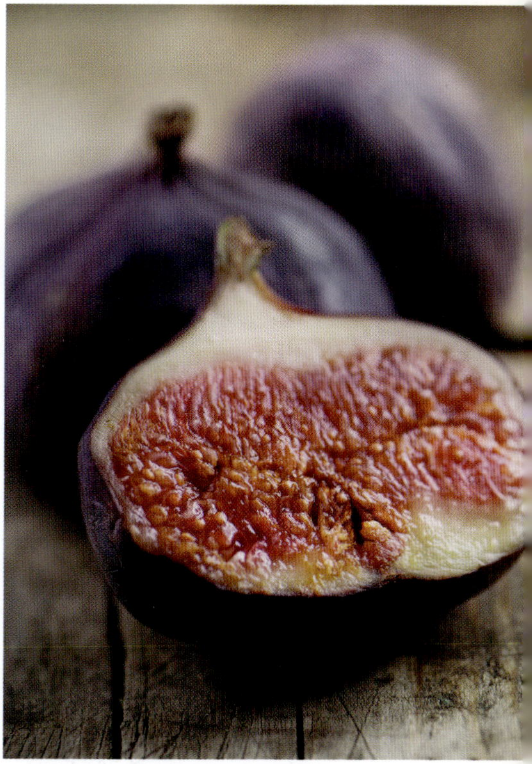

Mit Feigen kann sich ein Mensch über lange Zeit ernähren, ohne an Mangelerscheinungen zu leiden.

Einen hohen Eiweißanteil haben die Algen Spirulina und Chlorella. Sie enthalten bis zu 60 % Eiweiß.

Eiweißmangel ist in unserer modernen Welt sehr, sehr selten geworden. Die fixe Idee, eventuell an Eiweißmangel zu leiden, wurde erst 1971 öffentlich. Damals kam das Buch „Diet for a Small Planet“ auf den Markt. Die Autorin Frances Moore Lappe stellte darin unter anderem ihre Kombinationstabellen vor. Einige Jahre später korrigierte sie ihre Schlussfolgerungen. „1971 unterstrich ich die Wichtigkeit von Eiweißergänzungen. Ich nahm an, dass man nur ausreichend mit Eiweiß versorgt sein könne (ohne gleichzeitig zu viele Kalorien zu konsumieren), wenn man pflanzliches Eiweiß so kombiniert, dass es vom Körper wie tierisches Eiweiß verwertbar ist. Im

Kampf gegen den Mythos, dass nur über Fleisch Eiweiß von hoher Qualität erhältlich ist, habe ich einen anderen Mythos geschaffen. Ich vermittelte den Eindruck, dass man bei einer fleischlosen Ernährung seine Nahrungsmittel sehr sorgfältig aussuchen muss, um genügend Eiweiß zu erhalten. Tatsächlich ist es aber viel einfacher als gedacht."

Bei einem Jahrestreffen der Amerikanischen Gesellschaft für den Fortschritt der Wissenschaften sagte der angesehene Ernährungsforscher Dr. John Scharffenberg in einem Vortrag: „Lassen Sie mich festhalten, dass es sogar für experimentelle Zwecke überaus schwierig ist, eine dem Kalorienbedarf eines aktiven Erwachsenen genügende Kostform zusammenzustellen, die zu einem Eiweißmangel führen könnte."

Ein anderes Thema, von dem seltener die Rede ist, betrifft den Eiweiß-Überschuss in unserer Nahrung. Was passiert, wenn wir zu viel Eiweiß essen?

Prof. Dr. med. Lothar Wendt hat vor über 60 Jahren auf diese Problematik hingewiesen. Damals war man jedoch der Meinung, dass der Mensch kein Eiweiß speichern könne und überschüssiges Eiweiß restlos verbrannt werden würde.

Da Eiweiß natürlich wichtige Funktionen im Körper übernimmt – man denke nur an die Enzyme, die aus Aminosäuren bestehen – war man besorgt, dass man zu wenig davon hat. Auch die Hungerjahre der Nachkriegszeit mögen das Ihre zu dieser Meinung beigetragen haben. Heute scheint ein Eiweißüberschuss wesentlich eher möglich. Zu viel Nahrungseiweiß kann nur eingeschränkt über die Niere durch den Urin wieder ausgeschieden werden. Nierenversagen tritt bei hohem Eiweißkonsum viel häufiger auf als bei gemäßigtem.

Wie viel Eiweiß sollte man täglich aufnehmen?

Das ist gar nicht so einfach zu beantworten. Davon abgesehen, dass jedes Jahrzehnt dazu seine eigene Meinung hatte, erhält man heute, abhängig von der befragten Institution, verschiedene Antworten. Grundsätzlich werden aber

0,8 g Eiweiß pro kg Körpergewicht empfohlen. Im Vergleich dazu der Eiweißgehalt der menschlichen Muttermilch: Sie enthält ca. 1,2 % Eiweiß und kann damit ein Kind vollwertig versorgen.

Wie sieht die perfekte Ernährung aus?

Ganz ehrlich: Wirklich genau weiß das niemand. Denn wenn man sich die unterschiedlichen Forschungsstudien über Ernährung genauer ansieht, lässt sich praktisch jedes gewünschte Ergebnis herauslesen.

Eine Gruppe vertritt den Konsum von Milchprodukten, weil nur dadurch die Knochen gestärkt werden, eine andere wirbt für Schokoladenkonsum, weil der uns glücklich machen soll.

Wieder andere meinen, dass wir nicht ohne Fleisch leben können, weil unsere Urahnen Jäger waren.

Nun gibt es aber auch ein anderes Lager, dessen Wissenschaftler plötzlich zu ganz anderen Ergebnissen kommen und sagen, dass der Mensch ein Vegetarier sei und Zucker ein Mineralienräuber!

Was soll man noch glauben? Die verschiedenen Meinungen sind verwirrend für einen Suchenden.

Bruno Weihsbrodt ist deshalb seinen eigenen Weg gegangen und experimentiert seit über 21 Jahren, welche Nahrungsmittel seinem Körper gut tun. Mit Rohkost nach Weihsbrodt wurden schon Marathonläufe absolviert.

Einige Laufergebnisse mit Ernährung nach Weihsbrodt

Tirol Marathon, Wörgl, in 3 h 8 min und 33 sec = 17. Gesamtrang

Silvretta-Ferwall BERG-Marathon in 3 h 56 min = 13. Gesamtrang

Glockner Berglauf Heiligenblut in 1 h 43 min

10000 Meter Bahn in 40 min und 44 sec

Von Juli 2003 bis September 2009 insgesamt 131 Laufveranstaltungen absolviert und NIE ausgefallen oder aufgegeben.

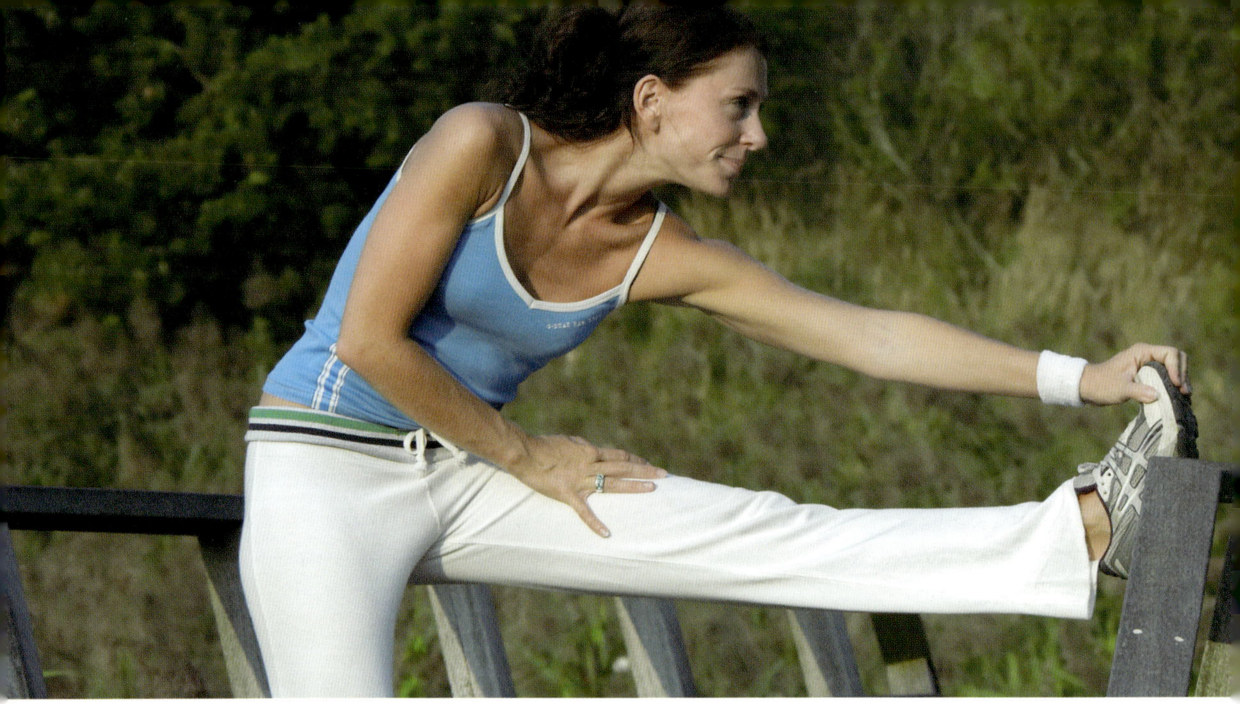

Leistungfähigkeit

Bei einer Ernährungsumstellung wird größter Wert darauf gelegt, dass man nach einer Umstellungsphase leistungsfähig ist. Je nach Person dauert diese länger oder kürzer. Aber auch wenn sie Jahre dauert, in erster Linie zählt das persönliche Wohlbefinden.

Dieses System können wir auch Ihnen empfehlen. Testen Sie, wie Sie auf verschiedene Nahrungsmittel reagieren, wie sich Ihr Stuhlgang verändert, wie wohl Sie sich fühlen, wenn Sie ausreichend Gemüse oder Obst essen.

Und wenn Sie der Meinung sind, dass die hier vorgestellte Ernährungsform eine Extremernährung ist, sollten Sie den Blickwinkel ändern und Folgendes bedenken: Die Durchschnittsernährung ist ebenfalls eine Extremernährung, wie es sie in der Geschichte der Menschheit noch nie vorher gegeben hat. Es wurden noch nie so viel Fleisch, Industriezucker, behandelte Nahrungsmittel, Kaffee, Kakao, Fertigprodukte, Kunstsauerteig-Brot, homogenisierte Milchprodukte, Sojaprodukte und Nahrungsergänzungen konsumiert wie heute.

Und trotzdem sind die Menschen nicht bis ins hohe Alter leistungsfähig, sondern leiden – die einen mehr, die anderen weniger.

Häufige Fragen zur Rohkost nach Weihsbrodt

Warum soll bei Tomaten aufgepasst werden?

⇨ Botanisch gesehen sind Tomaten Früchte. Erhitzte Tomaten sind Säurebildner. Am optimalsten wären frisch geerntete Tomaten.

Warum keine Kartoffeln?

⇨ Die Kartoffel enthält sehr viel Stärke. Aus der Kartoffel lässt sich darum ein sehr guter Kleber herstellen. Der Schleim bei Schnupfen ist umso zäher und hartnäckiger, je mehr Kartoffeln, Reis, Nudeln, Brot und sonstige Getreideprodukte man isst. Wenn man nicht auf Getreide verzichten will, so empfehlen wir in der Übergangsphase HIRSE. Hirse ist eine der wenigen Getreidesorten, die nicht sauer auf den Körper wirken.

Warum so wenig gekochte Nahrungsmittel?

⇨ Kein in der Natur lebendes Wesen kocht seine Nahrung. Das ist etwas Widernatürliches. Es werden beim Kochen nicht nur Vitamine zerstört, sondern das Nahrungsmittel wird chemisch verändert. Bei circa 42 Grad Celsius gerinnen alle Eiweißverbindungen und es tritt bei jedem lebenden Organismus der Tod ein!

⇨ Nun gibt es gewisse Gemüsesorten, die nur in gekochtem Zustand für den Menschen verwertbar sind. Es wäre sehr schade, wenn wir auf Erbsen, Bohnen, Kürbis usw. verzichten müssten. Darum essen die Verfasser auch gekochte bzw. gedünstete Nahrungsmittel immer in Verbindung mit Rohkost.

Ist dünsten besser als kochen?

⇨ Auf alle Fälle! Beispiel Gemüse: Wird Gemüse gedünstet, enthält es wesentlich mehr Mineralstoffe, Geschmacksstoffe, Vitamine und Spurenelemente. Beim Kochen schwimmt das alles im Kochwasser, das meistens weggeschüttet wird.

⇨ Pilze empfehlen wir aber zu kochen oder zu braten und das Kochwasser zu verwenden!

Warum bei einer Mahlzeit immer nur die gleiche Frucht?

⇨ Die chemischen Bestandteile einer Frucht sind ausgeglichen und reagieren chemisch nicht miteinander oder nur ganz gering. Bei zwei verschiedenen Sorten von Früchten können bereits Reaktionen einsetzen, bevor die Früchte überhaupt verdaut wurden.

⇨ Unerwünschte Reaktionen der Verdauung durch das gleichzeitige Essen verschiedener Früchte können zum Beispiel Durchfall, Unwohlsein, Blähungen, Bauchschmerzen usw. sein.

⇨ Auch stellt sich der Magen auf das Lebensmittel ein, das gerade gegessen wird. Die Speichelzusammensetzung passt sich dem Lebensmittel fast perfekt an. So kann der Körper alles verdauen, vorausgesetzt man mischt nichts untereinander.

Warum sollten nach 4 Uhr nachmittags keine Früchte mehr gegessen werden?

⇨ Weil sich der Körper durch den hohen Fruchtzuckeranteil nicht richtig auf die Schlafphase einstellen kann. Die Verdauungsorgane können sich besser regenerieren, wenn man nicht zu spät und zu viel am Abend isst.

Warum keine Eier?

⇨ Weil diese im Normalfall immer erhitzt werden. Wenn Ihnen Eier im Rohzustand schmecken und wenn Sie davon überzeugt sind, dass Sie solche Lebensmittel unbedingt noch brauchen, so essen Sie diese nur für eine gewisse Übergangszeit. Verzichten Sie dann wenigstens auf das Eiweiß.

⇨ Unsere Langzeiterfahrungen sprechen gegen einen Eier-Konsum. Der Darm neigt nach dem Genuss zur Fäulnis, bei sportlichen Belastungen bemerkten wir eine kurzzeitige Leistungssteigerung und eine darauffolgende, kontinuierliche Schwächung.

Warum wird aus einer gekochten Suppe das Gemüse entfernt?

⇨ Weil die meisten Mineralstoffe, Spurenelemente und Vitamine in der Suppe gelöst sind und das ausgekochte Gemüse für den Darm nur unnötige Arbeit und Verschleimung bedeutet.

Warum sollen Erdnüsse nur eingeschränkt gegessen werden?

⇨ Weil Erdnüsse botanisch eigentlich Leguminosen (Wurzelknollen) sind und keine Samen! Hier stimmen wir mit Ayurveda überein: Keine unterirdischen Pflanzenteile! Auch Erdnüsse enthalten eine gewisse Menge an „Giften gegen die Fressfeinde". Außerdem siedeln sich auf Erdnüssen die giftigsten Kleinpilzarten an, die es überhaupt gibt. Deren Ausscheidungen sind die Aflatoxine und diese wirken verheerend auf die Leber.

Warum verwenden wir Flohsamenschalen?

⇨ Flohsamenschalen quellen im Darm auf und sorgen für einen guten Stuhlgang. Sie sind ballaststoffreich und enthalten darmpflegende Schleimstoffe. Flohsamenschalen sind die Schalen des indischen Wegerichsamens und verleihen Gemüsemischungen eine angenehme Konsistenz.

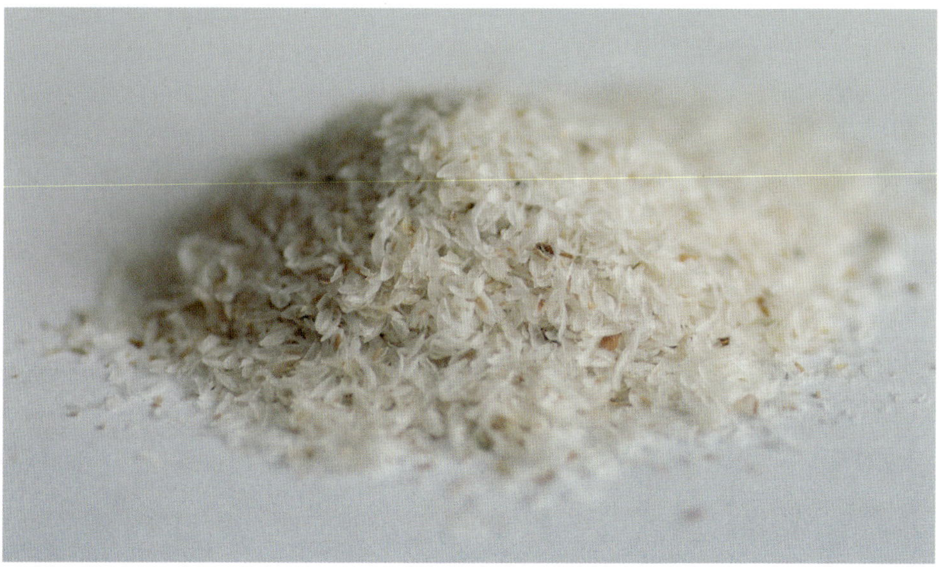

Die intelligente Ernährung der Zukunft ist vegan!

Wussten Sie, dass selbst biologisch gehaltene Hühner kaum noch Eier legen würden, wenn sich die Tiere ihr Futter selbst suchen müssten? Nur durch die tägliche Fütterung mit einer Extraportion Getreide legen die Hühner fast ununterbrochen! Diese einfache Tatsache kann Ihnen jeder Züchter bestätigen.

Vegane Ernährung mag vielen extrem vorkommen. Würden wir uns aber die Mühe machen, die heute übliche Ernährung zu analysieren, so würden wir sehr schnell feststellen, dass die durchschnittliche, europäische Ernährung noch viel extremer ist. Es wurde in der Geschichte der Menschheit noch nie so viel Zucker konsumiert. Nie wurde so viel Fleisch verzehrt. Noch nie wurden so viele Nahrungsmittel chemisch verändert und mit Zusatzstoffen angereichert. Milchprodukte wurden in so großen Mengen noch nie verwendet. Außerdem können wir nie sicher sein, ob nicht schon genveränderte Nahrungsmittel im Umlauf sind.

Rohkost nach Weihsbrodt hat mit Verzicht und Askese überhaupt nichts zu tun. Wenn man sich frei und leicht fühlt und mit Freude Sport betreibt, ohne sich quälen zu müssen, ist das eine Leichtigkeit des Seins, die man selbst erleben muss, denn beschreiben kann man das nicht.

Wer unsere Ernährungsform praktizierten will, sollte sich Zeit lassen. Anfangs wirkt die neue Ernährungsform wie ein Fastenprogramm. Wer schon einmal gefastet hat, weiß, dass Reaktionen auftreten können.

Was kann man überhaupt noch essen?

Obst und Nüsse

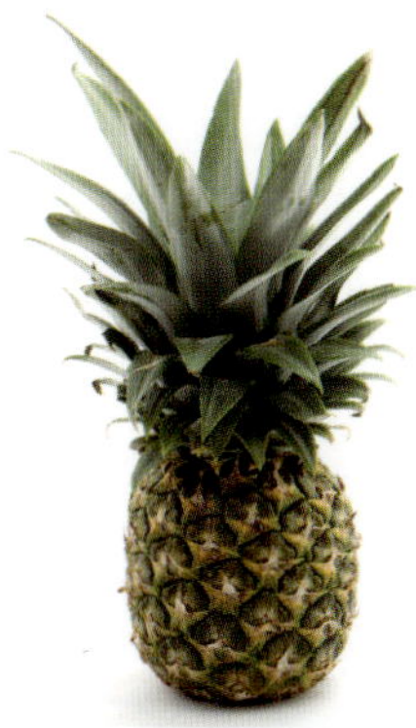

Ananas

Ananas ist sehr reich an Vitamin C. Vitamin C ist ein Radikalfänger. Die Frucht hat einen hohen Mangangehalt. Mangan hilft bei der Bildung von Kollagen, das Teil des Bindegewebes ist. Manganmangel kann ähnliche Beschwerden wie Osteoporose verursachen. Das Enzym Bromelain hilft bei der Eiweißverdauung. Es ist nur in frischen Früchten enthalten.

Apfel

Äpfel sind eine gute Quelle für Faserstoffe, welche die Verdauung günstig beeinflussen. Äpfel zu essen soll auch wohltuend auf die Atemwege wirken. Studien zeigten, dass Probanden, die große Mengen Äpfel aßen, eine geringere Neigung zu Asthma und Atemwegserkrankungen hatten. Die Wirkung soll ab einer Menge von zwei Äpfeln pro Woche spürbar werden.

Die Schale der Äpfel enthält unter anderem Quercetin. Das ist ein Antioxidans, das zellschädigende Sauerstoffmoleküle ungefährlich macht.
Im englischen Sprachraum gibt es einen sehr guten Spruch über den Apfel: „An apple each day keeps the doctor away". Bei einer Untersuchung fand man heraus, dass ein Apfel am Tag das Risiko, an Alzheimer zu erkranken, reduzieren kann. Zu verdanken ist dies dem Zusammenspiel der vielen bioaktiven Inhaltsstoffe des Apfels, die unsere Gehirnzellen davor bewahren, allzu schnell abgebaut zu werden.

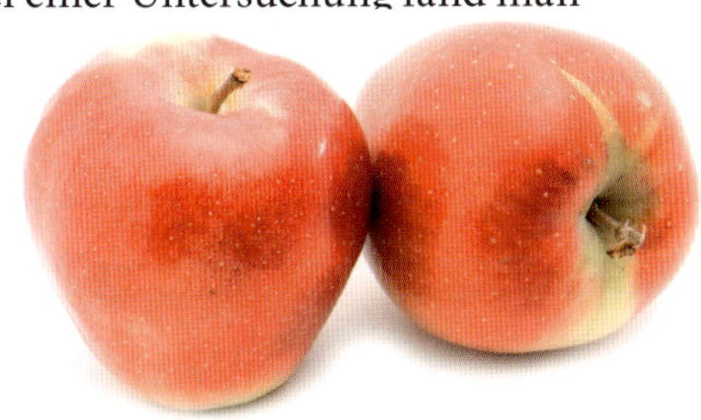

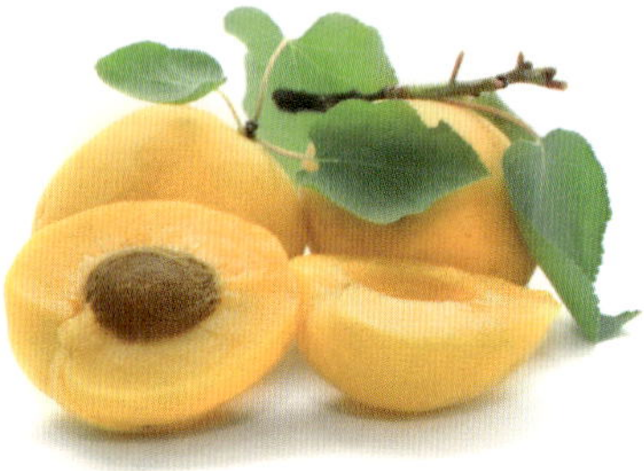

Aprikose [Marille]

Aprikosen enthalten viele unterschiedliche Carotinoide, das sind Vorstufen des Vitamin A, zu dem die Carotinoide erst im Körper umgebaut werden. Auch der Betacarotin-Gehalt ist sehr hoch. Vitamin A ist ein wirkungsvolles Antioxidans und wirkt den freien Radikalen entgegen. Der Ballaststoff-Anteil ist sehr hoch, was sich positiv auf die Verdauung auswirkt.

Avocado

Die Avocado ist reich an ungesättigten Fettsäuren (unter anderem Omega-6-Fettsäuren), die das Blut mit „gutem" HDL-Cholesterin anreichern und so zum Schutz des Körpers vor Herz-Kreislauf-Erkrankungen beitragen. Der Fettgehalt schwankt je nach Sorte, Reifegrad und Anbauweise zwischen 7 % und 39 %, im Durchschnitt liegt er bei 18 %. Avocados sind reich an verschiedensten Mineralstoffen und Vitaminen, vor allem an Vitamin E, das für seine Schutzwirkung gegen vorzeitige Zellalterung bekannt ist.

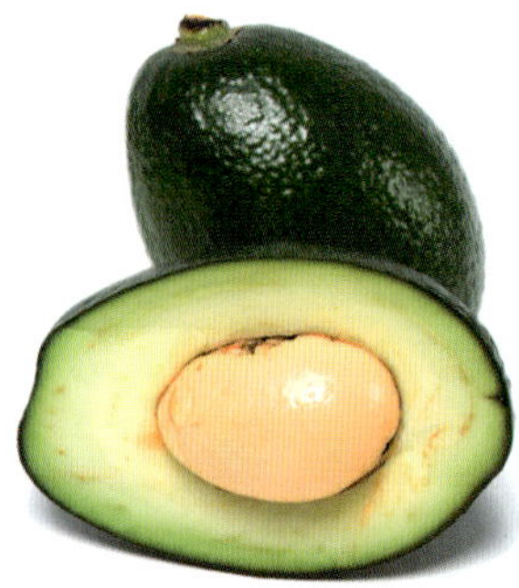

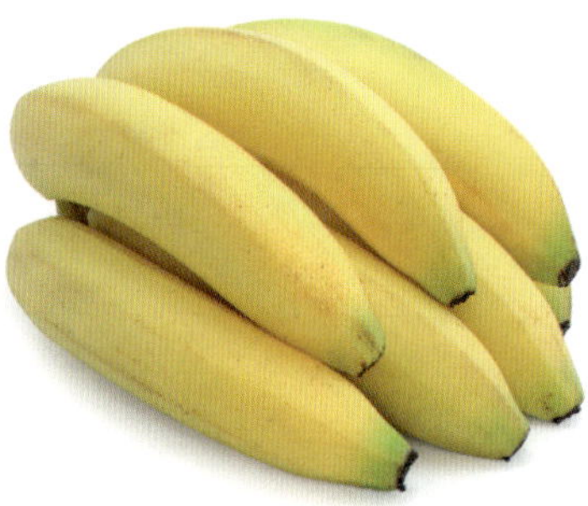

Banane

Bananen sind leicht verdaulich und enthalten Vitamine des B-Komplexes, die beruhigend auf das Nervensystem wirken, sowie Vitamin E und C. Bananen haben einen hohen Gehalt an Eisen, außerdem enthalten sie Tryptophan, eine essenzielle Aminosäure, welche die Bildung von schlaffördernden und anti-depressiv wirkenden Hormonen anregt. Die säurehemmende Wirkung führt zu einer Verringerung der Magensäure und kann Sodbrennen lindern. Manche Experten vermuten auch, dass Bananen die Schleim-Produktion anregen, wodurch die Magenschleimhäute geschützt werden.

Erwähnenswert sind der hohe Kalium- und der geringe Natriumgehalt der Früchte – beides soll den Blutdruck günstig beeinflussen. Der Kaliumgehalt ist so hoch, dass eine Banane circa 11 Prozent des Tagesbedarfes decken kann.

Bananen wachsen ganzjährig. Bis zur Ernte vergehen neun Monate, dann kommen die druckempfindlichen Früchte meistens auf Kühlschiffe. Wenn die Bananen nicht innerhalb von 24 bis 36 Stunden nach der Ernte gekühlt werden, setzt der Reifungsprozess ein. Bananen werden grün geerntet. Der Reifungsprozess wird durch die richtige Temperatur so lange verzögert, bis die Frucht am Zielort angekommen ist. Dort reift sie kontrolliert in eigenen Reifekammern.

Wir empfehlen, biologische Bananen zu kaufen, da die konventionell angebauten Früchte intensiv mit Giften gespritzt sind.

Birne

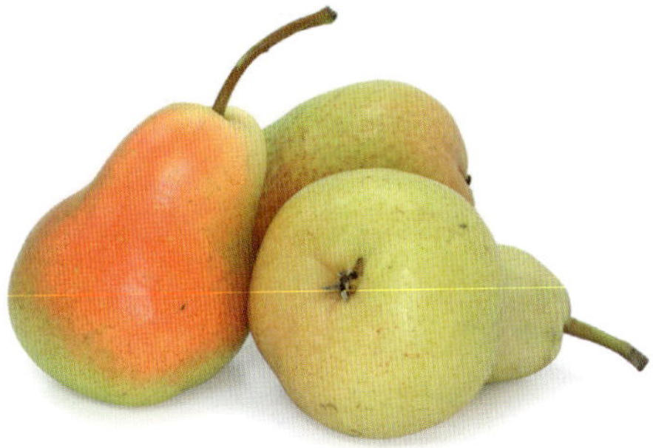

Birnen enthalten unlösliche Ballaststoffe. Sie lösen sich im Darm nicht auf, binden jedoch Wasser und regulieren den Stuhlgang. Ihr Pektingehalt wirkt sich positiv auf den Cholesterin-Spiegel aus und hilft bei der Ausscheidung des Cholesterins. Birnen enthalten den Inhaltsstoff Boron, das sich förderlich auf das Gedächtnis und die verstandesmäßige Schnelligkeit auswirkt.

Cashewnuss

Der Fett- (42,2 %) und Proteingehalt (17,5 %) der Cashewnuss sind hoch. 73,4 % der Fette setzen sich aus einfach gesättigten Fettsäuren zusammen. Die Ca-

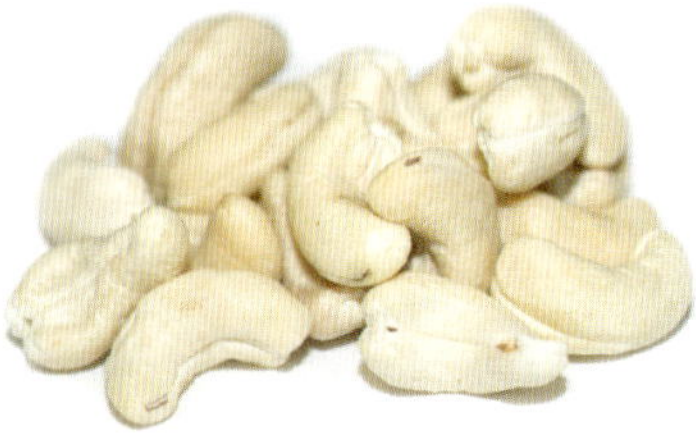

shewnüsse sind reich an verschiedenen B-Vitaminen – vor allem B1, B2 und B3, die für den Stoffwechsel wichtig sind. Auch Vitamin E ist enthalten, das die Herz-Kreislauf-Gesundheit fördert. Die Cashewnuss enthält viele Mineralstoffe. Kupfer (3,7mg/100g) ist Bestandteil zahlreicher wichtiger Enzyme und wirkt an der Elastizitätserhaltung der Blutgefäße mit. Cashewnüsse sind auch reich an Magnesium (270mg/100g), das den Blutdruck senken und Asthmaprobleme verringern kann, sowie an Phosphor (375mg/100g), der für Zähne und Knochen wichtig ist.

Dattel

Die echte Dattelpalme bildet erst mit circa 8 Jahren die ersten Früchte. Mit 30 Jahren hat sie ihre volle Größe erreicht und mit etwa 100 Jahren beginnt sie abzusterben. Manche Bäume erzielen Ernteerträge bis zu 270 Kilogramm. Die Früchte enthalten etwa 58 % Zucker, Protein, Fett und Mineralstoffe.

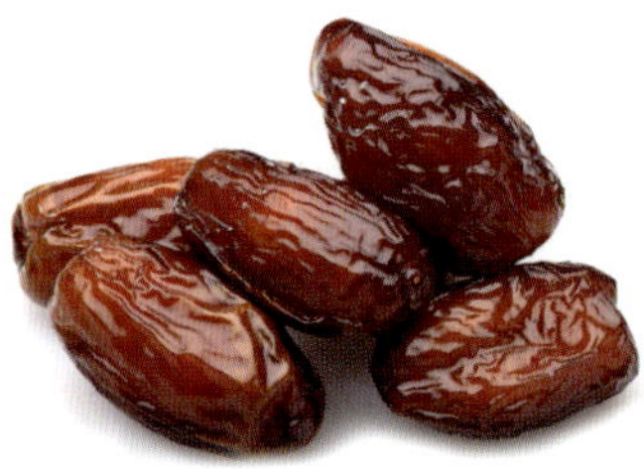

Sie sind reich an Vitamin B, Kalium, Eisen, Kalzium, Kupfer, Magnesium, Phosphor und Schwefel. Neben Bananen und Feigen sind Datteln das einzige Obst, von dem man sich über mehrere Wochen ausschließlich ernähren kann, ohne Nährstoffdefizite auszubilden. Gerade bei Datteln sind im Spezialhandel viele verschiedene Sorten erhältlich. Es lohnt sich, die Vielfalt der Natur zu erleben.

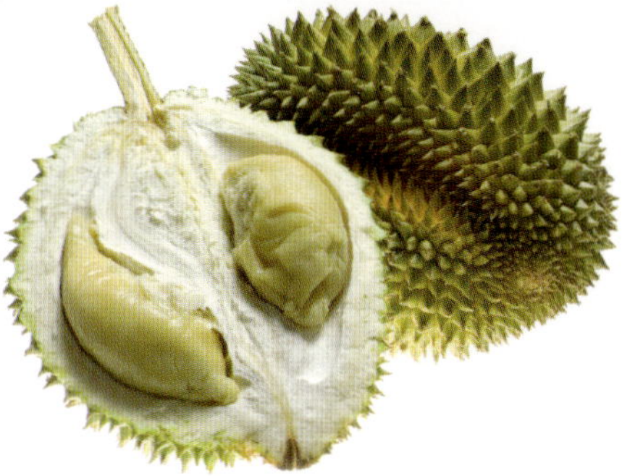

Durian

Durian enthält Kohlenhydrate, Fette und Eiweiße. Der Kaloriengehalt ist für eine Frucht sehr hoch. Durian enthält viel Vitamin C und Vitamin B1, außerdem viel Mangan. Sie ist vor allem in asiatischen Geschäften erhältlich und riecht gewöhnungsbedürftig. Wer sie einmal gekostet hat, mag nicht mehr auf sie verzichten.

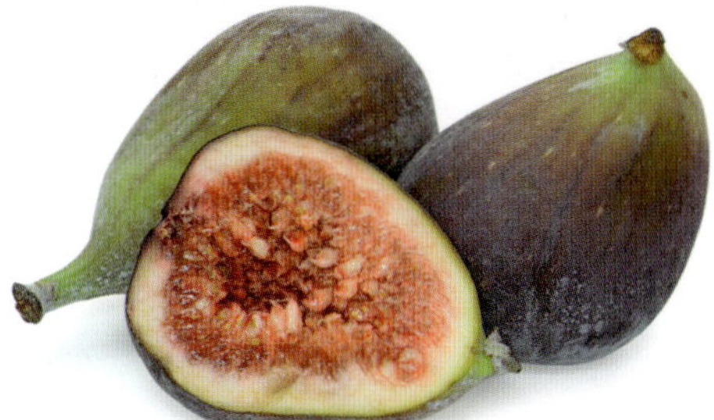

Feige (frisch)

Die Feige ist außerordentlich mineralstoffreich (700mg/100g). An oberster Stelle rangiert Kalium (240mg/100g). Dieser Mineralstoff reguliert den pH-Wertes des Blutes und regt die Salzsäureproduktion des Magens und damit die Verdauung an. Auch Kalzium ist reichlich enthalten (54mg/100g). Außerdem findet man hohe Mengen an Mangan, ein Spurenelement, das zur Vorbeugung von Schäden durch freie Radikale beiträgt.

Die Faserstoffe der Feige regen auch die Verdauung an. An Vitaminen sind hauptsächlich Vitamin A und die Gruppe der B-Vitamine enthalten.

Granatapfel

In Amerika ist Granatapfelsaft derzeit sehr modern. In Hollywood ist er zum beliebtesten Getränk an den diversen Drehorten aufgestiegen. Ein Granatapfel-Martini war der offizielle Begrüßungscocktail bei der Oskarverleihung. Granatapfelsaft soll Herz-Kreislauf-Erkrankungen positiv beeinflussen, kann den Blutdruck senken und bei Entzündungen und Gelenkbeschwerden (insbesondere bei Arthritis) hilfreich sein. Gleichzeitig steht er im Ruf, dem Alterungsprozess und der Krebsentstehung entgegenzuwirken. Seine Inhaltsstoffe halten den Geist jung. Wenn eine werdende Mutter in der Schwangerschaft Granatapfelsaft trinkt, ist das Baby gut versorgt.

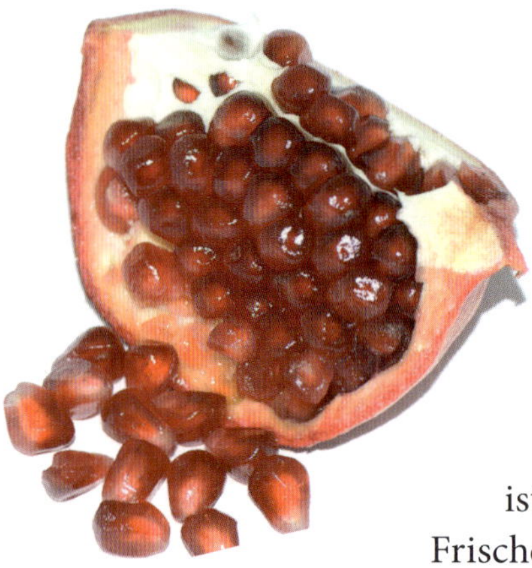

Frischer Saft wirkt am besten. Es ist zwar ein bisschen aufwändig, die Kerne herauszuschälen, aber der Granatapfel ist geschmacklich hervorragend und ein erfrischender Snack für zwischendurch.

Grapefruit

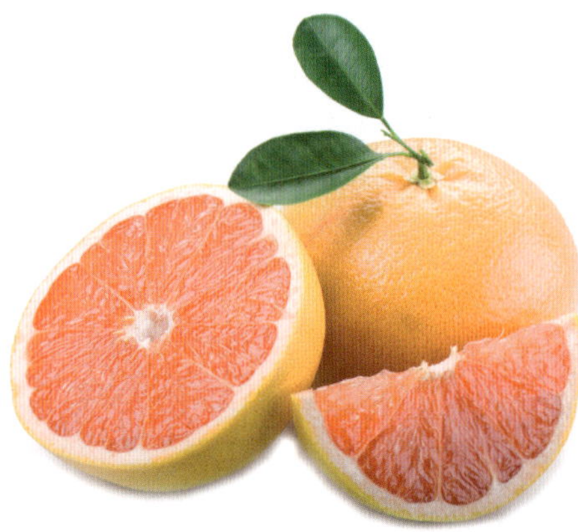

Die Grapefruit zeichnet sich durch einen sehr hohen Vitamin-C-Gehalt (44mg/100g) aus. Außerdem enthält sie Provitamin A, Folsäure, Vitamin B9, das zur Anämie-Vorbeugung wichtig ist, und Vitamin B5, das unter anderem für eine schnelle Wundheilung sorgt.

Außerdem enthält die Grapefruit Kalzium (18mg/100g), das wegen des ausgewogenen Phosphorverhältnisses besonders gut aufgenommen werden kann.

Die Grapefruit ist pektinreich. Pektin kann helfen, den Cholesterinspiegel zu senken. In einer kanadischen Studie wurde festgestellt, dass Grapefruitsaft die Wirkung von Medikamenten verstärkt. In einigen Fällen hatte eine Medikamentendosis die fünffache Wirkung, wenn dazu Grapefruitsaft getrunken wurde. „Je mehr wir forschen, desto mehr Medikamente finden wir, deren Wirkung durch Grapefruitsaft verstärkt wird", erklärt der Pharmakologe Dr. Bailey.

Offenbar wird durch die Grapefruit ein Enzym im Dünndarm ausgeschaltet, das bei der Umwandlung bestimmter Medikamente mitwirkt. Wer Medikamente gegen zu hohen Blutdruck, gegen Allergien oder Beruhigungsmittel einnimmt, sollte sich informieren, ob die Wirkung durch die Grapefruit vervielfacht wird.

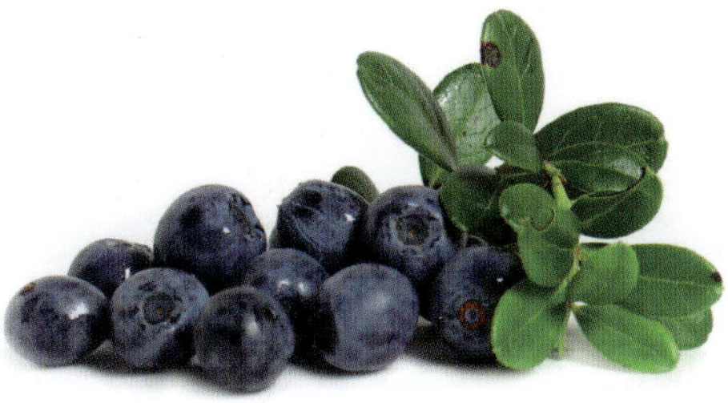

Heidelbeere

Die Heidelbeere ist eine Heilpflanze und äußerst vitaminreich. Vor allem Vitamin E (2,1mg/100g) ist enthalten. Vitamin E stärkt die Muskeln und die Nerven, verbessert den Blutkreislauf, verhindert Ablagerungen in den Arterien, verlangsamt den Alterungsprozess und schützt vor Herz-Kreislauf-Erkrankungen. Heidelbeeren enthalten auch jede Menge Vitamin C (30mg/100g). Die Wirkungen der Vitamine werden durch zahlreiche sekundäre Pflanzenstoffe noch verstärkt.

Heidelbeeren sind eine gute Manganquelle (0,84 mg/100g). Mangan ist für den Zucker- und Fettstoffwechsel wichtig. Eine Portion von 100 g Heidelbeeren deckt ein Drittel des täglichen Manganbedarfs.

Jackfrucht

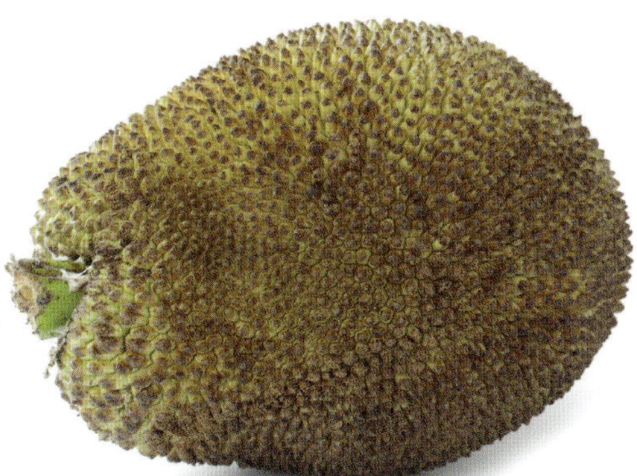

Bei uns nahezu unbekannt, aber den Kunden von Asiamärkten ein Begriff, ist die Jackfrucht. Sie ist eine wertvolle Vitamin-, Zucker- und Eiweißquelle. Die Frucht enthält reichlich Vitamin C und Provitamin A, das an der Haut-, Haar- und Schleimhautbildung beteiligt ist. Auch Kalium (senkt den Blutdruck), Mangan (Bestandteil vieler Enzyme), Kalzium (unentbehrlich zur Bildung von Knochen und Zähnen), Zink (eine ausreichende Zinkzufuhr ist wichtig für die Hirnentwicklung bei Kindern) und Phosphor sind enthalten.

In China gilt diese Frucht als stärkend und als Mittel gegen die unerwünschten Folgen des Alkoholgenusses.

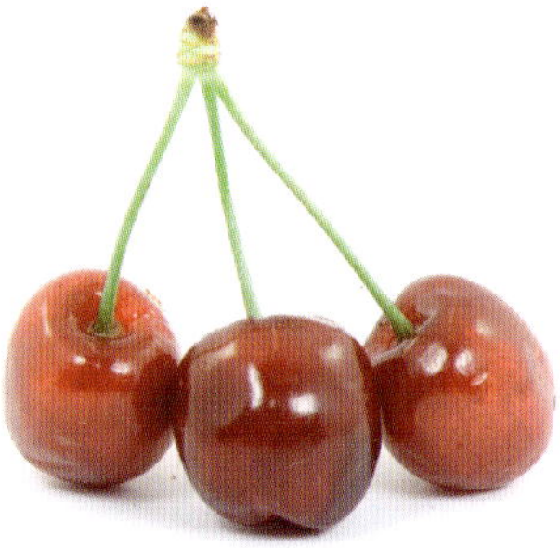

Kirsche

Susanne Fischer-Rizzi schreibt: „Kirschsaft ist blutbildend und wird als Diätgetränk bei niedrigem Blutdruck empfohlen."

In der Naturheilkunde wird Kirschharz gegen Husten und Appetitlosigkeit eingesetzt. Die Kirschen selbst enthalten: Kalium, Kalzium, Eisen, Magnesium, Phosphor, Silizium, Karotin, B-Vitamine, Vitamin C und Mangan.

Kokosnuss

Kokosfett ist sehr gesund, es enthält zwar überwiegend gesättigte Fettsäuren, ist aber gut verdaulich. Es beschleunigt sogar den Stoffwechsel und begünstigt die schlanke Linie. Das Kokosfett enthält sehr viel Laurinsäure, die antibakterielle Wirkung hat.

Neue Forschungen ergaben, dass Kokosöl die Körperfettwerte normalisiert, die Leber vor Alkoholschäden schützt und das Immunsystem unterstützt.

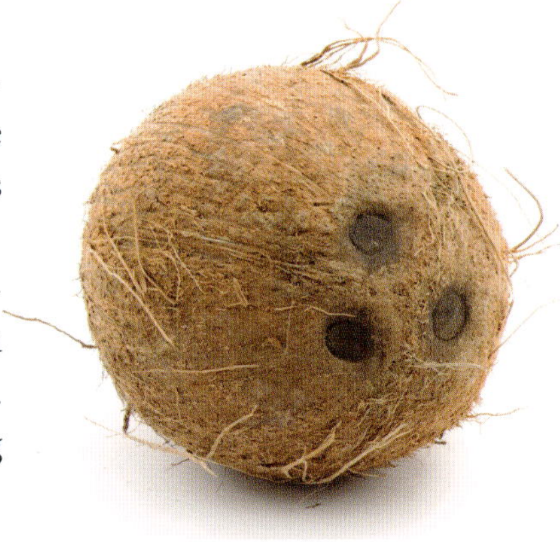

Es gibt im Spezialhandel oder im Asia-Shop verschiedenste Kokosnuss-Sorten zu kaufen, zum Beispiel die Butterkokosnuss. Sie hat dickes Fruchtfleisch und nur wenig

Kokosmilch. Das Fruchtfleisch ist ausgesprochen cremig und oft von einem Gelee überzogen. Es ist fettreich und schmeckt wirklich ein bisschen nach Butter.

Es gibt auch gekeimte Kokosnüsse. Diese enthalten keine Flüssigkeit. Der Keimling bildet eine schaumstoffartige, süß schmeckende Masse aus.

Die verbreitetste Kokosnuss ist die sogenannte junge Kokosnuss. Sie enthält so viel Kokosmilch, dass man beim Schütteln manchmal die Flüssigkeit gar nicht hört.

Um die Kokosnuss zu öffnen, sucht man die drei Augen an der Unterseite der Nuss. Eines ist weich und kann mit einem spitzen Messer geöffnet werden. Wenn Sie nicht sicher sind, welches der Grübchen weich ist, dann stechen Sie mit dem Messer alle drei an. Dann können Sie mit einem Strohhalm die Kokosmilch austrinken.

Die leere Kokosnuss ist leicht zu öffnen, indem Sie sie umdrehen und die Schale mit einem Beil kreisförmig aufschlagen. Guten Appetit!

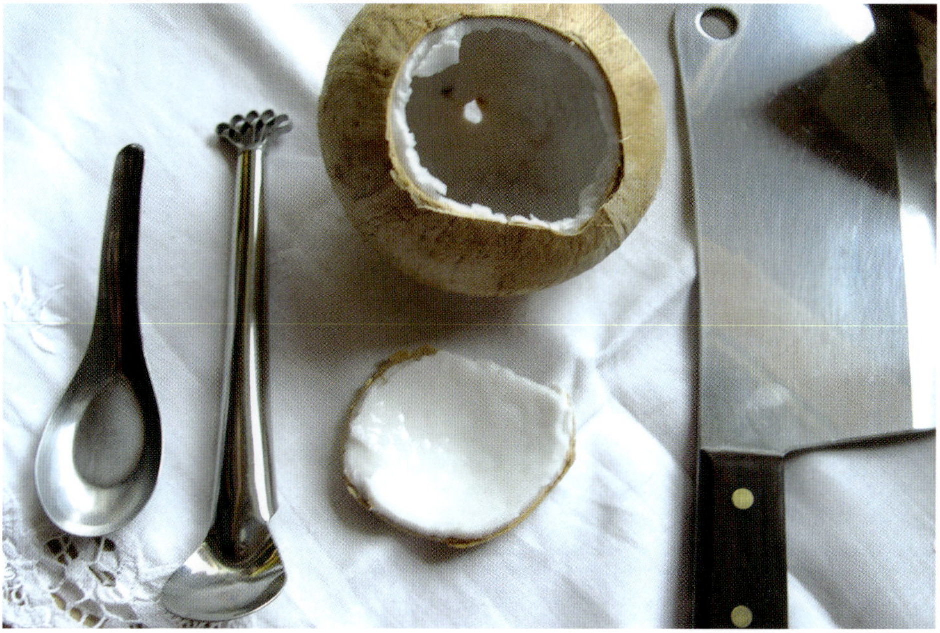

Im Bild sehen Sie spezielle Löffel, die sich zum Ausschaben der Kokosnuss besonders gut eignen. Der längere Löffel hat hinten eigene Schlaufen, mit denen man vor allem dickes Fruchtfleisch in kleinen, feinen Streifen herauslösen kann.

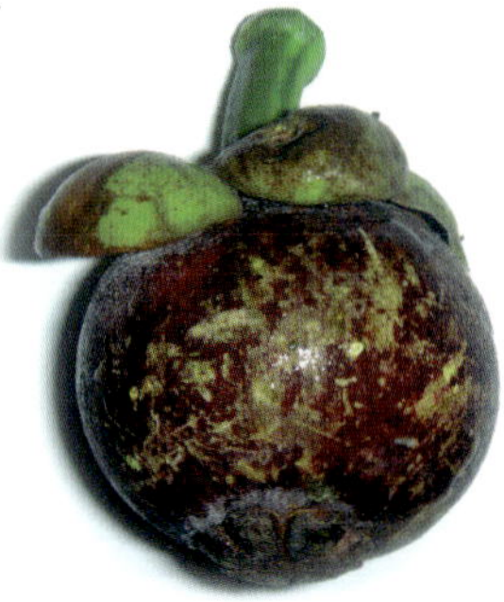

Mangostane

In manchen Geschäften werden Mangostanen bereits angeboten. Die hartschaligen, dunkel gefärbten Früchte werden am besten aufdrückt oder aufgeschnitten. Das weiche, weiße Fruchtfleisch ist eine sehr gute Thiamin-Quelle (Vitamin B1 0,5mg/100g), das wichtig für die Übertragung von Nervenimpulsen und die Kontrolle der Muskeltätigkeit ist.

Außerdem enthält die Mangostane Eisen (0,4mg/100g) und Kalzium (15mg/100g), wobei die Kalziumaufnahme durch das vorhandene Eisen stark begünstigt wird.

Mangostanen enthalten mehr als 40 verschiedene Xanthone, also Antioxidantien, die noch viel effizienter als die Vitamine C und E sind. Diese Xanthone haben verschiedene positive Eigenschaften: Sie tragen zum bakteriellen Gleichgewicht bei und erhalten das Immunsystem gesund, einige wirken entzündungs-, andere krebshemmend.

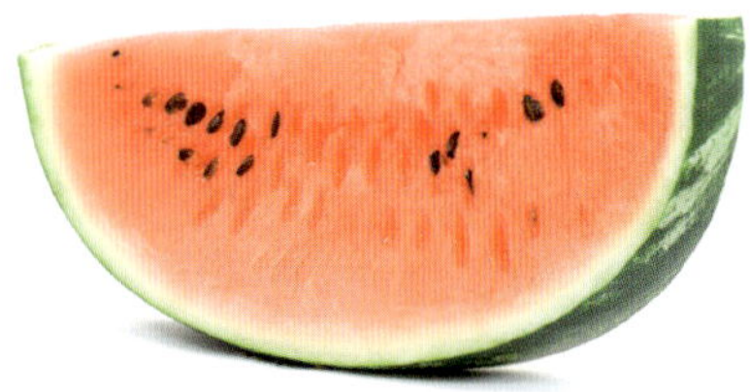

Melone

Die Melone gehört zu den Früchten mit dem höchsten Provitamin-A-Anteil: Im Schnitt 1,7mg bis zu 2mg/100g bei orangefleischigen Melonen. Betacarotin hat interessante anti-oxidierende Eigenschaften. Es wird von unserem Organismus in Vitamin A umgewandelt, ein Vitamin, das wichtig für gute Nachtsicht, gesunde Haut und Schleimhäute ist und an den Zellwachstums-Prozessen beteiligt ist. 200g Melone decken den Tagesbedarf.

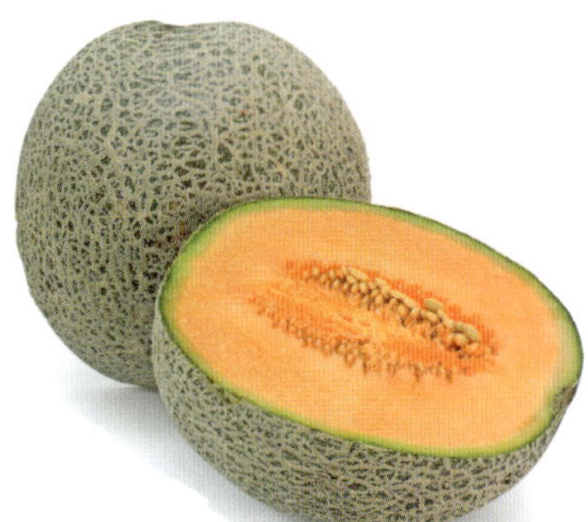

Melonen enthalten Folsäure. Folsäure ist für schwangere Frauen wichtig, da ein Mangel sich negativ auf das Baby auswirkt. Folsäure gehört zur Gruppe der B-Vitamine und beeinflusst die Zellteilung und die

Herztätigkeit positiv. Durch den niedrigen Kalorien- und den hohen Wassergehalt sind Melonen für heiße Sommertage ganz besonders geeignet. Falls Sie zu wenig trinken, essen Sie wenigstens Melonen, um genug Flüssigkeit aufzunehmen.

Der Natrium-Gehalt der Zuckermelone ist hoch (9,25mg/100g). Natrium spielt eine wichtige Rolle in der Übertragung von Nervenimpulsen. Melonen enthalten auch noch jede Menge Kalium, das sich günstig auf den Blutdruck auswirkt.

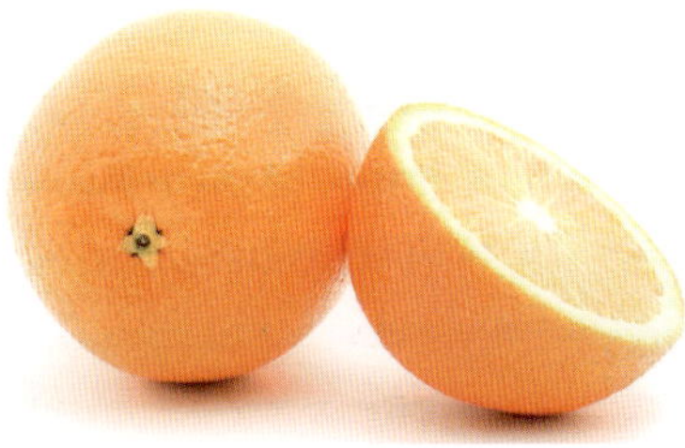

Orange

Die Orange ist sehr reich an Vitamin C. Eine mittelgroße Frucht deckt praktisch den empfohlenen Tagesbedarf. Sie ist darüber hinaus eine gute Kalziumquelle (42mg/100g), dessen Aufnahme durch das Vitamin C begünstigt wird. Orangen erhalten auch Phosphor (für Knochen und Zähne), Jod (wichtig für die Produktion der Schilddrüsenhormone) und verschiedene organische Säuren. Diese Säuren stimulieren die Verdauungssekretion und erleichtern so die Aufnahme der Nahrungsmittel. Die im Fruchtfleisch reichlich enthaltenen Ballaststoffe wirken sich günstig auf die Verdauung aus. Die Orange ist erst im 15. Jahrhundert bei uns heimisch geworden.

Papaya

Mit 33 Kalorien pro 100g zählt die Papaya zu den kalorienärmsten Früchten. Sie ist reich an Vitamin C. Eine Portion von 100g reicht aus, um den täglichen Bedarf zu decken. Die Frucht ist zudem eine gute Provitamin-A-Quelle. Dieses wird vom Körper zu Vitamin A umgeformt und ist wichtig für das Zellwachstum, die Hautgesundheit und eine gute Nachtsicht. Auch Vi-

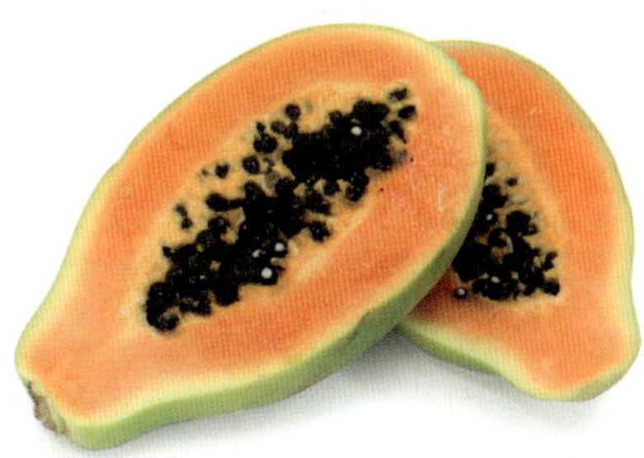

tamin B ist enthalten. Wir empfehlen vor allem die großen Papayasorten, deren Früchte bis zu 30 cm lang werden und für ein hervorragendes Frühstück oder eine Jause reichen. Die Papaya sollte auf leichten Fingerdruck nachgeben und einen angenehmen Duft verströmen. Zum Essen schneidet man sie längs auf und entfernt die Kerne. Nun kann das Fruchtfleisch, das weich sein sollte, herausgelöffelt werden.

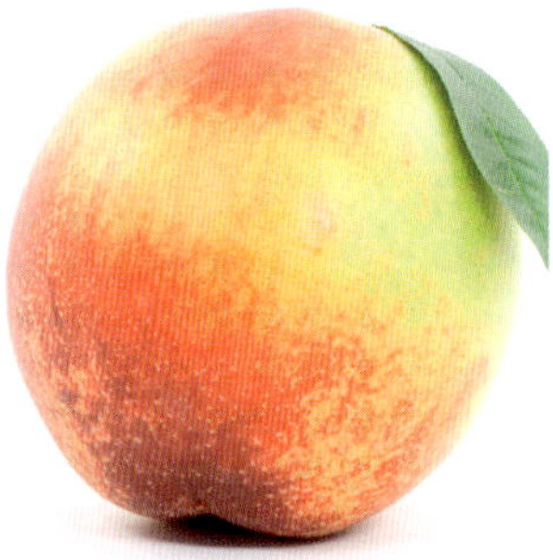

Pfirsich und Nektarine

Pfirsiche sind sehr reich an Carotinoiden, darunter auch Provitamin A und Xantophyll. Provitamin A ist wichtig für die Nachtsicht. Xantophyll ist wie Provitamin A ein gelber Pflanzenfarbstoff und vor allem in gelben Pfirsichen enthalten. Sie wirken krebshemmend, schützen die Blutgefäße und machen die Haut widerstandsfähiger gegen Sonnenstrahlung.

Außerdem sind Pfirsiche und Nektarinen reich an Mineralstoffen wie Phosphor (25 mg/100g), Magnesium (9mg/100g) und Selen. Phosphor ist wichtig für die Knochen und das Nervensystem. Selen fördert die Herzgesundheit und trägt zur Ausscheidung von Schwermetallen aus dem Körper bei.

Pitahaya

Die Pitahaya oder Drachenfrucht ist kalorienarm und enthält die Vitamine C, E und den B-Komplex. Sie ist ein guter Eisenlieferant und reich an Kalzium und Phosphor. Die kleinen Samen enthalten Fette, die der Pitahaya eine leicht abführende Wirkung verleihen.

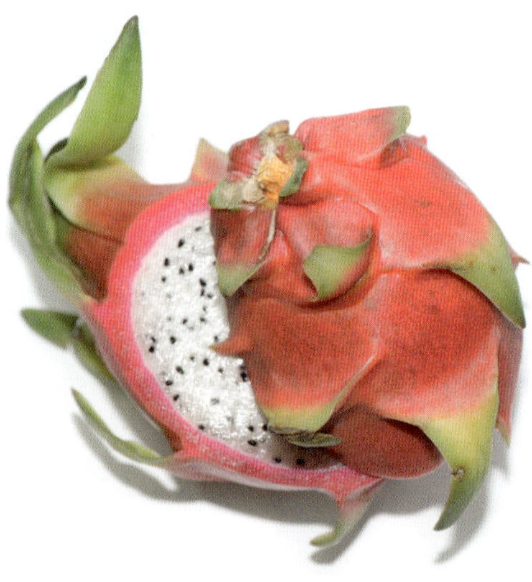

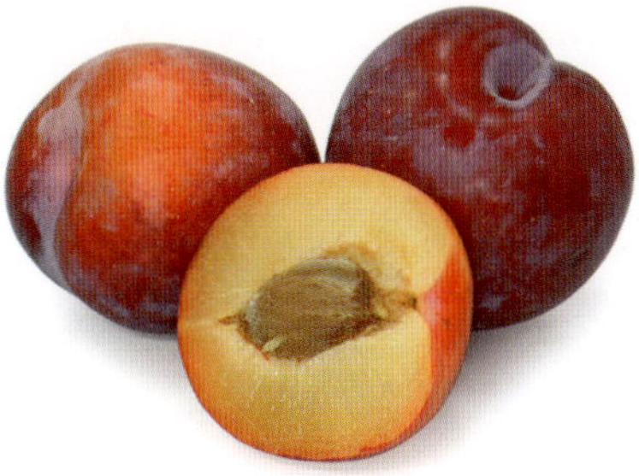

Pflaume [Zwetschke]

Pflaumen enthalten nur wenig Kalorien. Außerdem verleihen ihnen die Faserstoffe und das Sorbit, ein Zucker-Alkoholderivat von Glucose, eine leicht abführende Wirkung, was sie für die Stimulierung des Darms und zum Abnehmen ideal machen. Sie bestehen zu 85 % aus Wasser.

An Vitaminen findet man Provitamin A und Vitamin E. Pflaumen sind darüber hinaus eine gute Kaliumquelle.

Physalis

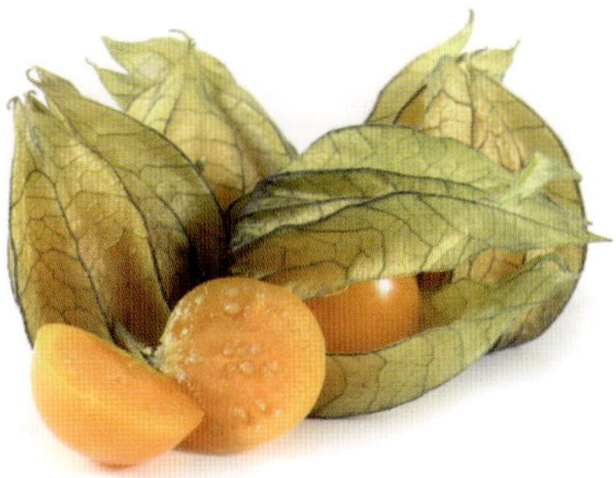

Physalis enthält viel Provitamin A (1,1mg/100g) und Vitamin C (28mg/100g), das für eine gesunde Haut unerlässlich ist.

Die Frucht ist zudem sehr reich an Phosphor (39mg/100g), das unentbehrlich zur Vorbeugung von Osteoporose ist, und an Eisen (0,34mg/100g), einem essenziellen Mineralstoff für die Blutbildung. Vor allem schwangere Frauen sollten bei der Physalis beherzt zugreifen, da sie einen hohen Eisenbedarf haben. Auch der besonders hohe Proteingehalt (2,3g/100g) für eine Frucht sollte erwähnt werden, der sogar den von Oliven oder Avocados übersteigt.

Physalis werden vor allem in der Gastronomie gern zur Dekoration von Speisen verwendet. Also: Lassen Sie sich das nächste Mal die Dekoration schmecken!

Sapote Mamey

Sapoten sind bei uns kaum bekannt, was sehr bedauerlich ist! Sie sind wohlschmeckend und sättigend. Noch dazu sind sie reich an Niacin (Vitamin B3, 1,8mg/100g), das wichtig für den Stoffwechsel ist. Ein Niacinmangel kann zu anormaler Kälteempfindlichkeit führen.

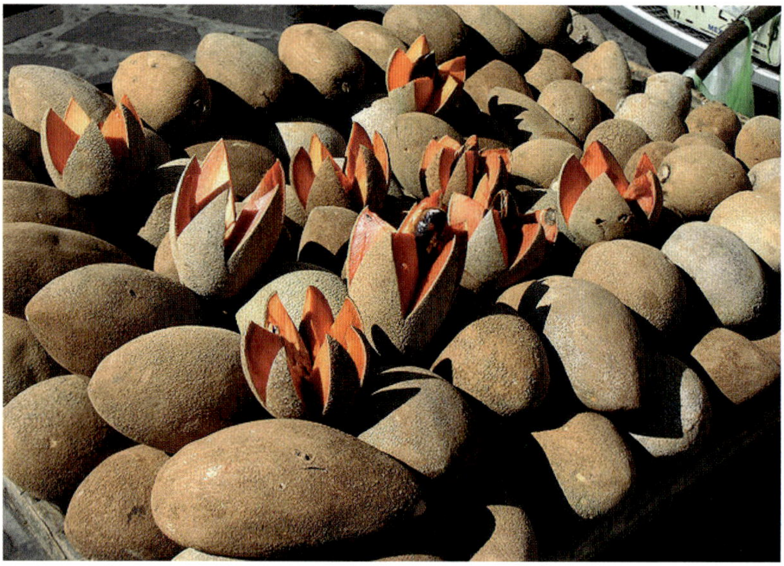

Sapote Mamey enthält außerdem viel Vitamin C (20mg/100g), das als Anti-Müdigkeits- und Anti-Depressionsvitamin bekannt und auch für die Bildung von Haut, Knochen und Blutgefäßen von Bedeutung ist. Die Frucht liefert auch verschiedenste Mineralstoffe, vor allem Kalium (344mg/100g), Kalzium (39mg/100g), das für gesunde Knochen und Zähne wichtig ist, Magnesium (30mg/100g), das an der Proteinsynthese beteiligt und Bestandteil zahlreicher Enzyme ist, und Eisen (1mg/100g).

Die Sapote Mamey ist zudem reich an Faserstoffen, die die Darmtätigkeit stimulieren.

Trockenfeige

Die Feige hat einen hohen Faserstoffanteil (9,2g/100g) und stimuliert damit wirksam den Darm. Darum hat sie sich als schonendes Mittele gegen Verstopfungen einen Namen gemacht. Außerdem ist die Feige eine hervorragende Quelle an Kalium (1g/100g), Kalzium (244mg/100g – doppelt so viel wie in Kuhmilch), Vitamin B6 und Eisen (90mg/100g). Kalium ermöglicht, den pH-Wert des Blutes auszugleichen und die Salzsäurebildung des Magens anzuregen, was die Verdauung fördert. Kalzium ist notwendig für die Zahn- und Knochenbildung und wichtig für die Blutgerinnung, die Regulierung des Blutdrucks und der Muskelkontraktion. Eine ausreichende Eisenversorgung ist wichtig, um die Sauerstoffzufuhr im Gewebe zu gewährleisten.

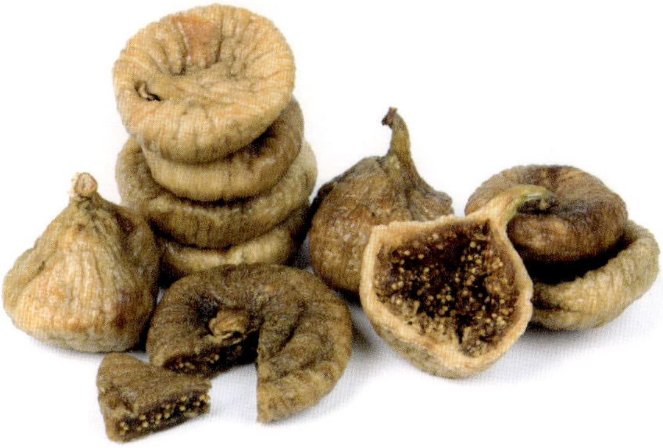

Die Trockenfeige ist energiereich. Sie enthält 284 kcal/100g. Der größte Teil dieser Energie sind Kohlenhydrate. Sie ist ideal für Sport und Freizeit und um die Konzentrationsfähigkeit zu steigern.

Weintraube

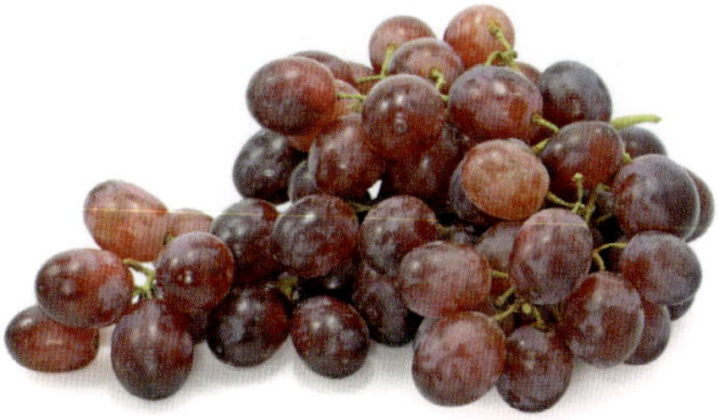

Weintrauben weisen einen hohen Zuckergehalt auf und sind eine hervorragende Manganquelle.
Außerdem enthalten sie die beiden Flavonoide Resveratrol und Quercetin. Beide tragen zur Violettfärbung der Weintraube bei, sind also vor allem in dunklen Sorten und vorrangig in der Schale enthalten. Resveratrol hilft den Herzmuskel geschmeidig und gesund zu erhalten und kann die Hirndurchblutung um 30 % erhöhen.

Wie Sie bei Durchsicht dieser Liste merken, sind der Vollständigkeit halber die gängigsten Tropenfrüchte aufgelistet. Da es oft schwierig ist, diese Früchte

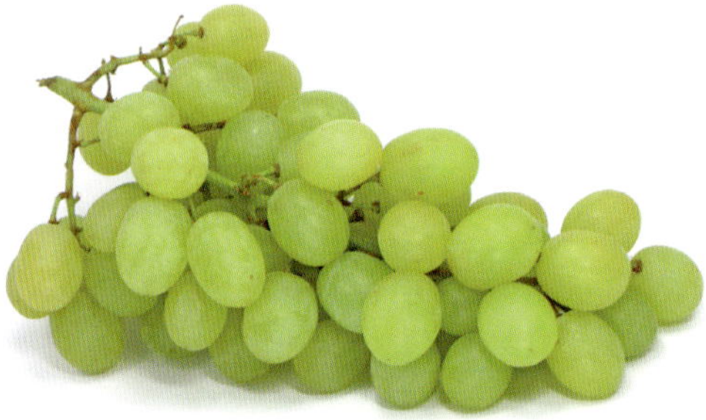

in erforderlicher Qualität zu erhalten, wollen wir darauf hinweisen, dass die Ernährungsform nach Weihsbrodt auch ohne Südfrüchte praktiziert werden kann.

Wenn exotische Früchte nicht mit Pestiziden behandelt und unreif geerntet werden, können sie eine wertvolle Ergänzung unseres Speisezettels darstellen.

Tropenfrüchte lassen uns in neue Geschmackswelten eintauchen und bringen ganz nebenbei jede Menge Vitamine, Mineralstoffe, Fruchtsäuren und sekundäre Pflanzenstoffe mit. Erwähnenswert ist sicher der oft hohe Enzymgehalt, wie z. B. bei Papaya, Mango und Ananas.

Andere Tropenfrüchte, die in Europa gerade immense Erfolge feiern, sind beispielsweise die Acerola-Kirsche und die Goji-Beere. Da die Acerola-Kirsche sehr empfindlich ist, bekommt man bei uns keine frischen Früchte, sondern meist Acerola-Säfte in der Apotheke. Erwähnenswert ist vor allem der hohe Vitamin-C-Gehalt. Er beträgt bei 100 Gramm Fruchtfleisch immerhin beachtliche 3000 Milligramm.

Die Goji-Beere ist sehr eisenreich und enthält vor allem die Vitamine B1, B2, Provitamin A und Aminosäuren. Sie soll auch eine Anti-Aging-Frucht sein.

Sie sehen also, wenn man Tropenfrüchte in guter Qualität beziehen kann, sollte man sich diese Vitamin- und Mineralstoffbomben nicht entgehen lassen!

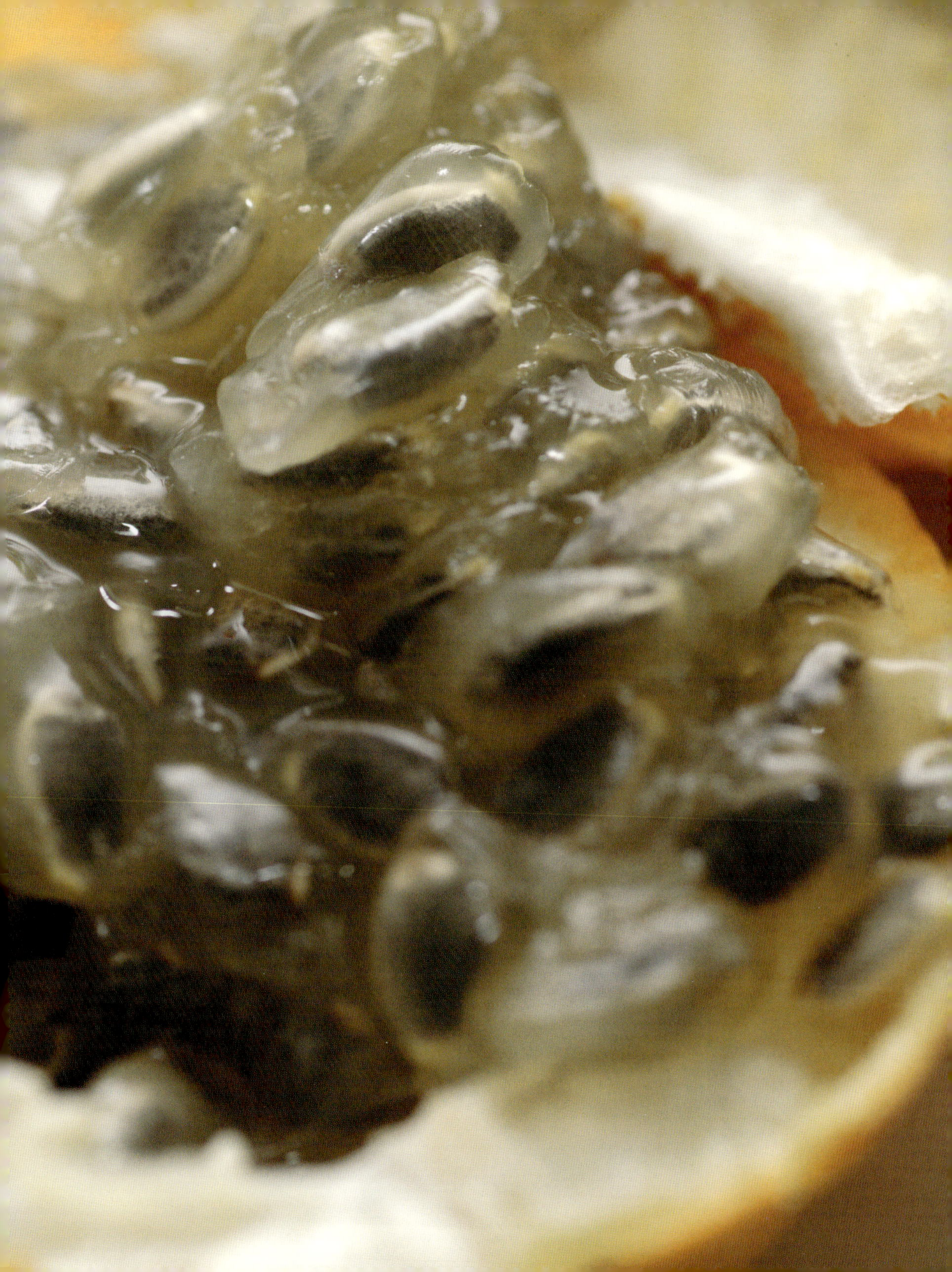

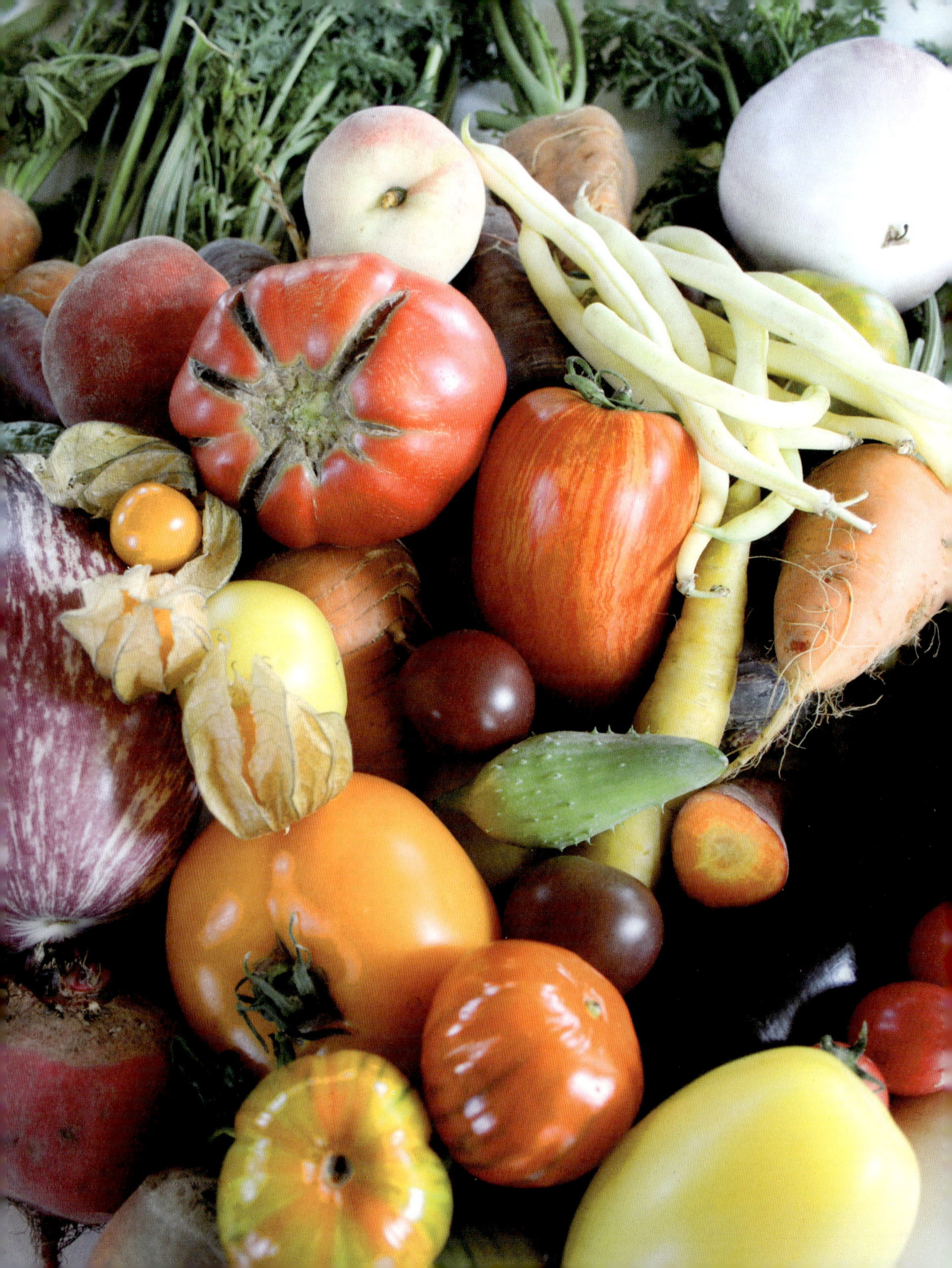

Gemüse, Wildkräuter und Salate

Alge, frisch

Algen sind eine hervorragende Quelle an verschiedenen Mineralstoffen, vor allem an Jod, einem essenziellen Bestandteil der Schilddrüsenhormone. Diese Hormongruppe ist für das korrekte Funktionieren des Gehirns, das Wachstum des Fötus und für die Regulierung der Fettreserven unerlässlich.

Außerdem enthalten frische Algen ähnliche Mengen Kalzium (119mg/100g) wie Kuhmilch und auch nicht unerhebliche Mengen Phosphor (42mg/100g), das für die Blutbildung wichtige Eisen (2,3mg/100g) und Zink.

Frische Algen sind reich an Provitamin A und Vitaminen des B-Komplexes (B1, B2, B3, B5), die für den Stoffwechsel wichtig sind.

Blumenkohl [Karfiol]

Blumenkohl enthält für ein Gemüse viel Eiweiß (2,5g/100g). Trotzdem ist er wegen seines geringen Zucker- und Fettgehaltes kalorienarm (23 kcal/100g). Sein außergewöhnlich hoher Vitamin-C-Gehalt (73 mg/100g) übersteigt sogar den von Zitrusfrüchten.

Blumenkohl unterstützt durch seinen Kalium-Reichtum (328 mg/100g) und seinem geringen Natriumgehalt die Nierentätigkeit. Er wirkt sich zudem sehr positiv auf die Verdauung aus. Ein hoher Faserstoffanteil (2,9g/100g) und seltene Zucker (Pentane und Hexane) beschleunigen die Darmpassage und wirken so gegen Verstopfung.

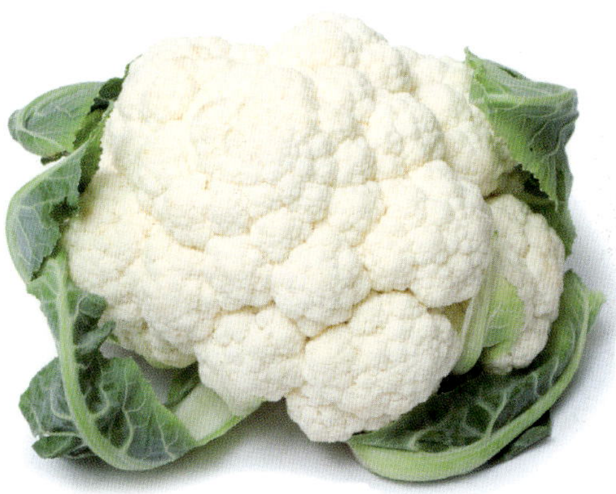

Brokkoli

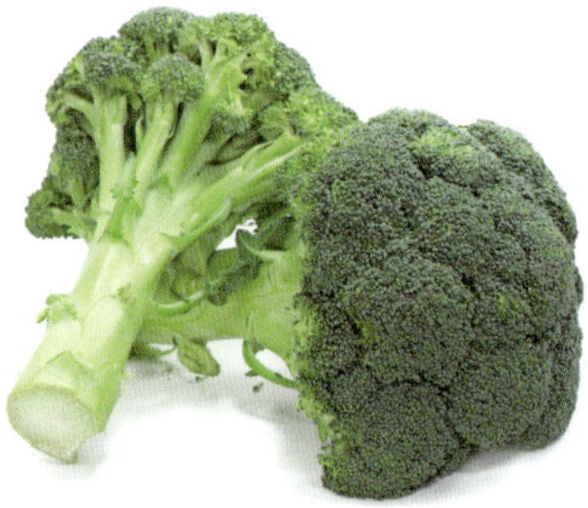

Brokkoli ist sehr vitaminreich. Er enthält mehr als doppelt so viel Vitamin C (115mg/100g) wie Orangen. Auch Vitamin K ist reichlich enthalten, ein Vitamin, das für die Blutgerinnung unentbehrlich ist. Auch der Folsäure- oder Vitamin-B9-Gehalt ist sehr hoch; etwa 200g Brokkoli decken den empfohlenen Tagesbedarf. Ein Folsäuremangel ist neben Eisenmangel die häufigste Ursache für Anämie.

Brokkoli ist auch reich an den Mineralstoffen Mangan, Kalium, Magnesium und Phosphor.

Auch sein Faserstoffgehalt ist mit 3g/100g hoch. Er stimuliert den Darmtrakt und schützt vor Verstopfung. Brokkoli gilt als ein sehr wirksames Gemüse in der Krebsvorbeugung, vor allem wegen seines Glucoraphanin-Vorkommens, das besonders in jungen Pflanzen hoch ist.

Bohnen

Bohnen sind die bekannteste Eiweißquelle für Vegetarier. In dem „Ärztebuch der Heilkraft unserer Lebensmittel“ steht auch, dass Bohnen zu den wirksamsten pflanzlichen Lebensmitteln gehören, die sich günstig auf den Cholesterinspiegel auswirken. Bohnen enthalten Folsäure, Vitamin A, C, Eisen, Eiweiß, Kohlenhydrate, Magnesium und Kalium. Das gilt für alle Bohnensorten, von denen es über hundert geben soll. Bohnen dürfen nur gekocht verwendet werden!

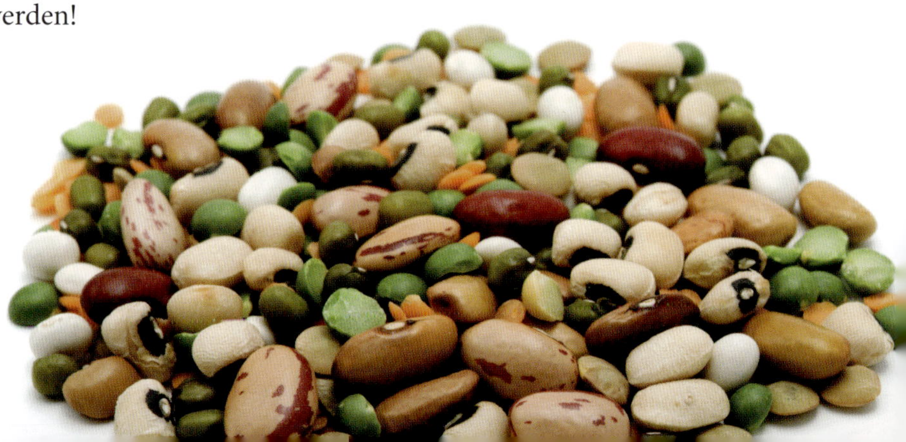

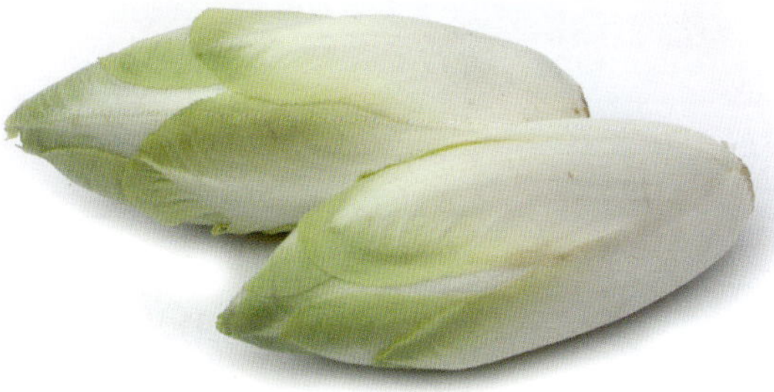

Chicorée

Chicorée ist sozusagen etwas ganz „Neues“ unter den Salatpflanzen. Er wurde im Jahre 1845 erstmals gezüchtet, und zwar im Botanischem Garten in Brüssel. Chicorée enthält die begehrten Bitterstoffe, die sich positiv auf den Appetit und die Verdauung auswirken. Er enthält die Vitamine A, B, C und Mineralstoffe wie Phosphor, Kalium und Mangan.

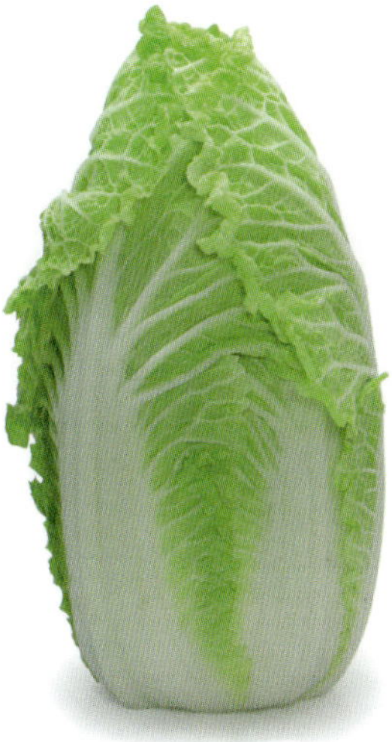

Chinakohl

Chinakohl ist ein Herbstgemüse. Er enthält Vitamin C, Kalium, Magnesium und Kalzium und ist noch dazu sehr kalorienarm. Er besteht fast nur aus Wasser (95%) und hat einen sehr angenehmen Geschmack.

Erbsen

Erbsen sind neben den Bohnen und Linsen „die“ Eiweißquelle für Vegetarier. Was auch den Tatsachen entspricht, denn Erbsen sind sehr eiweißreich. Aber das ist nicht alles. In frischem Zustand sind sie reich an Vitamin B und E und enthalten viele Kohlenhydrate. Getrocknet enthalten sie Kalium, Phosphor, Natrium und Vitamin A. Je reifer die Erbsen sind, desto höher ist ihr Eiweißgehalt. Erbsen sollen sich auch positiv auf Muskeln und Knochen auswirken. Außerdem enthalten sie Ballaststoffe, Folsäure, Niacin, Phosphor und Riboflavin.

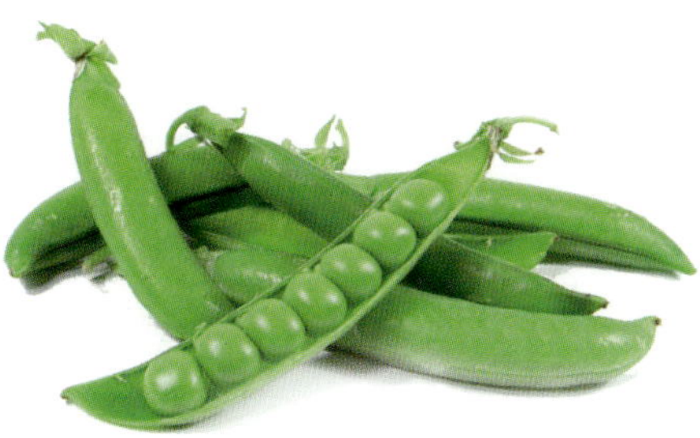

Feldsalat [Vogerlsalat]

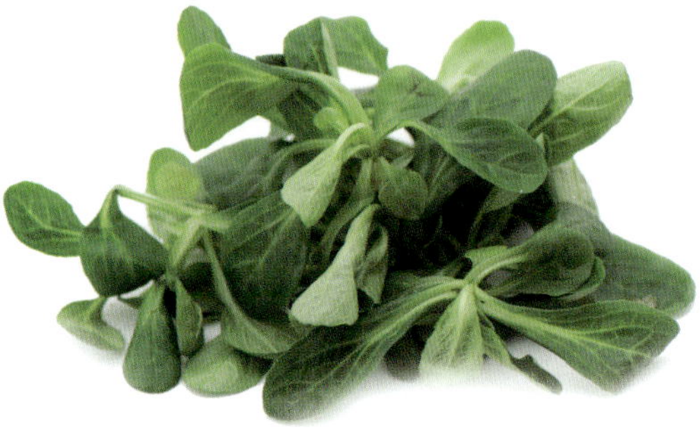

Feldsalat ist reich an Eisen. Auch Kalium und Magnesium sind enthalten. Die zarten Blätter haben einen ausgezeichneten Geschmack.

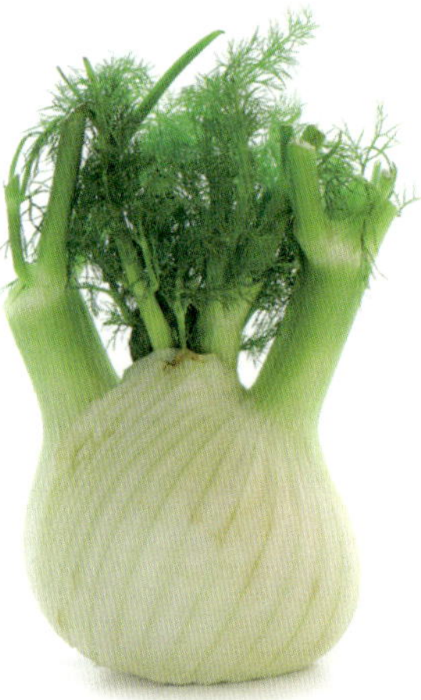

Fenchel

Fenchel ist eine alte Gewürz- und Heilpflanze. Knollenfenchel enthält reichlich Vitamin C und E. Er ist leicht verdaulich, schützt vor Blähungen und eignet sich als Schonkost. Er wird zur Stärkung und Beruhigung des Magens verwendet und Frauen zum besseren Stillen empfohlen.

Gurke

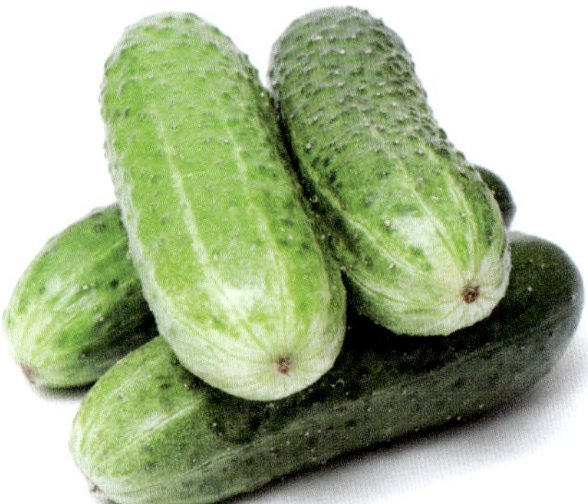

Die Gurke ist eine der ältesten Kulturpflanzen überhaupt. In Indien wurde sie angeblich schon um 4000 vor Christus angebaut. Sie gehört zu den wasserreichsten (96 %) und kalorienärmsten (12 kcal/100g) Gemüsesorten. Ihr Vitamingehalt ist mittelmäßig hoch, aber dafür sehr breit gestreut. Die Gurke enthält Vitamin C, Provitamin A, Vitamin E und mit Ausnahme von Vitamin B12 alle Vitamine des B-Komplexes.

Die Gurke ist zudem sehr mineralstoffreich. Sie enthält Kalium, Chlor, Jod, Phosphor, Kalzium und Magnesium. Wegen ihres hohen Siliciumdioxidgehaltes empfiehlt man Gurken zur Verbesserung des Teints und der Hautgesundheit. Gurken wirken außerdem noch wassertreibend und blutreinigend.

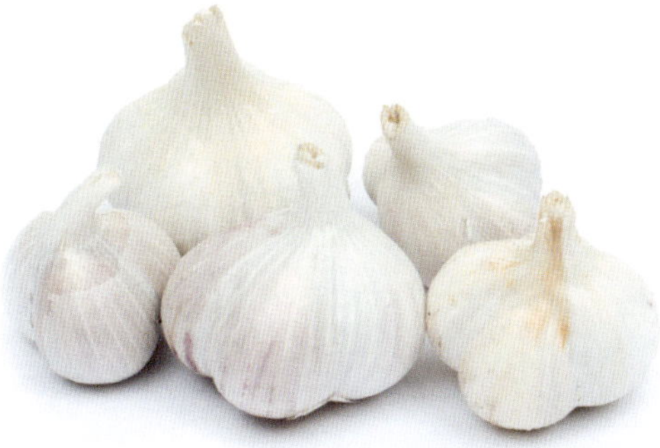

Knoblauch

Der Knoblauch begleitet den Menschen schon seit geschätzten 5000 Jahren. Darum taucht er in der Geschichtsschreibung regelmäßig auf. Zum Beispiel erhielten schon die Arbeiter, die die ägyptischen Pyramiden errichteten, regelmäßig Knoblauch.

Knoblauch enthält Selen. Er wirkt antibakteriell und stärkt das Immunsystem.

Kohlrabi

Ist ein wunderbares Rohkost-Gemüse. Er gehört zur Familie der Kohlgemüse. Es gibt weiße und blaue Sorten. Es lohnt sich beide zu probieren. Sie schmecken saftig und zart.

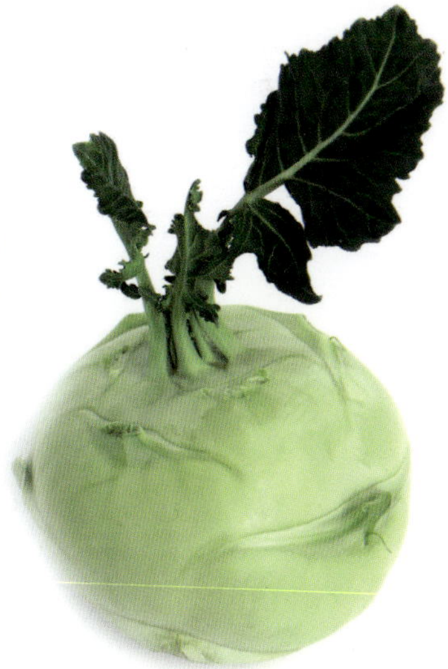

Kopfsalat

Kopfsalat besteht zu 95 % aus Wasser. Außerdem enthält er Kalzium, Magnesium, Vitamin C, E und Kalium. Salat ist äußerst lagerempfindlich.

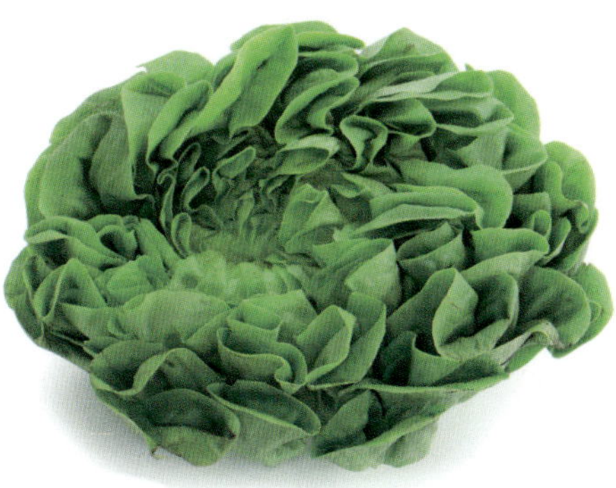

Je länger die Lagerung, desto höher ist der Verlust an Nährstoffen. Deshalb sollte Kopfsalat sollte optimalerweise direkt vom Garten auf den Tisch. Ganz frisch!

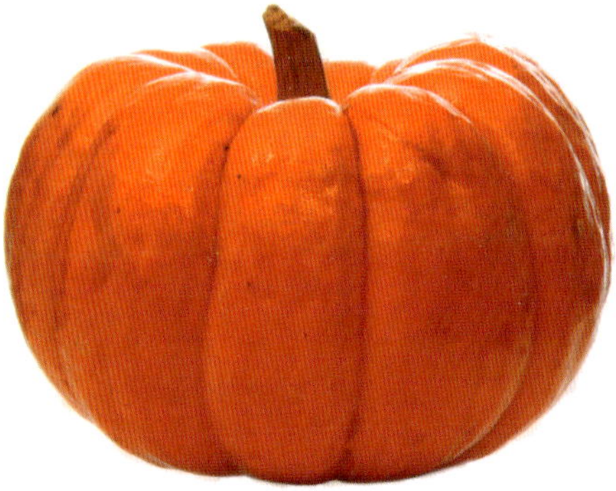

Kürbis

Kürbis enthält jede Menge Betacarotin und die Carotinoide Lutein und Zeaxanthin. Diese sind sehr wirksame Radikalfänger und wirken sich positiv auf die Gesundheit aus. Der Kürbis hat ein günstiges Natrium-Kalium-Verhältnis, enthält vier Vitamine aus der B-Gruppe, ist ballaststoffreich und enthält Eisen, Magnesium, Kalzium, Kieselsäure und Phosphor. Kürbis ist ein günstiges Gemüse, das schnell zubereitet und der Gesundheit sehr zuträglich ist.

Lauch

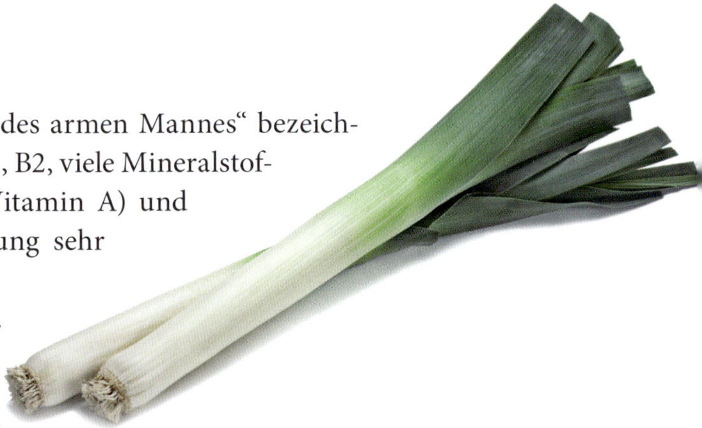

Lauch wird oft als „Spargel des armen Mannes" bezeichnet. Er enthält Vitamin C, B1, B2, viele Mineralstoffe, Karotin (Vorstufe von Vitamin A) und Eisen, das für die Blutbildung sehr wichtig ist!

Lauch wirkt harntreibend.

Möhre [Karotte]

Möhren sind ebenfalls seit uralter Zeit bekannt. Die gesundheitliche Wirkung kennt sozusagen jedes Kind: Sie sind „gut für die Augen", wie der Volksmund weiß. Richtig ist, dass Möhren Karotin (Vorstufe von Vitamin A) , sowie wichtige Mineralstoffe enthalten.

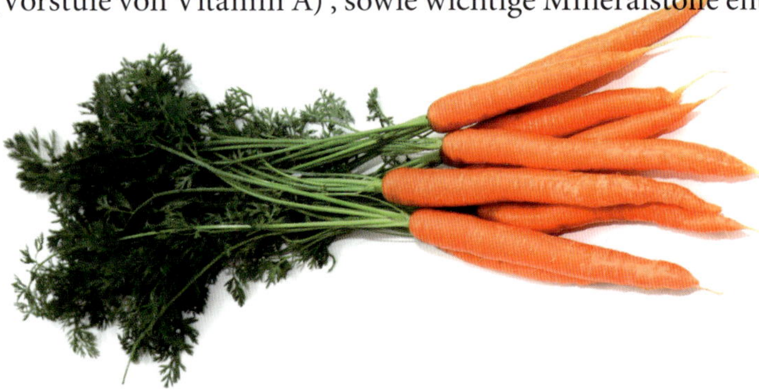

Olive

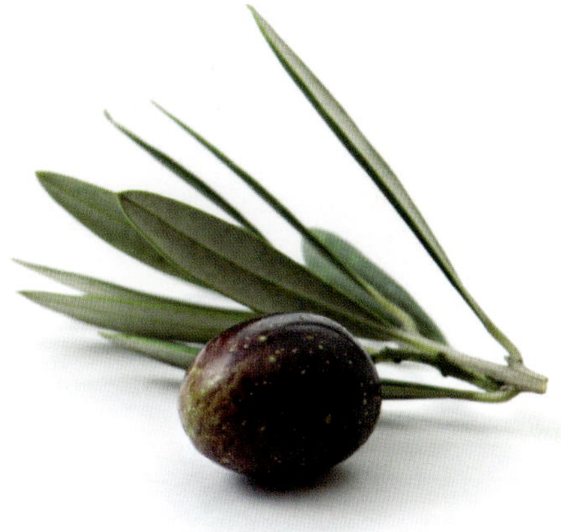

Oliven enthalten viel Vitamin E (0,5mg/100g), ein wichtiges Antioxidans in der Vorbeugung von Herz-Kreislauf-Krankheiten.

Außerdem enthalten sie viele Mineralstoffe, darunter Kalzium (80mg/100g), Kalium (40mg/100g), das bei der Übertragung von Nervenimpulsen eine Rolle spielt, und Eisen (1,6mg /100g), ein Bestandteil der roten Blutkörperchen.

Kürzlich erschienenen Studien zufolge sollen einige Phenole der Olive in der Lage sein, durch die Bakterie Helicobacter pylori ausgelösten Infektionen vorzubeugen, die für Magengeschwüre und -entzündungen verantwortlich sind.

Außerdem verfügt die Olive durch ihren beachtlichen Gehalt an diversen Fettsäuren über einen hohen Nährwert. Vor allem Ölsäure (25,2g/100g) kommt reichlich vor. Ölsäure spielt in der Kreta-Diät eine bedeutende Rolle, die für ihre wohltuende Wirkung auf Herz und Kreislauf bekannt ist. Außerdem findet man Linolsäure (eine Omega-6-Fettsäure) und Linolensäure (eine Omega-3-Fettsäure) im empfohlenen Mengenverhältnis. Noch ein Satz zur Farbe der Oliven: Es gibt keine grünen Oliven, denn diese sind immer unreif! Reife Oliven sind schwarz.

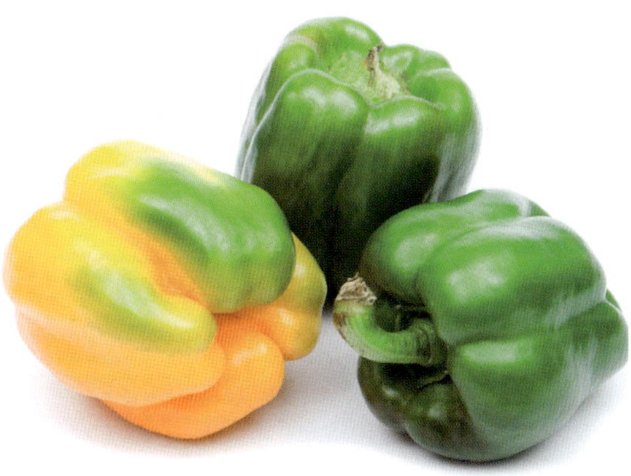

Paprika

Paprika ist eine hervorragende Vitamin-C-Quelle. Ihr Gehalt steigt mit zunehmender Reife. Im Schnitt liegt er bei 140mg/100g, ist also dreimal so hoch wie bei der Orange. Ein halber Paprika pro Tag reicht zur Deckung des Bedarfs an Vitamin C. Das Vitamin ist unentbehrlich für die

Gesunderhaltung von Knochen, Zähnen, Knorpel und Zahnfleisch. Zudem schützt es vor Infektionen, erhöht die Aufnahme von Eisen aus Pflanzen und beschleunigt den Vernarbungsprozess.

Wir verwenden nur roten, gelben oder orangen Paprika.

Pastinake

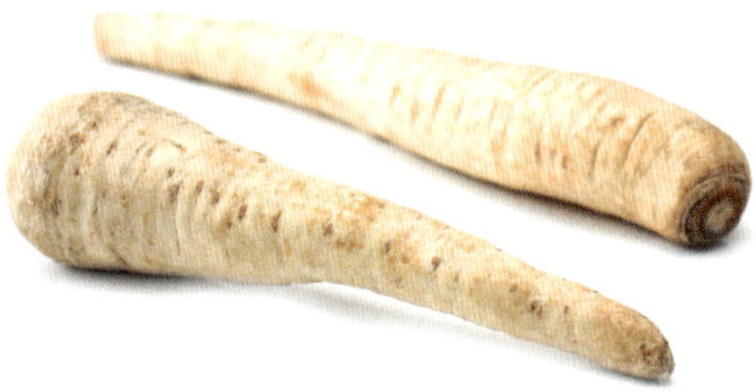

Pastinaken sind ein uraltes Gemüse, das heute fast völlig in Vergessenheit geraten ist. Die Pastinake ist winterhart. Sie hat eine lange, weiße, spitz zulaufende Wurzel, die erst nach dem ersten Frost ihren Geschmack richtig entfaltet. Pastinaken enthalten Vitamin C, Phosphor, Kalium und Kalzium.

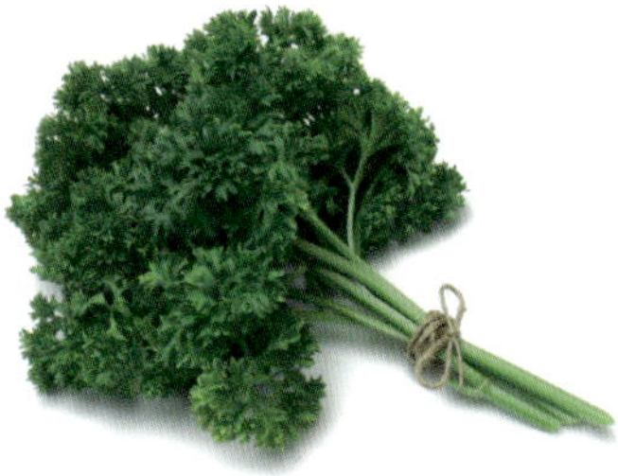

Petersilie

Petersilie enthält Myristicin und Apiol. Diese beiden Wirkstoffe fördern den Harnfluss. Darum wirkt die Petersilie harntreibend. Sie ist auch sonst überaus wertvoll, enthält sie doch die Vitamine C und Folsäure.

Rosenkohl [Kohlsprosse}

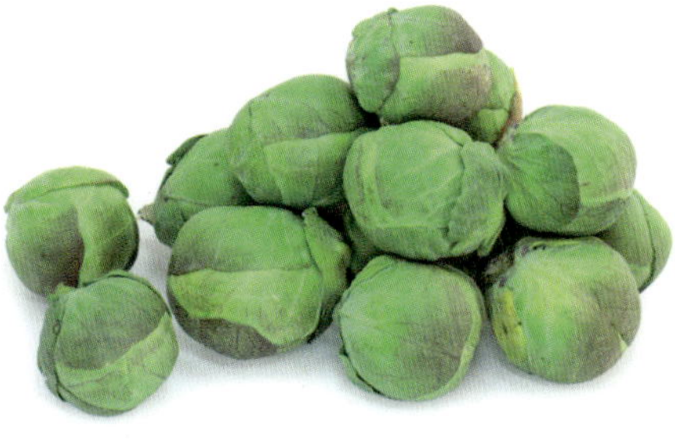

Rosenkohl zeichnet sich durch einen hohen Mineralstoff- und Vitamingehalt aus. Er ist ein ideales Wintergemüse. Durch Frosteinwirkung wird der Zuckergehalt erhöht und die Zellstruktur aufgelockert, was die Verdauung erleichtert und den Geschmack verfeinert. Rosenkohl enthält Vitamin C, Folsäure und hat einen hohen Ballaststoffanteil.

Rote Bete [Rote Rübe]

Eine englische Studie zeigte, dass Menschen, die regelmäßig Rote-Rüben-Saft trinken, ihre Leistungsdauer im Sport um bis zu 16 Prozent steigern können. Tatsache ist, dass Rote Rüben viele gute Eigenschaften besitzen. Beispielsweise ist ihr Folsäuregehalt sehr hoch.

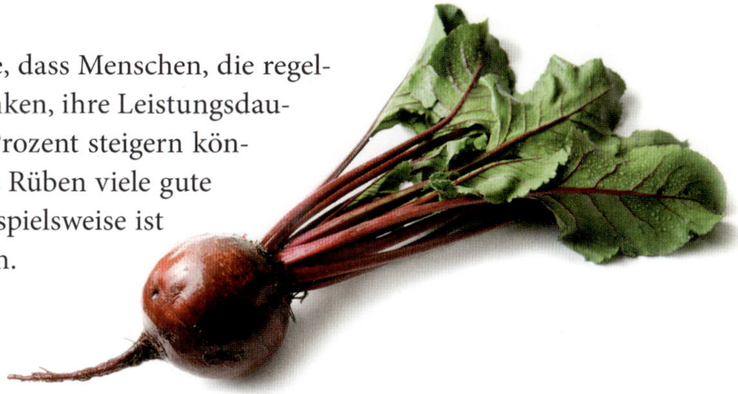

Schnittlauch

Schnittlauch enthält die Vitamine A, B und C, Ballaststoffe und geringfügig Kohlenhydrate und Eiweiß.

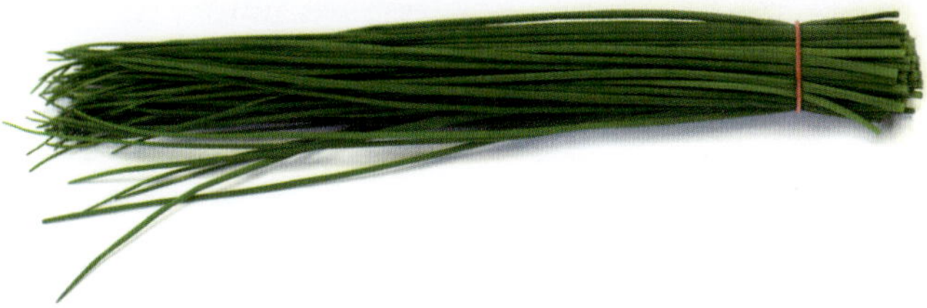

Sellerie

Sellerie zeichnet sein geringer Kaloriengehalt aus. Er enthält viele Faserstoffe, die sich positiv auf die Verdauung auswirken, und ist reich an Mineralstoffen (939mg/100g), besonders an Natrium. Natrium ist in allen Körperflüssigkeiten enthalten, im Blut, in der interzellulären Flüssigkeit usw.

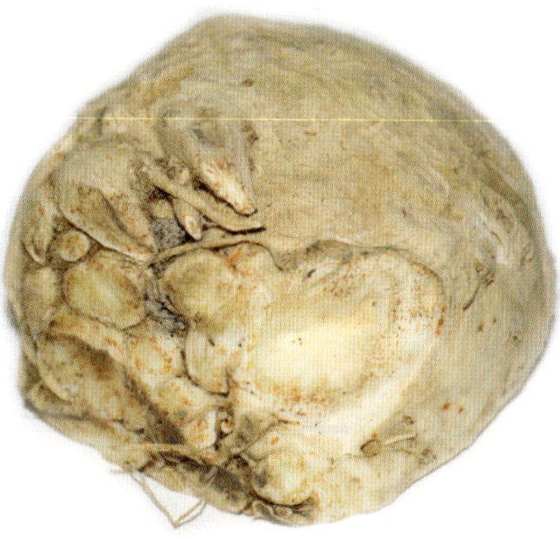

Sellerie ist auch eine hervorragende Vitamin-K-Quelle. Vitamin K ist für die Knochenbildung von Bedeutung und unterstützt die Blutgerinnung. Weiters enthält Knollensellerie Provitamin A, Vitamin C, Vitamine der B-Gruppe, Vitamin E, Kalium, Eisen, Kalzium und Phosphor.

Spargel

Spargel enthält Vitamin A, B und C sowie wertvolle Mineralstoffe. Der Folsäure-Anteil (gehört zu den Vitaminen der B-Gruppe) ist sehr hoch. Mit fünf Stangen Spargel deckt man rund 28 % seines Tagesbedarfes. Die Nieren werden durch den Gehalt an Kalium und Asparagin angeregt. Außerdem ist Spargel reich an Pflanzenfasern. Weiters ist Vitamin E enthalten, was sich positiv auf das Herz auswirkt.

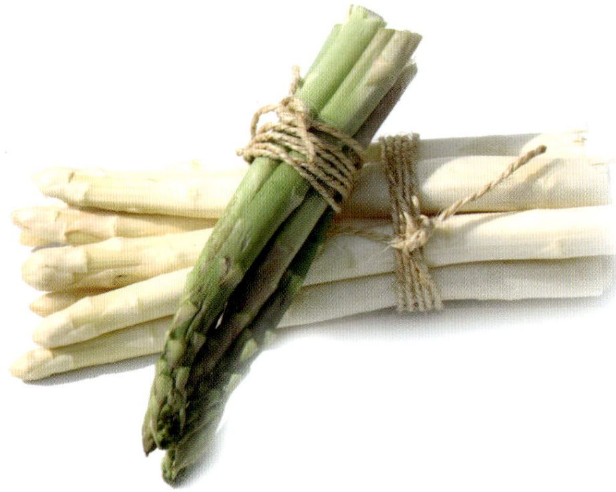

Spinat

Das bekannteste am Spinat ist sicherlich sein Eisengehalt, der allerdings aufgrund eines Messfehlers deutlich überschätzt wird. Abgesehen davon enthält er zahlreiche andere Mineralstoffe. Spinat sollte sofort verbraucht werden, da seine Vitamine sehr schnell verloren gehen.

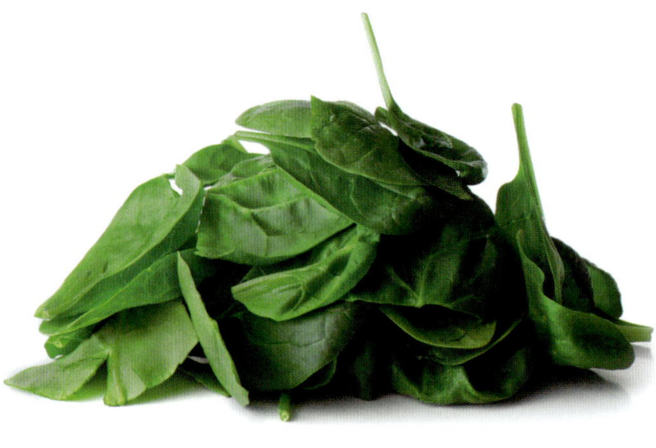

Spinat kann roh gegessen werden. Wenn er gekocht wurde, darf er auf keinen Fall wieder aufgewärmt werden! Durch seinen hohen Nitratgehalt gerät das Gemüse nach dem Kochen schnell in Gärung und dabei entstehen schädliche Nitrite.

Tomate

Tomaten sind Nachtschattengewächse und galten lange Zeit als giftig und ungenießbar. Ursprünglich war die Tomate in Peru und Ecuador beheimatet. In Mexiko wurde sie schon früh kultiviert. Als die Tomaten das erste Mal nach Europa importiert wurden, mussten sie zunächst einige Vorurteile überwinden. Man glaubte sogar, dass sie Blinddarmentzündung, Krebs und „Gehirnfieber" hervorrufen würden. Am 26. September 1820 demonstrierte Colonel Robert Gibbon Johnson vor 2000 Schaulustigen, dass er unbeschadet einen ganzen „Korb" mit Tomaten essen konnte, ohne Schaden zu nehmen.

Heute sind Tomaten beliebt und nicht mehr aus unserem Speiseplan wegzudenken. Weltweit gibt es inzwischen 6000 bis 10.000 Sorten. Sie enthalten viel Vitamin C und A, außerdem noch Kalium und Eisen, sowie Carotinoide.

Pro Kopf werden heutzutage über 20 kg Tomaten verspeist. Leider werden von diesen 20 kg nur etwa ein Drittel frisch und roh gegessen. Der große Rest wird als Tomatenketchup, -soße, -mark oder ähnliches verzehrt. Im Vergleich dazu: In Spanien werden pro Jahr über 30 kg frische Tomaten gegessen!

Tomaten sollen nicht im Kühlschrank gelagert werden. Die besten Lagertemperatur liegt zwischen 12 und 15 Grad. Bei kälterer Lagerung bauen sie Zucker und Aromastoffe ab.

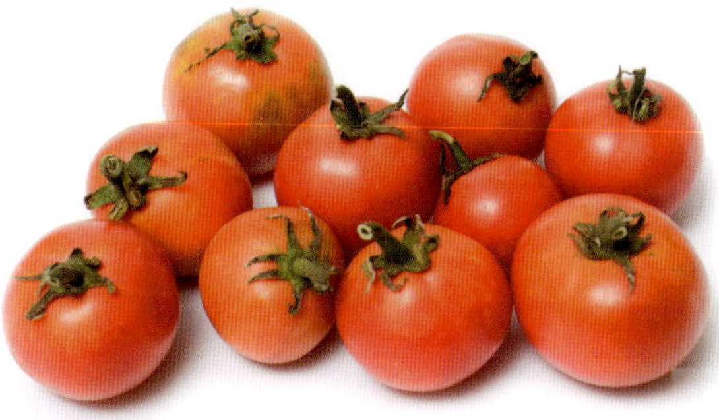

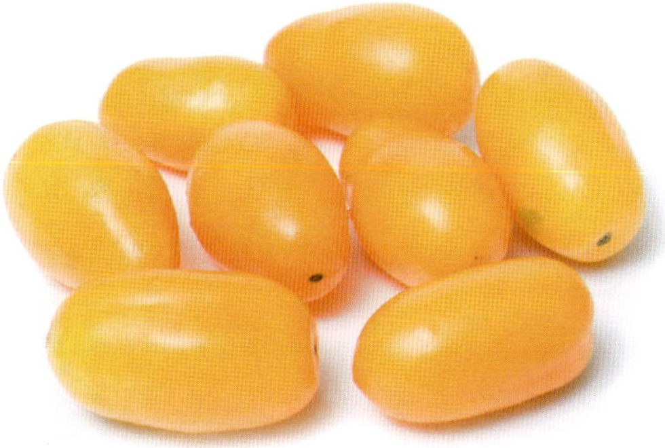

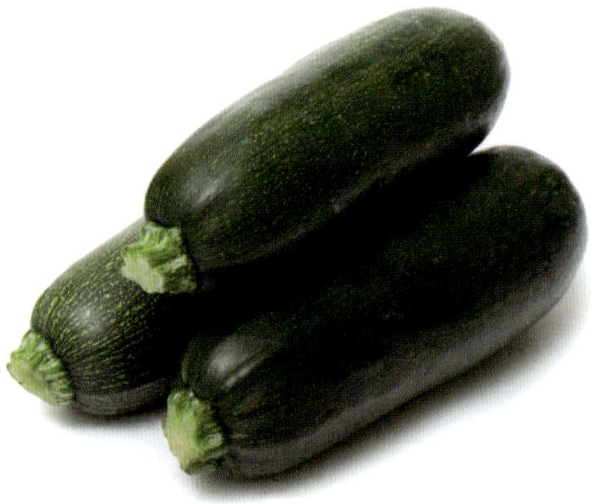

Zucchini

Die gesundheitlichen Vorteile der Zucchini werden hoch gelobt. Der Anteil an Vitamin C ist sehr hoch; auch Kalium, Kalzium, Phosphor, Selen und Bitterstoffe sind in dem Gemüse enthalten. Zucchini soll sogar den Zell-Stoffwechsel aktivieren sowie die Gehirnleistung und die Konzentration fördern.

Zwiebel

Die Zwiebel ist eine uralte Heil- und Nutzpflanze. Sie wurde schon bei den alten Ägyptern verwendet. Auch Maurice Mességué schwor auf die Zwiebel zum Essen und Anwenden. Zwiebeln sind reich an Kalium, Schwefel und Magnesium. Weiters enthalten sie Vitamin A, C, B1, B2, B3, B5 und E. Die Zwiebel gehört zu den Liliengewächsen. Personen, die zu niederem Blutdruck neigen, sollten nicht zu viel Zwiebel verwenden.

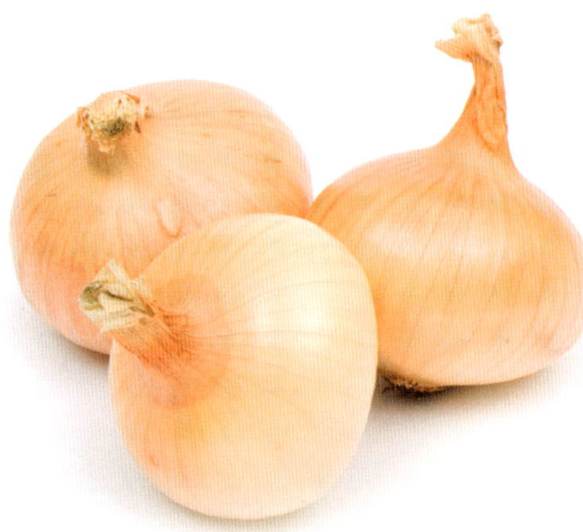

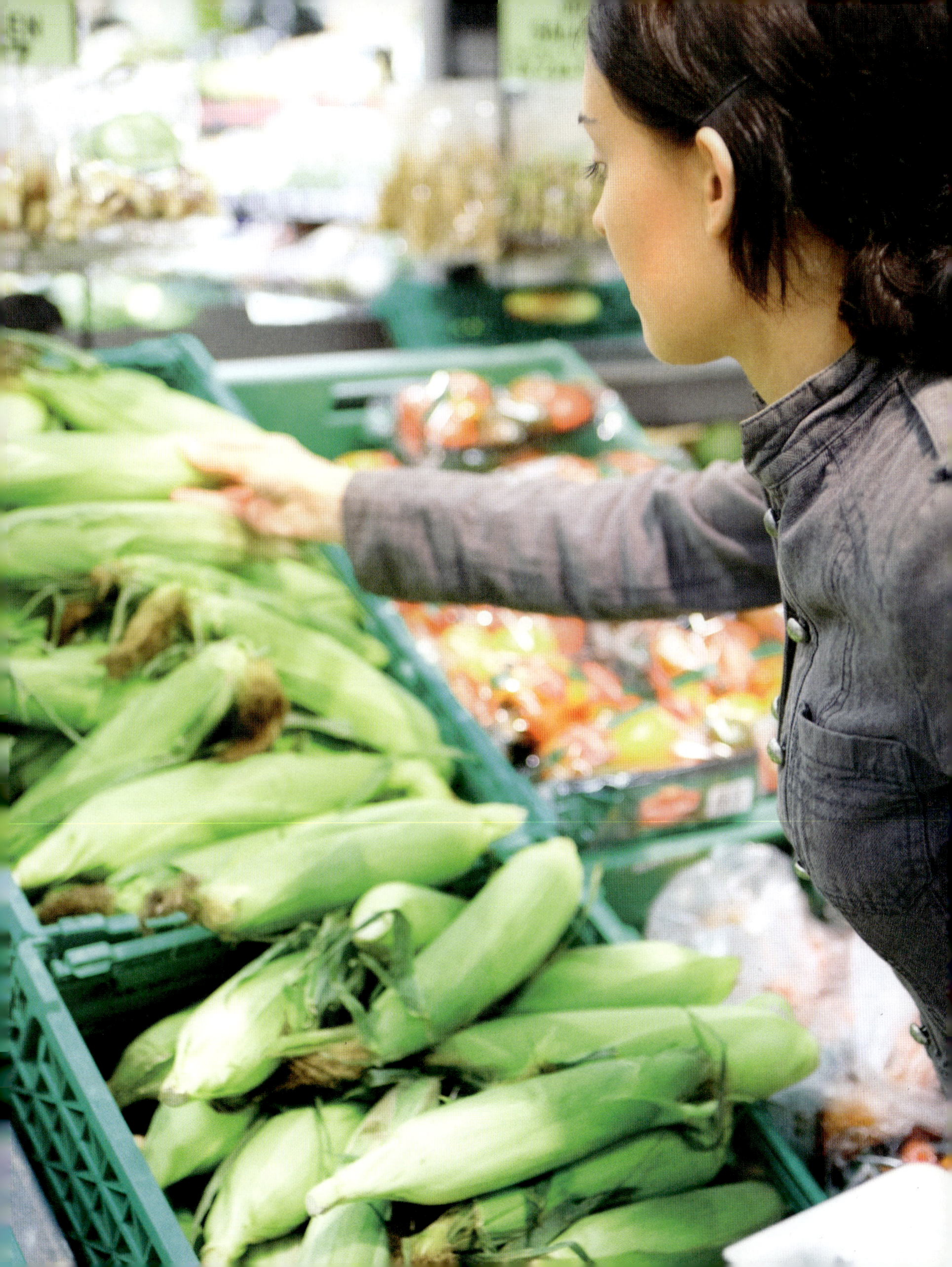

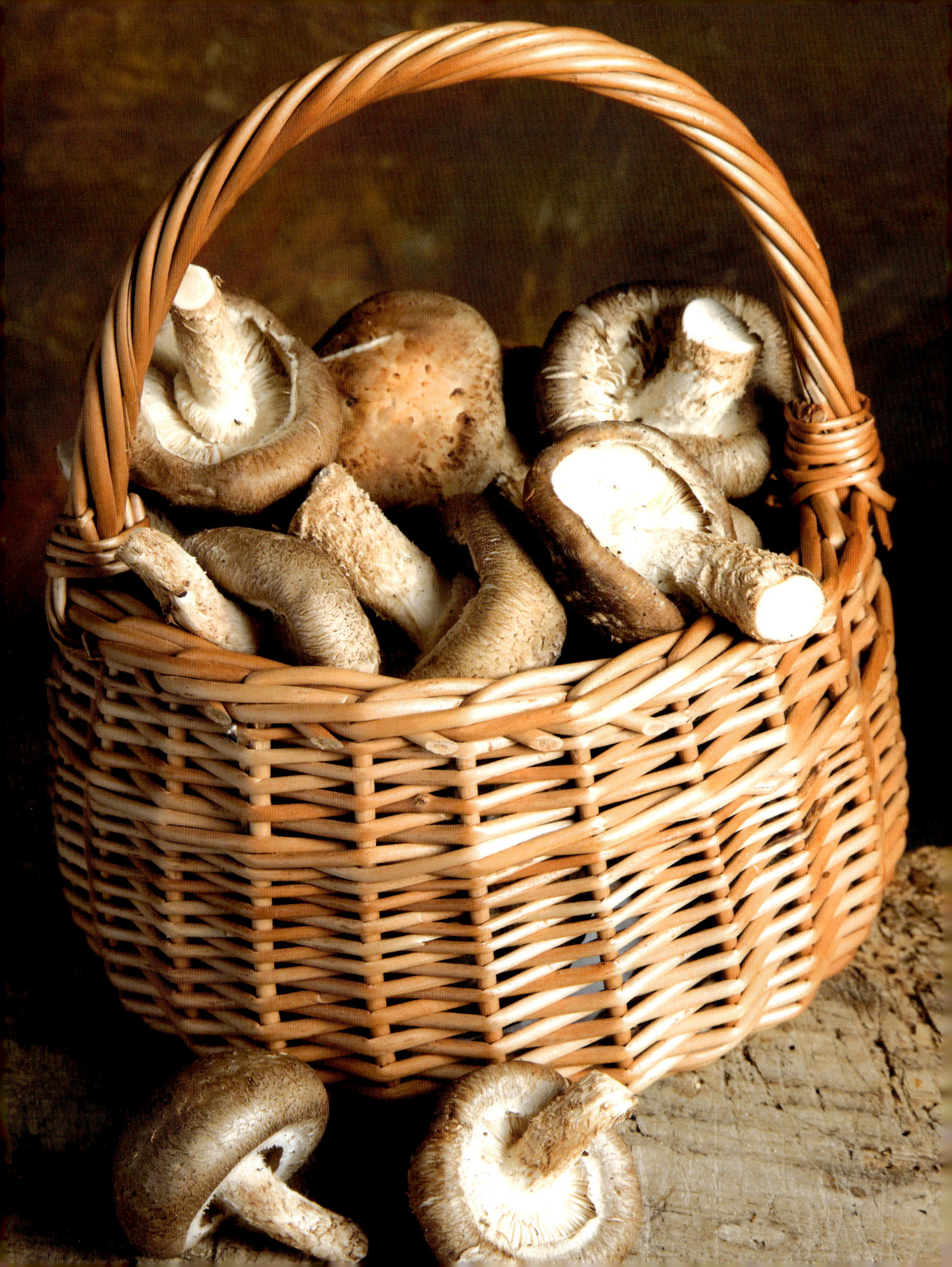

Pilze

Pilze sind durch einen hohen Eiweißanteil und ihren Vitamin- und Mineralstoffgehalt ausgesprochen wertvoll für die menschliche Ernährung. Manche Arten enthalten alle essenziellen Aminosäuren.

Sie sind vor allem für Vegetarier sehr wertvoll, da einige Arten hervorragende Vitamin-B12-Lieferanten sind. Dazu gehören der Shiitake Pilz und das Silberohr. Auch beim Eisengehalt können Sie punkten. Pfifferlinge enthalten mehr Eisen als jedes andere pflanzliche Nahrungsmittel.

Pilze sind so vielseitig, dass sie sogar mit Erfolg bei Krankheiten eingesetzt werden. Wenn Sie mehr darüber wissen wollen, so empfehlen wir Ihnen das Buch "Moderne Mykotherapie" (Pilzheilkunde) von Prof. Dr. med. Ivo Bianchi.

Immer wieder kommen Pilze ins Gerede, da manche Sorten radioaktive Strahlung vermehrt aufnehmen. Dieser Problematik können Sie aus dem Wege gehen, indem Sie sich Pilze aus Züchtungen im Supermarkt kaufen. Wenn Sie Pilze selbst sammeln wollen, sollten Sie eine Pilzausbildung besuchen, denn die Gefahr, dass sie einen Giftpilz einsammeln, ist größer als Sie denken.

Bis auf wenige Ausnahmen sollten alle Pilze erhitzt werden.

Sommerausternseitling (Austernpilz)

Dieser überall erhältliche Speisepilz stärkt das Immunsystem und den Kreislauf, hilft bei Prostatabeschwerden und wird in der Arteriosklerose-Prävention eingesetzt.

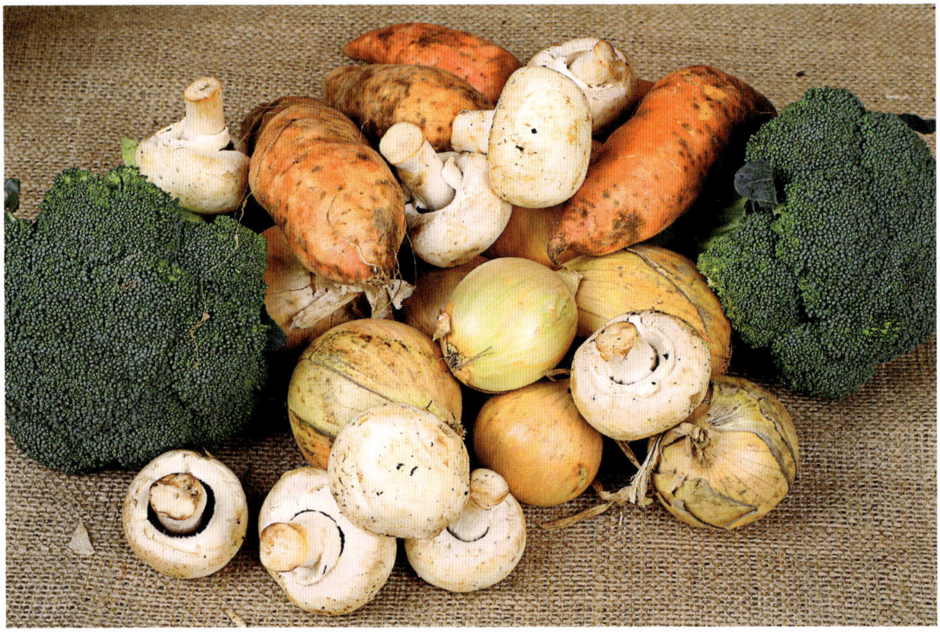

Champignon

Der Name dieses Pilzes kommt aus dem Französischen und bedeutet ganz einfach Pilz. Champignons helfen dem Körper bei der Entgiftung und unterstützen die Nieren. Sie haben die wunderbare Eigenschaft, unangenehme Duftstoffe (Methan, Trimethylamin, Indol, Skatol und andere) direkt im Darm zu neutralisieren. Dieser Pilz hilft allen Menschen mit schlechtem Atem und kann sogar den Geruch von Knoblauch verschwinden lassen, wenn Sie welchen gegessen haben.

Shiitake

Dieser Pilz ist nicht nur ein schmackhafter Speisepilz, er hat auch eine lange Verwendungsgeschichte in der Traditionellen Chinesischen Medizin (TCM). Er enthält Provitamin D, Kalium, Eisen, Kalzium, Zink, Vitamin B2 und B12, Vitamin E, ungesättigte Fettsäuren, ALLE essenziellen Aminosäuren und große Mengen Polysaccharide – besonders Lentinan. Dieser Inhaltsstoff wirkt antitumoral. Der Shiitake-Pilz stärkt das Immunsystem und wird in Japan und China seit Urzeiten als Heil- und Nahrungsmittel verehrt.

Schopftintling

Dieser Pilz schmeckt hervorragend und unterstützt die Bauchspeicheldrüse bei der Arbeit. Der Schopftintling enthält die Vitamine C, D, B, E, viele Mineralien und 20 Aminosäuren, darunter auch die acht essenziellen. Er wächst praktisch überall auf der Welt. Leider verdirbt er sehr rasch und wer das Glück hat, noch reinweiße Exemplare zu finden, sollte diese sofort verarbeiten und essen.

Sammeln Sie keine Pilze, die Sie nicht hundertprozentig kennen! Im Zweifelsfall kaufen Sie Ihre Pilze bitte in einem Geschäft.

Wie Sie sehen, können Sie mit Gemüse-Rohkost nach Weihsbrodt unter den besten Obst-, Gemüse- und Pilzsorten wählen. Es handelt sich bei dieser Ernährungsform um keine absolute Rohkost, da Pilze, Bohnen, Erbsen und – für manche Speisen – Zwiebeln erwärmt werden müssen.

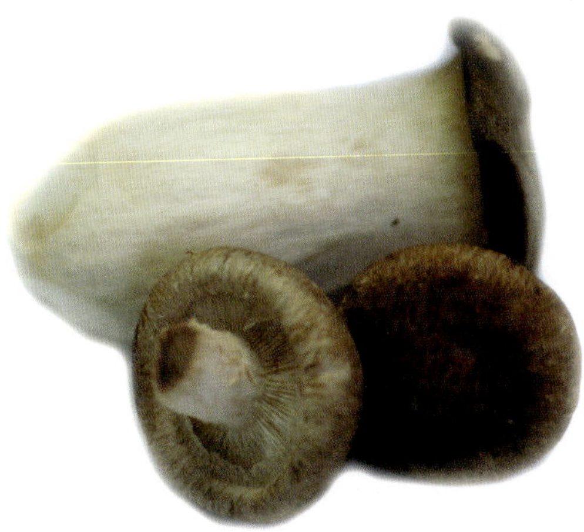

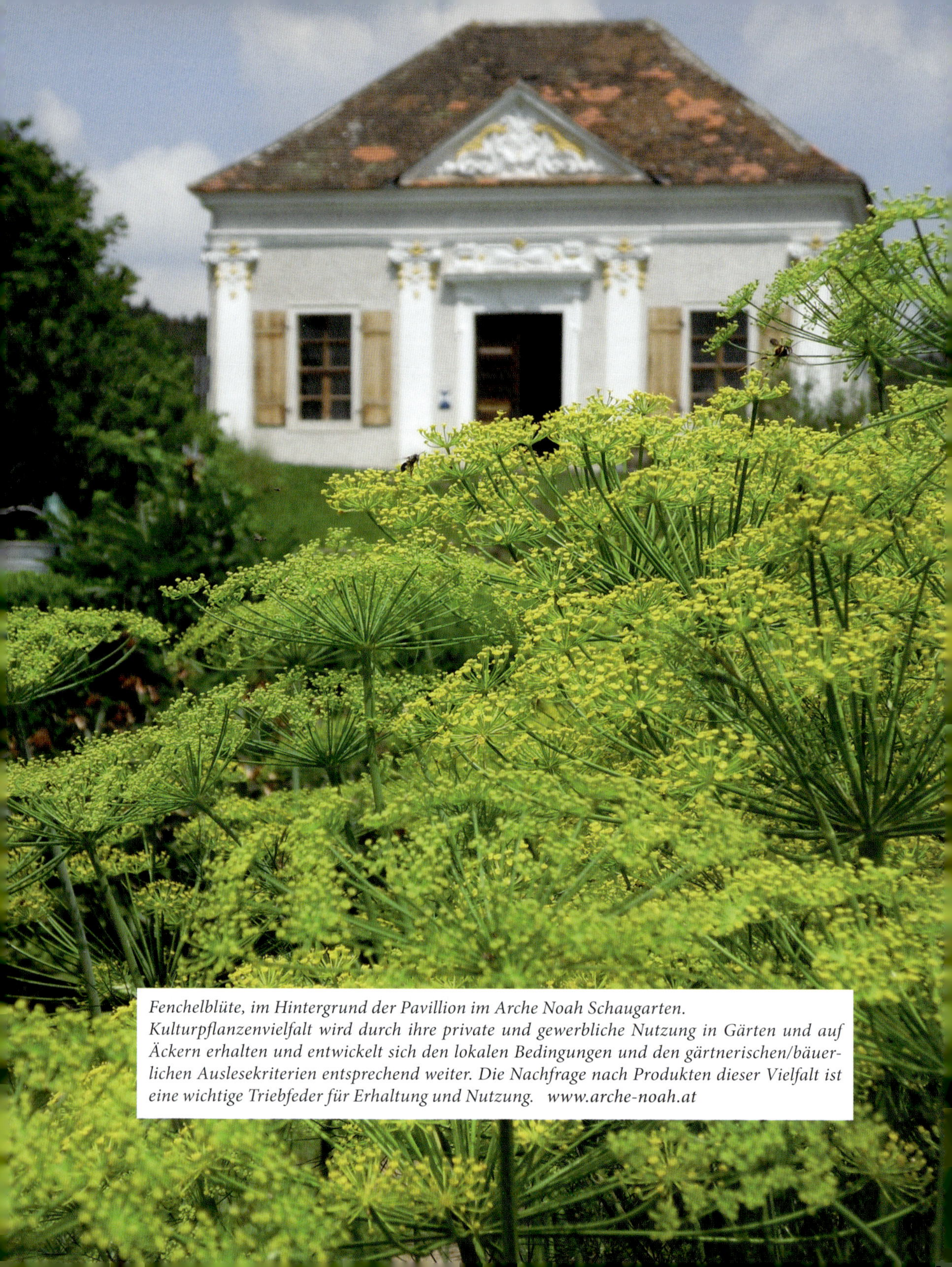

Fenchelblüte, im Hintergrund der Pavillion im Arche Noah Schaugarten. Kulturpflanzenvielfalt wird durch ihre private und gewerbliche Nutzung in Gärten und auf Äckern erhalten und entwickelt sich den lokalen Bedingungen und den gärtnerischen/bäuerlichen Auslesekriterien entsprechend weiter. Die Nachfrage nach Produkten dieser Vielfalt ist eine wichtige Triebfeder für Erhaltung und Nutzung. www.arche-noah.at

Wildkräuter

Wir schätzen Wildkräuter sehr und verwenden sie als Nahrungsergänzung, doch um Pflanzen richtig zu sammeln und zu verarbeiten, bedarf es einer sorgfältigen Einschulung. Bei manchen Kräutern ist die Gefahr von Verwechslungen nicht zu unterschätzen. Wenn Sie sich intensiver mit den Geheimnissen der Wildkräuter beschäftigen wollen, empfehlen wir einen Fachkurs. Sehr gute Kurse werden vom Verein "Freunde naturgemäßer Lebensweise", kurz FNL genannt, angeboten.

Auch wenn in diesem Buch nur zwei Wildkräuter empfohlen werden, die man wirklich mit gar nichts verwechseln kann, verwenden wir in unserer Ernährung Kräuter sehr gerne. Die Reihenfolge der Wildkräuter haben wir nach deren Essmöglichkeiten festgelegt – es sind solche angeführt, die in großen Mengen essbar sind. Diese Pflanzen zeichnen sich durch einen geringen Gerbstoffgehalt aus. Gerbstoffe können die Aufnahme von Mineralstoffen und Vitaminen im Darm blockieren und sind in vielen Wildkräutern enthalten.

Brennnessel

Die Brennnessel ist für uns eine der wichtigsten Pflanzen überhaupt. Pflanzenkundige Menschen wussten immer schon um ihren Wert. Die Brennnessel ist eine Pflanze, die der Zivilisation folgt. Widerstandsfähig wie sie ist, wächst sie auf Schuttplätzen, neben alten Mauern und siedelt sich immer wieder auch in Gärten an.

Die Brennnessel kann das ganze Jahr über geerntet werden. Wenn sie geschnitten wird, wächst sie sehr schnell nach, auch verträgt sie kaltes Wetter ohne Probleme. Natürlich kann man diese Pflanze wie Spinat zubereiten oder eine Brennnesselsuppe daraus kochen. Wir verwenden sie auch gerne roh.

Dabei sammeln wir die Blätter und zerdrücken die Brennhaare mit dem Nudelholz. Hier muss sorgfältig gearbeitet werden. Dann werden die Blätter feingeschnitten und mit einer halben Gurke gemischt. Hervorragend dazu passt entweder Topinambur, Mais in der Milchreife oder Blumenkohl. Etwas

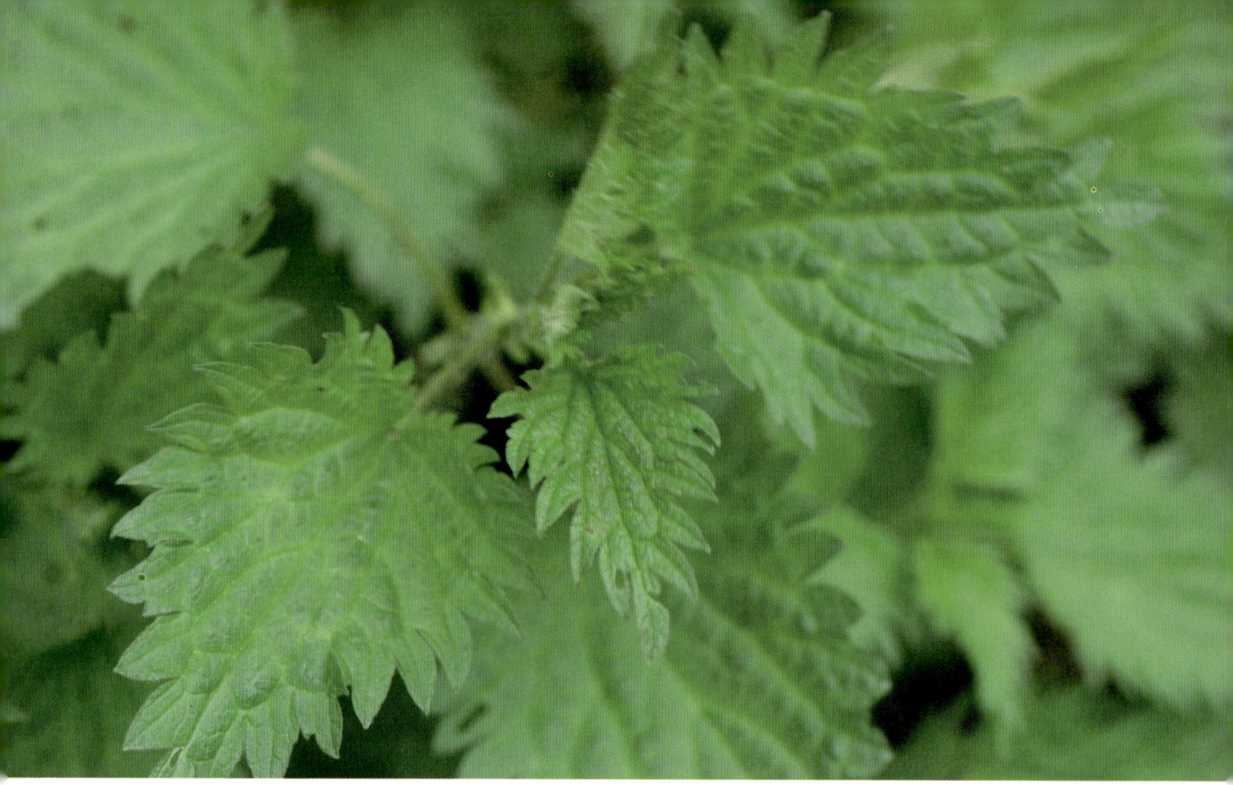

frischer Fenchel harmoniert auch sehr gut. Das Anmachen mit Sole und Öl genügt vollkommen, da die Brennnessel eine sehr starke Würzkraft besitzt. Sie ist so mineralstoffreich, dass durch regelmäßigen Konsum dieser Pflanze eine starke Vitalisierung zu beobachten ist.

Laut Maurice Mességué enthält die Brennnessel den Stoff Sekretin, der äußerst kräftigend auf die Verdauungsdrüsen von Magen und Darm einwirkt.

Die Brennnessel ist reich an Aminosäuren, an Mineralsalzen und Vitaminen. Sie wirkt positiv auf die Darmfunktion und auf die Nieren.

Wildkräuter sind eine sehr willkommene Nahrungsergänzung. Trotzdem sollte man nur Pflanzen essen, die man hundertprozentig kennt!

Vogelmiere

Die Vogelmiere nimmt ebenfalls einen hohen Stellenwert unter den Wildkräutern ein. Diese Pflanze ist ein unbekanntes Juwel. Nährstoffreich, vitaminreich und randvoll mit Mineralstoffen, ist sie für uns ein Sinnbild für vitale Lebenskraft. Nur ein kleiner Ausschnitt der Inhaltsstoffe, die hier nicht vollständig aufgelistet werden können: Vitamin C, Karotine (die zu Vitamin A verstoffwechselt werden), Eisen, Magnesium, Proteine usw.

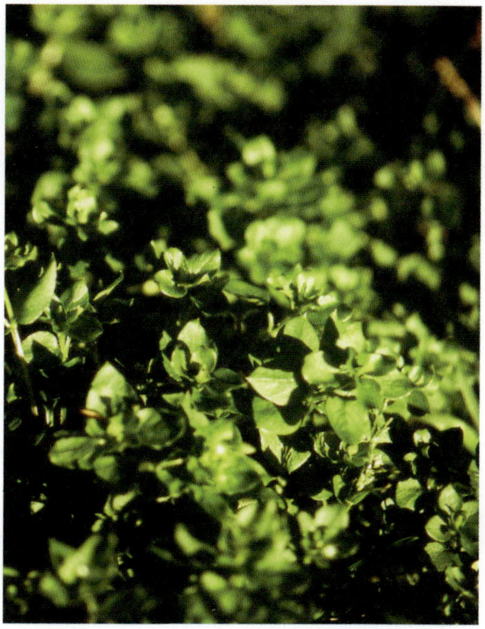

So gerne die Vogelmiere von uns verwendet wird, so schwierig ist es, sie weiterzuempfehlen. Die Vogelmiere ist eine unauffällige, zarte Pflanze. Verwechseln kann man sie mit dem Hornkraut, das zwar nicht giftig ist, aber nicht die hervorragenden Eigenschaften aufweist wie die echte Vogelmiere, die hier beschrieben wurde.

Lindenblätter

Die Linde gehört zu den wenigen Bäumen, von denen man die jungen Blätter essen kann. Im Frühling sind sie eine erfreuliche Abwechslung nach einem langen Winter.Lindenblätter werden im Frühling gepflückt, sind zart und schmackhaft und eignen sich gut, um sie unter einen Salat zu mischen. Sobald der erste Frühling vorbei ist, werden die Blätter härter und schmecken nicht mehr so gut.

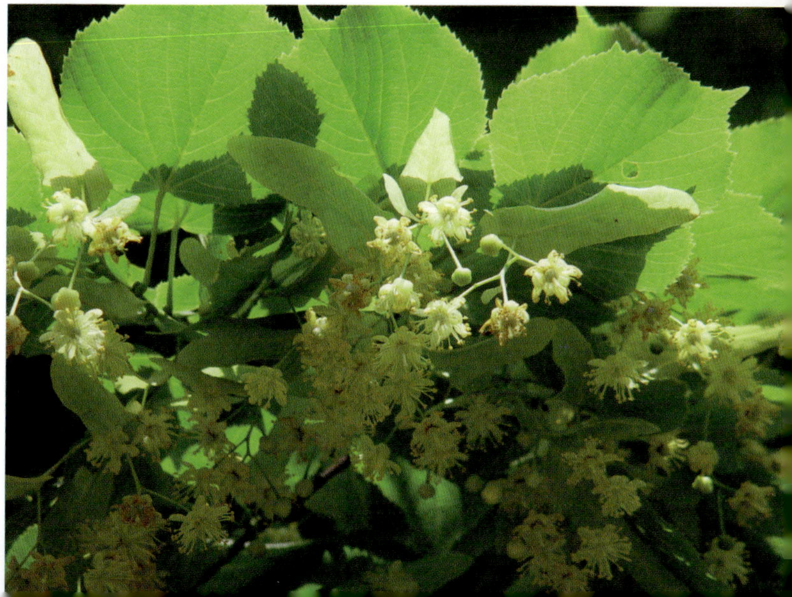

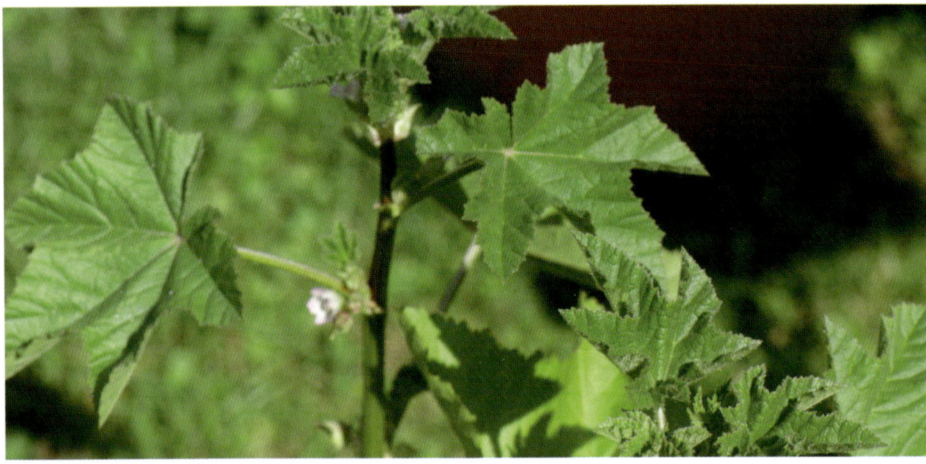

Malve

Die Malve ist die Verkörperung der Bescheidenheit. Kaum jemand weiß, dass es viele essbare Arten in dieser Familie gibt. Dazu gehören beispielsweise die Malva neglecta (Echte Käsepappel), die Wilde Malve, die Moschusmalve und die Gemüsemalve (Arche Noah).

Je nach Sorte werden diese Malvengewächse große, buschige Gewächse oder bleiben klein und zart.

Die Blätter der oben aufgezählten Malvengewächse kann man in großen Mengen essen und auch die Blüten sind eine wunderbare Dekoration für unsere Gemüsemischungen. Sie können die Blätter das ganze Jahr über ernten und wenn es Winter wird, holen wir uns zwei bis drei Pflanzen ins Glashaus, damit wir auch im Winter auf einen gesunden Wildsalat nicht verzichten müssen.

Salzgras

Salzgras enthält Mineralstoffe wie Phosphor, Kalzium, Siliciumdioxid, Zink und Mangan. Auch Provitamin A und die Vitamine C und D sind enthalten. Das in pflanzlichen Nahrungsmitteln selten vorkommende Vitamin D ist unentbehrlich für eine gute Knochengesundheit, da es die Kalziumaufnahme und -einlagerung reguliert. Außerdem weist es einen hohen Jodgehalt auf.

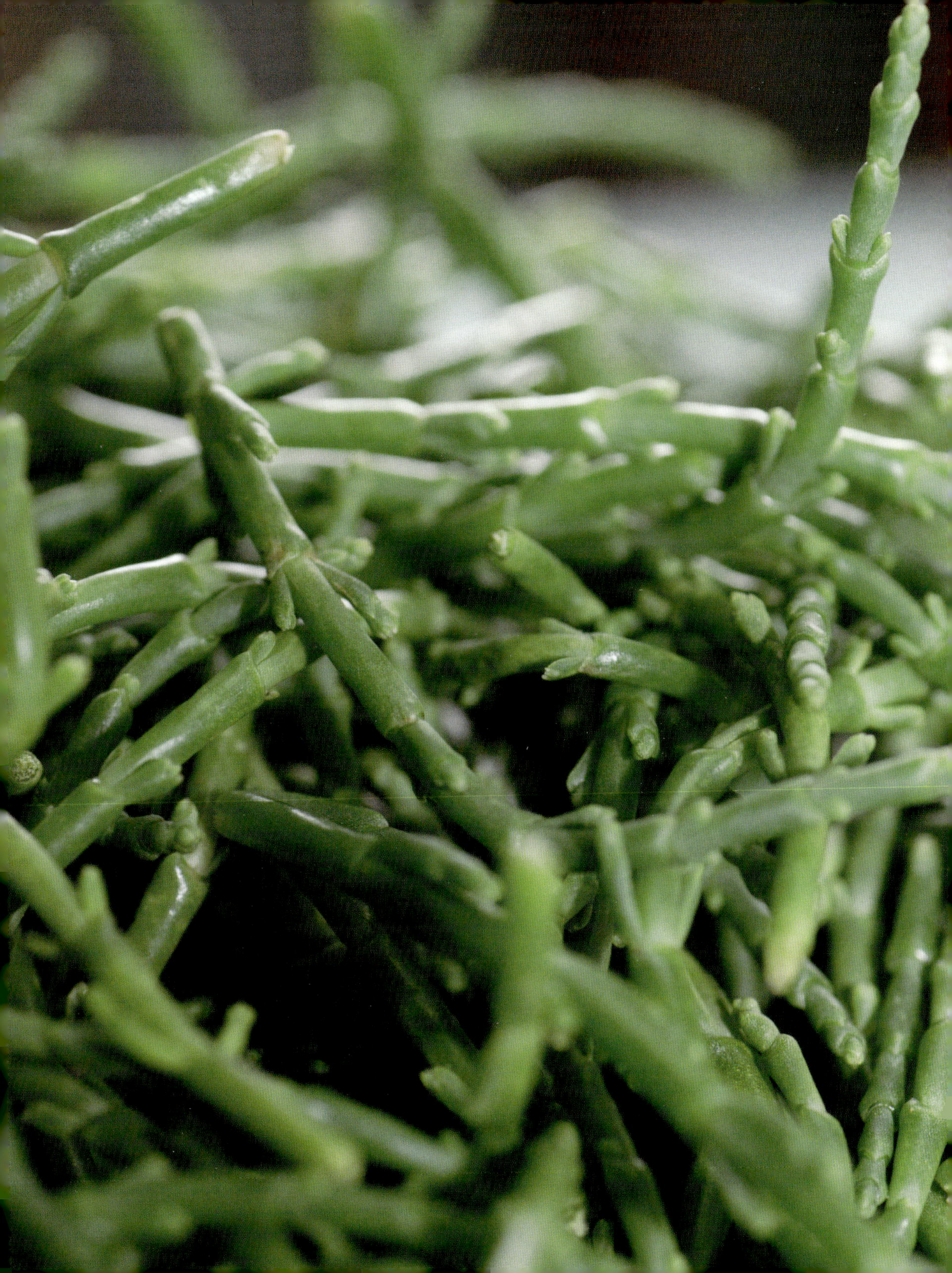

Schlangenknöterich

Der Schlangenknöterich hat zarte Blätter, die in großen Mengen essbar sind. Der Geschmack ist mild-säuerlich, salatartig. Die Pflanze liebt feuchte Wiesen und wächst dort manchmal in großen Mengen. Sammeln Sie nur die Pflanzen, die sie kennen! Dann können Sie aus den Blättern des Schlangenknöterichs Frischsalate, Frischpresssäfte, Suppen und Gemüse zubereiten.

Der stinkende Hainsalat

Der stinkende Hainsalat ist eine kalkliebende Pflanze und wird auch Ferkelsalat genannt. Sie sieht dem Löwenzahn sehr ähnlich. Am besten schmecken die jungen Blätter im Frühjahr vor der Blüte. Der Ferkelsalat wächst gern im Halbschatten. Auf Wiesen findet man ihn normalerweise nicht.

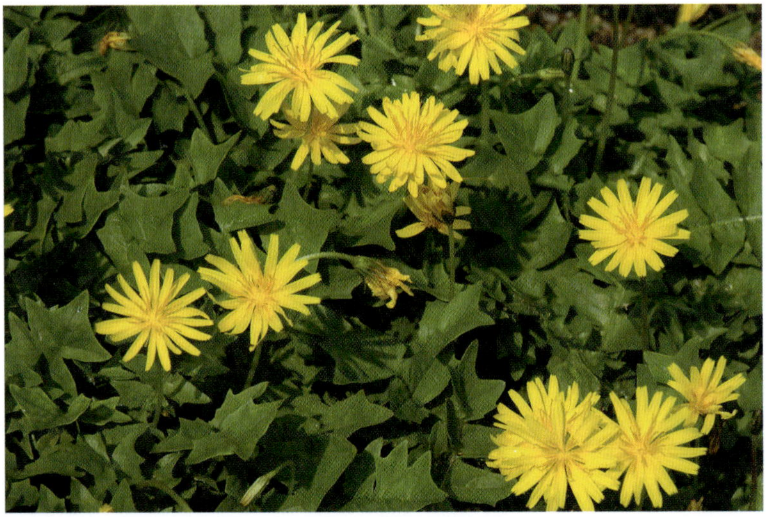

Die Buche

Eine besondere Delikatesse sind die jungen Buchenkeimlinge, die im Frühjahr in einem Buchenwald gesammelt werden. Besonders gut schmecken die zarten Pflanzen, bei denen die Blätter gerade fächerförmig aus dem Boden oder oft direkt aus den Bucheckern herauskommen.

Diese Keimlinge kann man nur essen, solange sie ganz klein sind. Je größer sie werden, desto mehr Gerbstoffe enthalten sie. Dann sind sie unserer Gesundheit nicht mehr so zuträglich.

Topinambur

Die Topinambur, auch Erdbirne genannt, ist für uns genauso wichtig wie die Kartoffel für einen Normalköstler. Am liebsten mögen wir Topinambur grob gerieben, vermischt mit Salatgurke und frischem Blattsalat.

Diese Pflanze liebt lockere, sandige Böden. Bei optimalen Anbaubedingungen bringt sie reiche Ernte. Topinambur enthält einen Zucker, welcher, ohne die Bauchspeicheldrüse zu belasten, verdaut werden kann, da er zur Aufspaltung kein Insulin benötigt. Dadurch wirkt sich der Verzehr entlastend auf die inneren Organe aus. Topinambur ist ein Geheimtipp, um abzunehmen.

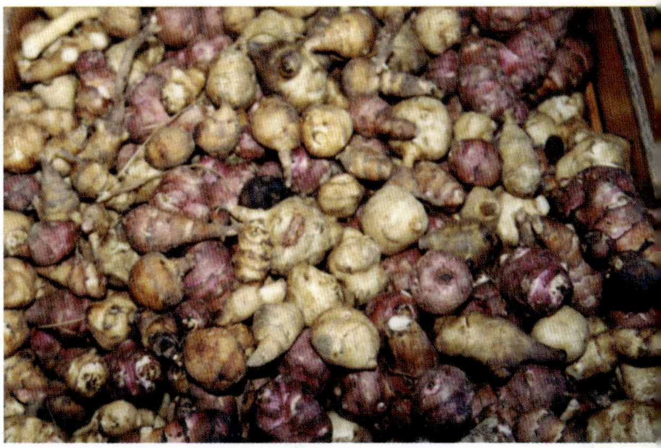

Die Erdbirne gehört eigentlich zur Familie der Korbblütler. Die Pflanze wächst bis zu drei Meter hoch und hat wunderschöne, charmant gelbe Blüten. Sie ist sehr wiederstandsfähig; wenn man sie einmal im Garten hat, bekommt man sie nicht mehr hinaus. Topinambur verträgt auch kalte Temperaturen. Die Knolle enthält viel Vitamin B, C und Karotin. Ihr Eisengehalt ist höher als bei den meisten Grünpflanzen (ausgenommen die Brennnessel).

Vom Sommer bis zum ersten Frost fügen wir unseren Gemüsemischungen Nachtkerzen-, Borretsch- und Zucchiniblüten bei. Borretschblätter sind sehr schmackhaft, trotzdem sollte Borretsch nie allein gegessen werden, sondern immer mit anderen Salaten gemischt werden.

Wildkräuter, die NICHT in zu großen Mengen konsumiert werden sollten

Löwenzahn

Löwenzahn ist ein ausgezeichneter Bitterstoffträger! Er wirkt reinigend auf den Organismus und anregend auf die Leber-, Nieren- und Darmfunktion. Man nimmt Löwenzahnblüten und junge Blätter.

⇨ Vom *Wiesenbocksbart* und von den verschiedenen *Schwarzwurzeln* verwenden wir nur die Knospen und die jungen Blätter, die dann der jeweiligen Gemüsemischung beigefügt werden. Das gleiche gilt für die Blätter des Weißen *Gänsefußes* und der Grünen *Gartenmelde*.

⇨ *Salatrauke* oder *Doppelsame*, *Meerrettich*, *Ackersenf* und andere weiß- und gelbblühende Kreuzblütler passen sehr gut zu Gemüsemischungen, die Pilze, Bohnen oder Linsen enthalten. Die Schärfe der Blätter ist dann kaum noch spürbar und der Kochkostanteil ist noch besser verdaubar!

⇨ Auch der *Gute Heinrich*, *Beifuß*, *Gemüse-Gänsedistel*, *Sumpfkohldistel*, *Gemeines Leimkraut* vor der Blüte, junge *Gierschblätter*, die noch gefächert sind, und natürlich *Bärlauch* sind wertvolle Blatt-Salate und eine gute Ergänzung zu unseren Gemüsemischungen.

Wildkräuter, die nur sehr sparsam als Ergänzung bzw. als Gewürz verwendet werden sollten

⇨ Unter diese Pflanzen fallen das *Gänseblümchen* als schöne Dekoration auf dem Salat, *Hirtentäschel*blüten und -blätter, Persische *Ehrenpreis*blüten und -blätter, *Huflattich*blüten, *Veilchen*blüten und -blätter, *Lungenkraut*blüten und -blätter als Mischsalat, *Taubnessel*blüten und -blätter, Wald-*Sauerklee*blüten und -blätter in den Wildsalat, *Sauerampfer*blüten und -blätter als Mischsalat, *Gundelrebe*blüten und -blätter sparsam als Gewürz, junge *Knoblauchrauke*, *Barbarakraut* sparsam als Gewürz, die *Wiesenglocken-*

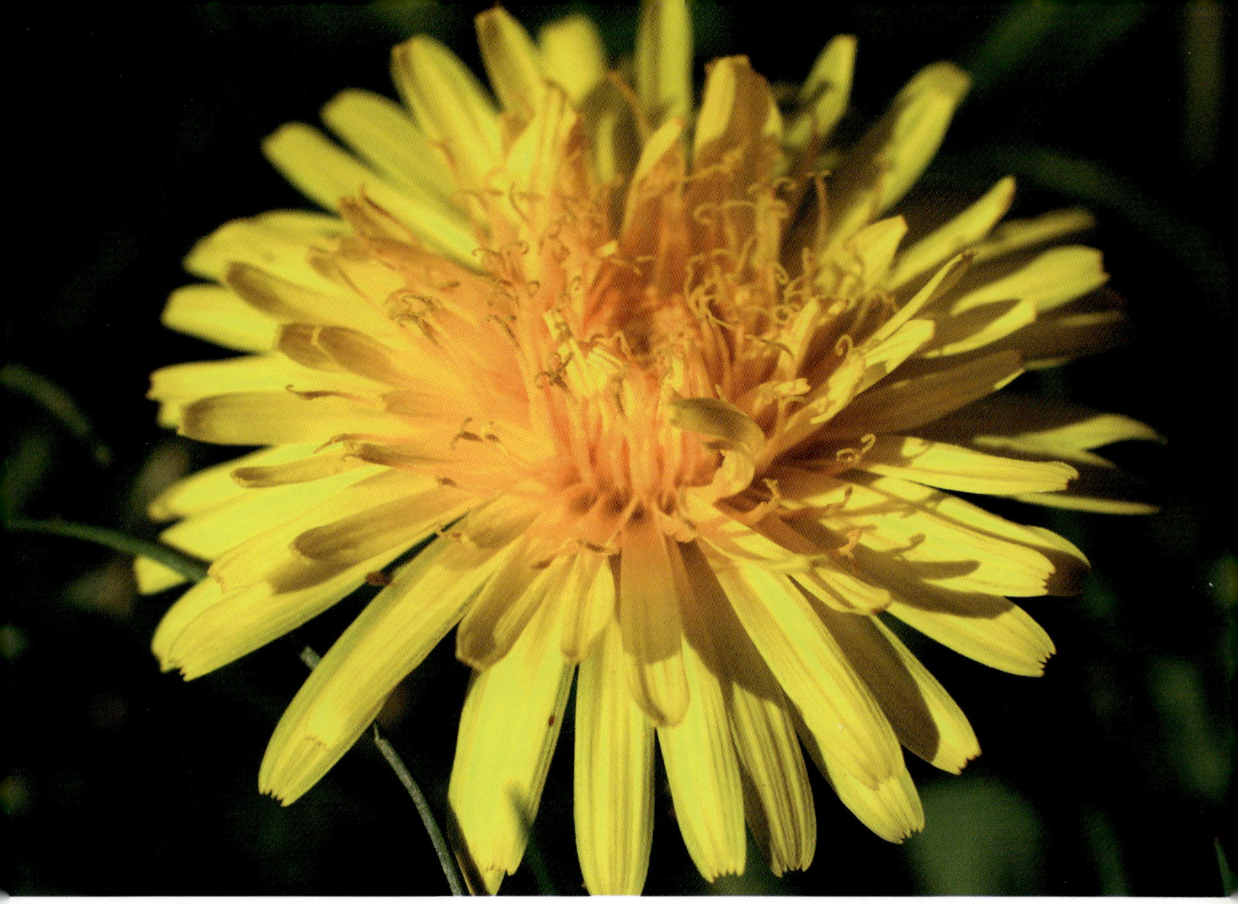

blume, *Waldmeister*blätter vor der Blüte sparsam zum Wildsalat, *Bachnelkenwurz*-Blüte, *Labkraut* als Mischsalat, Ährige *Teufelskralle* zum Salat, *Beinwell*blüten und zwei bis drei Blätter zum Wildsalat, *Frauenmantel*blüten und -blätter, *Wundklee*blüten und -blätter als Mischsalat, *Bachbungen*- und *Scharbockskraut*blätter nur vor der Blüte, junge *Franzosenkraut*blätter, milde *Fetthenne*blätter, junge *Bibernell*blätter oder im Herbst die Wurzel als gesunde Alternative zum Pfeffer, *Gemeine Brunelle*, *Vogelwicke*, junge *Schafgarben*blätter und die Blüte, *Spitzwegerich*blätter als Gewürz, *Wiesenmargerite*-Knospen, *Feld-Thymian*, *Ackerminze* und *Wilder Majoran* wieder als Gewürz.

Wir möchten noch einmal vor unüberlegtem Gebrauch warnen.
Sammeln Sie bitte nur jenes Kraut, das Sie genau kennen.

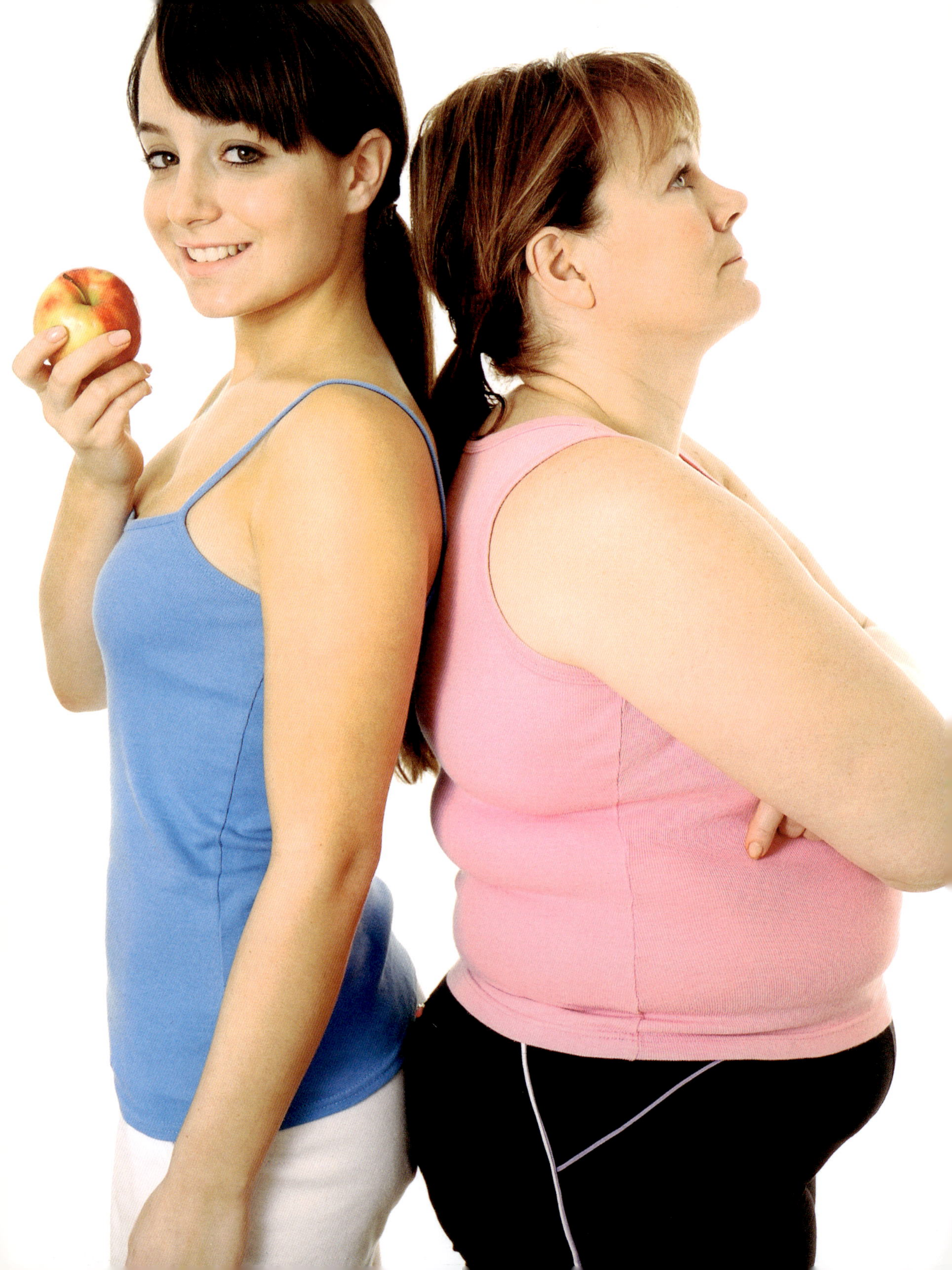

Säure-Basen-Haushalt

Das Säure-Basen-Gleichgewicht ist in aller Munde. Jeder hat schon einmal davon gehört, aber man weiß nicht so genau, worum es sich handelt. Man weiß nur, dass der Körper „basisch“ sein soll. Aber was bedeutet das?
Angeblich sind in den Industrieländern 90 % aller Menschen mehr oder weniger übersäuert. Das wundert niemanden, wenn man sich die säurebildenden Nahrungsmittel ansieht.
Säurebildend wirken: Fleisch, Fisch, Eier, Käse, Weißmehl-Speisen, Nudeln, Kuchen, Getreideflocken und Nüsse.
Basisch wirken: Obst, Gemüse und Salate.

Übersäuerung/Azidose

Grundsätzlich ist der Mensch ein basisches Lebewesen. Das Blut hat einen pH-Wert zwischen 7,35 und 7,45. Das Fruchtwasser, in dem die Babys fast 9 Monate heranwachsen, hat einen pH-Wert über 8.

Trotzdem behauptete die Kosmetikindustrie bis vor Kurzem, dass basische Körperpflege hautschädigend sei. Das wurde damit begründet, dass die Haut doch „sauer“ sein müsse. Die wissenschaftliche Begründung dafür ist ernüchternd. Peter Jentschura und Josef Lohkämper beschreiben in ihrem Buch "Gesundheit durch Entschlackung", wie diese Werte ermittelt wurden. Von 1000 Bundeswehrsoldaten wurde der pH-Wert der Haut ermittelt und der Durchschnittswert erhoben. Da der Durchschnittswert sauer war, definierte man diesen Wert als „Haut-pH-Neutral". Sehr wissenschaftlich!

Der ideale pH-Wert

Im Körper kommt dem pH-Wert eine nicht zu unterschätzende Bedeutung zu. Je höher der pH-Wert des Blutes (etwa 7 bis 7,4 ist ideal), desto mehr Sauerstoff kann das Hämoglobin an die roten Blutkörperchen binden, desto mehr Sauerstoff kann über das Blut transportiert werden und desto besser sind Organe und Gefäße versorgt. Unser Magen und die Enzyme, die für die Verdauung nötig sind, arbeiten am besten in einem möglichst sauren Milieu. Die Magensäure hat einen pH-Wert von etwa 2. Nur in diesem sauren Bereich kann das Pepsin Nahrungseiweiß aufspalten.

Der Speichel im Mund wiederum ist neutral, hat also einen pH-Wert von circa 6. Hier wird Stärke in kleinere Bausteine zerlegt. Die Darmbakterien brauchen ein basisches Milieu mit einem pH-Wert von etwa 8. Sie arbeiten nur im alkalischen Bereich effizient.

Unsere Haut dagegen ist etwas „sauer". Man spricht vom Säureschutzmantel der Haut. Er verhindert das Eindringen von schädlichen Bakterien. Wenn man sich z. B. mit einer stark alkalischen (basischen) Seife wäscht, dann wird dieser Säureschutzmantel zerstört. Deshalb auch die Empfehlungen der Kosmetiker, die Haut niemals mit stark schäumenden Seifen zu quälen.

Für uns ist vor allem der Bereich von 5,6 bis 8,0 interessant. In der Apotheke kann man Indikatorstreifen kaufen, die diesen Bereich messen.

⇨ Je nach pH-Wert verfärbt sich das Papier von gelb (sauer = unter Wert 5,6) über grün (neutral = Wert 6 bis 8) bis dunkelblau (basisch = über Wert 8).

Man kann mit diesen Indikatorstreifen den Morgenurin messen und den pH-Wert feststellen. Mit nur einer Messung wird man allerdings noch nicht wissen, ob eine Übersäuerung besteht oder nicht. Die Messungen sollten einige Wochen lang durchgeführt und das Ergebnis regelmäßig notiert werden. Sie können mit Hilfe der Indikatorstreifen erkennen, wie die Käsenudeln vom Vortag auf den Körper wirken, und können auch Ihren pH-Wert in der Mundhöhle kontrollieren. Der sollte nämlich basisch sein.

Ist der Morgenurin permanent unter 7 oder immer sauer, so muss der Körper sehr viele Säuren ausscheiden und es kann angenommen werden, dass der Körper übersäuert ist. Man hört immer wieder die Äußerung, dass es ganz „normal" sei, dass der Morgenurin sauer sei. Das ist richtig, solange man sich konventionell ernährt. Der Körper versucht, sein Säure-Basen-Gleichgewicht wieder herzustellen. Da zu viele säurehaltige Nahrungsmittel konsumiert werden, sind die Ausscheidungen sauer. Werden mehr säurebildende Nahrungsmittel gegessen, als ausgeschieden werden können, so droht eine Übersäuerung des Körpers.

Durch Rohkost nach Weihsbrodt konnten wir beobachten, dass der Morgenurin überwiegend basisch wurde.

pH-Wert										
1	2	3	4	5	6	7	8	9	10	11
sauer					neutral			*alkalisch		

Sauberes Meerwasser hat z. B. den gleichen pH-Wert wie die Flüssigkeit in unserem Darm (8,4 auf der Skala). Reines Süßwasser und unser Blut haben ebenfalls ähnliche Werte, die um 7 liegen.

Was kann man gegen eine Übersäuerung tun?

- auf Genussmittel verzichten oder zumindest stark reduzieren
- viel Bewegung an der frischen Luft, aber kein Hochleistungssport!
- Fleisch- und Eiweißkonsum minimieren – Wir empfehlen eine rein vegetarische Kost!
- Milchprodukte ersetzen oder darauf verzichten
- Gemüse essen (gedünstet + roh!)
- Nieren- und Lebertee trinken
- frisch gepresste Gemüsesäfte trinken
- sonnengereiftes, frisches Obst essen
- Salate OHNE Essig essen
- Vorsicht bei Samen und Nüssen! Auch diese wirken fast immer sauer auf den Körper.
- Wenn Brot gegessen wird, empfehlen wir Sauerteig-Brot.
- Mehlspeisen und Kuchen reduzieren oder am besten vermeiden
- gute Fette für den Salat und das Gemüse verwenden
- ab und zu einen Fasttag einplanen

- keine Fertiggerichte essen!
- basische Körperpflege
- basisches Wasser trinken (verschiedenste Heilquellen)
- Rohkost nach Weihsbrodt praktizieren

Genießen Sie Ihr Leben säurefrei – es zahlt sich aus

- Gehen Sie öfters in die Stille.
- Suchen Sie sich eine Arbeit oder ein Hobby, das Ihnen große Freude bereitet.
- Ein ausgeglichenes Gefühlsleben hilft mit, gesund zu bleiben und das Leben lange Zeit zu genießen.
- Gehen Sie viel zu Fuß.

Bewegung ist für den Menschen sehr wichtig. Wir sind von der Natur für Bewegung konzipiert. Auch wenn Sie nicht sehr sportlich sind, ein Spaziergang genügt schon. Wichtig ist die Regelmäßigkeit. Wenn Sie sich an regelmäßigen Sport oder einen Spaziergang gewöhnt haben, werden Sie sich wohlfühlen. Sie trainieren Ihre Muskeln, Sie nehmen mehr Sauerstoff auf, die Gedächtnisleistung steigt, Sie fühlen sich seelisch ausgeglichen, pflegen Ihre gute Figur und soziale Kontakte.

Suchen Sie sich Gleichgesinnte

Wenn Sie nach dem Rohkostsystem nach Bruno Weihsbrodt leben möchten, können Sie mit ein paar Freundinnen bzw. Freunden starten. Vielleicht möchten Sie diese Ernährungsform nur für zwei oder drei Wochen praktizieren, um Gewicht zu verlieren?

Mit Freunden können Sie Ihre Erfolge vergleichen und sich austauschen. Sie können sich gegenseitig motivieren und Sport betreiben. Und Sie müssen nicht jedes Mal erklären, warum Sie gewisse Nahrungsmittel derzeit nicht essen, weil Ihre beste Freundin bzw. Ihr bester Freund gerade ebenso lebt wie Sie.

Finden Sie ein basisches Lebensmittel (Obst oder Gemüse), das Ihnen besonders gut schmeckt und das Sie möglichst oft essen.

Bei manchen mag es eine Salatgurke, bei jemandem anderen kann das ein Apfel sein. Dieses basisch wirkende Obst und Gemüse kann man zwischendurch, für den kleinen Hunger, essen. Das ist wesentlich gesünder als ein Schokoriegel.

Basisches Wasser reinigt den Körper. Bei basischem Wasser liegt der pH-Wert immer über 7. Im Idealfall wirkt basisches Wasser entsäuernd auf den menschlichen Körper.

Apropos Wasser:
Vergessen Sie nicht, genug zu trinken! Es ist sehr wichtig, genug Flüssigkeit zu sich zu nehmen. Der Mensch braucht einen gewissen Wasseranteil, um sich zu entgiften, Schlacken auszuscheiden und seine Vitalfunktionen aufrechtzuerhalten. Es ist sehr schädlich, immer auf das Trinken zu vergessen. Sagen Sie nicht, Sie spüren keinen Durst! Trinken lässt sich bis zu einem gewissen Grad trainieren.

Zu wenig trinken ist kein Kavaliersdelikt! Ihr Körper braucht Flüssigkeit!
Es ist aber nicht egal, welches Wasser Sie trinken! Wenn Ihrem Leitungswasser Chlor oder Fluor zugesetzt wurde, ist es für Ihre Gesundheit besser, wenn Sie dieses Wasser nicht trinken. Nutzen Sie einen Wasser-Ionisierer, der das Wasser mittels platinbeschichteter Titanelektroden in einen sauren und einen basischen Anteil spaltet und trinken Sie dann den basischen Anteil. Das saure Wasser können Sie als Putz- oder Pflanzenschutzmittel verwenden.

Oder behelfen Sie sich mit einem geeigneten Basenkonzentrat. Bitte beachten Sie die Einnahmeempfehlungen des Herstellers.

Trinken Sie wenig bis keinen Alkohol. Die Verfechter von Wein und Gerstensaft mögen zwar recht haben, dass z. B. Rotwein gut für das Herz und den Kreislauf ist, aber bei Versuchen mit Alkohol konnten wir nur feststellen, dass der Körper sauer reagiert.

Bitte vergessen Sie nicht, dass ein Schwips oder Trunkenheit nur eine kleinere oder größere Alkoholvergiftung ist!

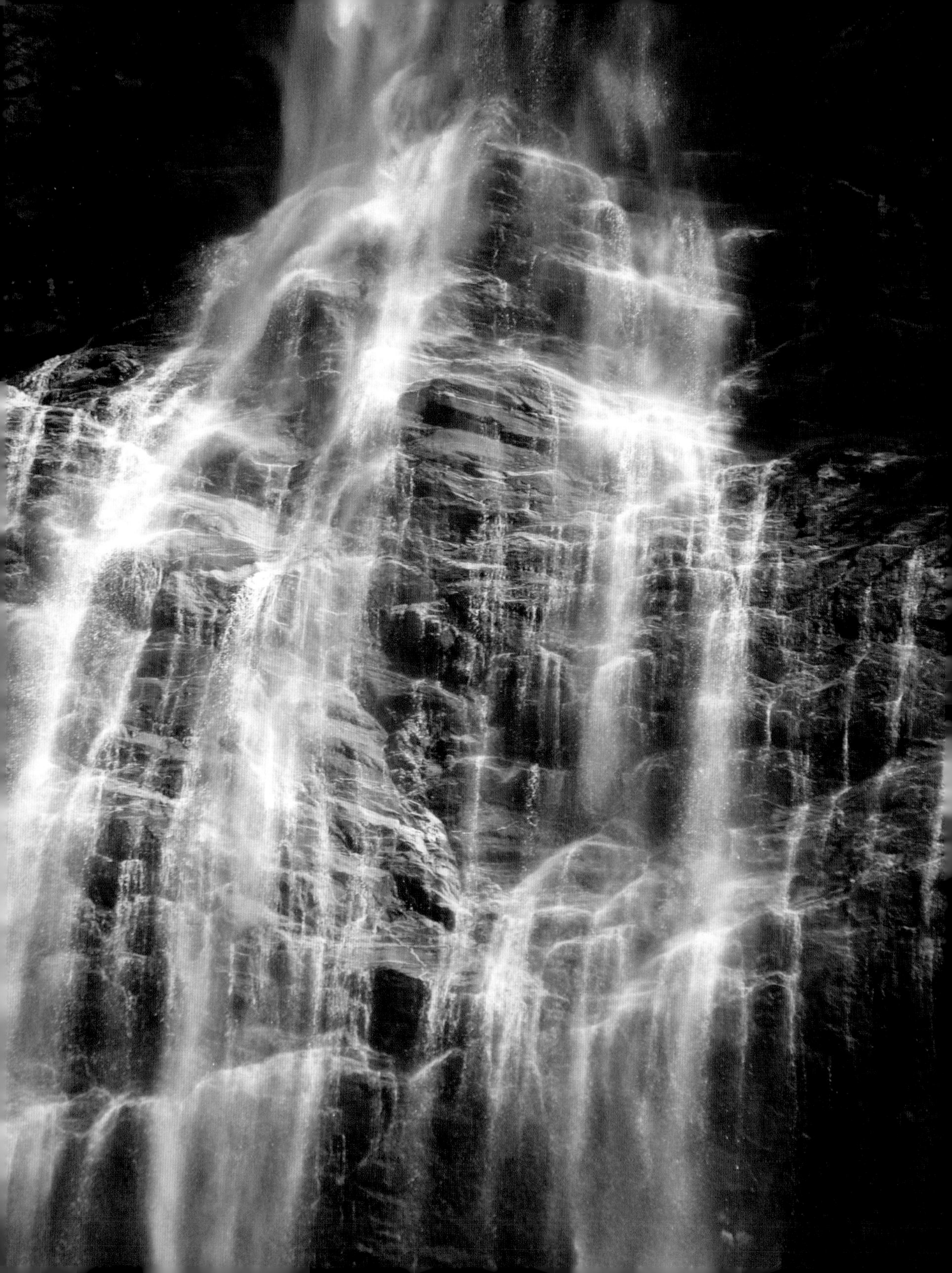

Der Körper und das Wasser

Der Mensch besteht zu 75 % aus Wasser und nicht zuletzt deshalb werden alle Abläufe im Körper durch Wasser oft erst möglich gemacht.

Darum braucht unser Körper Wasser. Wir sollten jeden Tag mindestens sechs bis acht Gläser Wasser trinken. Ob wir genug trinken, erkennen wir am Urin. Urin sollte farblos bis hellgelb sein. Wenn er sehr konzentriert und intensiv gefärbt ist, sollten Sie mehr trinken!

- Stellen Sie sich eine Karaffe mit Wasser an einen übersichtlichen Ort und trinken Sie, sooft Sie können! Denken Sie daran, bei jedem Einkaufsbummel, Ausflug oder Wandertag ausreichend Wasser mitzunehmen!
- Lassen Sie sich nicht entmutigen, wenn Sie keinen Durst empfinden. Wenn Sie regelmäßig Wasser trinken, werden Sie merken, dass ihr Körper wieder nach Wasser verlangen wird.
- Kontrollieren Sie selbst, wie viel Sie bis zum Abend trinken konnten. Genug zu trinken ist ein Grundbedürfnis Ihres Körpers!

Dick – durch zu viel falsches Essen?

Übergewichtig zu sein ist für Betroffene schlimm genug. Studien-Ergebnisse unterstreichen, dass Übergewichtige auf der Verlierer-Seite stehen. Denn diese Untersuchungen kommen zu dem Ergebnis, dass vor allem arme und wenig gebildete Menschen zu überflüssigen Kilos neigen.

Den Betroffenen zu helfen ist schwer. Es gibt zwar Programme, die das richtige Kochen und Essen lehren sollen, aber das Entscheidende ist doch der eigene Wille.

Wenn Sie übergewichtig sind, müssen Sie sich darüber im Klaren sein, dass nur eine langfristige Ernährungsumstellung dauerhaften Erfolg garantieren kann. Auch wenn Fastfood, Pizza und Kuchen verlockend sind – um ihr Gewicht zu reduzieren, sollten Sie besser Möhren den Vorzug geben.

Wir müssen uns von ungesunden Gewohnheiten langsam aber sicher lösen. Auch die geistige Einstellung ist wichtig. Gewisse Dinge nicht zu konsumieren, kann eine Befreiung sein!

Wussten Sie, dass jährlich weltweit cirka 550 Milliarden Liter Cola getrunken werden? Griechische Mediziner bringen den übermäßigen Konsum von Cola inzwischen mit Müdigkeit, Muskelschwäche und Herzrhythmusstörungen in Verbindung. Übermäßiger Konsum fängt für diese Mediziner schon ab zwei Litern an. Sie sehen also, dass ein Verzicht auf gewisse Getränke kein Verlust ist.

Dass Fast-Food nicht gesund ist, belegt folgendes Urteil, das in der Kronen Zeitung abgedruckt war: In Brasilien musste eine große Fastfood-Kette einen ehemaligen Mitarbeiter mit 750 Euro entschädigen. Dieser Mitarbeiter bekam bei Mahlzeiten nur Firmenspeisen. Ein Gericht in Sao Paulo entschied, dass „die tägliche Einnahme von Fastfood als Mittagessen auf längere Zeit gesehen schädlich ist".

Vielleicht interessiert es Sie, dass Süßes unser Preisempfinden verändert. Wie sich Menschen durch Süßes beeinflussen lassen, haben Wissenschaftler der Universität Friedrichshafen herausgefunden.

Einer Gruppe Studienteilnehmer wurde Wasser mit 80 Gramm gelöster Glucose verabreicht.

Zwei Gruppen erhielten nur Wasser oder gar nichts. Dann sollten die Teilnehmer bei Waren des täglichen Bedarfs beurteilen, ob die Preise gerechtfertigt sind oder nicht. Wenn das nicht der Fall wäre, sollten sie einen Preis nennen, den sie als fair empfinden würden.

Fazit: Die Gruppe, der das Glucose-Wasser verabreicht wurde, stimmte öfter dem vorgeschlagenen Preis zu! Außerdem machte sie höhere Preisvorschläge als die beiden Vergleichsgruppen.

Die Ergebnisse waren auch für die Wissenschaftler überraschend, sie führen sie auf die Ausschüttung von Serotonin zurück.

Ein neues Leben fängt im Kopf an. Wir empfehlen, mehr Obst und Gemüse zu essen. Damit verliert man überflüssige Kilos und kann trotzdem genug essen. Um erfolgreich zu sein, ist es immer hilfreich, sich realistische Ziele zu stecken. Schreiben Sie sich Ihre Vorsätze auf und überprüfen Sie nach einiger Zeit, ob sie von Ihnen erreicht worden sind.

Rauchen – ein Genuss?

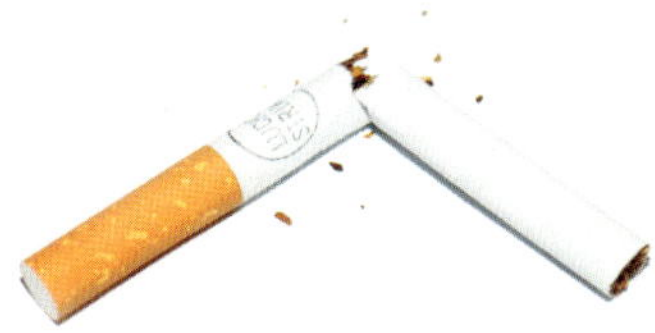

Im Grunde muss jeder selbst wissen, was er seinem Körper zumutet oder nicht. Man kann niemanden zwingen, mit dem Rauchen aufzuhören. Damit Sie über die Folgen des Rauchens aufgeklärt sind, hier ein paar Fakten, die für sich sprechen:

- Jede Zigarette verkürzt die Lebenserwartung des Rauchers um 5,5 bis 29 Minuten, je nach Einstiegsalter, Geschlecht und Intensität des Rauchens. Ein notorischer Raucher büßt durchschnittlich 20 Jahre seiner Lebenserwartung ein,
- Rauchen verursacht mehr als ein Dutzend unterschiedliche Krebsarten, außerdem Schlaganfälle, Herzinfarkte, Asthma, Diabetes, Unfruchtbarkeit, Impotenz, Haarausfall, Faltenbildung usw.
- Zigarettenrauch enthält rund 4800 Chemikalien, zum Beispiel: Arsen, Ammoniak, Benzol, Blei, Cadmium, Blausäure, Formaldehyd und das radioaktive Polonium. Aber auch Zucker, Kakao, Lakritze, Feigensaft, Honig, Alkohol und Menthol werden zugesetzt.
- Über 70 der in Zigaretten enthaltenen Chemikalien sind krebserregend oder stehen zumindest im Verdacht, bösartige Tumore zu verursachen.

Sie sehen also: Rauchen ist kein Kavaliersdelikt. Besonders Eltern haben ihren Kindern gegenüber eine hohe Verantwortung. Wie oft sieht man junge Mütter und Väter neben ihren Säuglingen rauchen. Es ist wissenschaftlich erwiesen, dass Rauchen schlecht für die Gesundheit der Kinder ist.

Gerade das Passivrauchen wird allgemein in seiner Gefährlichkeit unterschätzt. Es ist für zahlreiche Herzkrankheiten wie Durchblutungsstörungen oder Schlaganfälle mitverantwortlich.

85 % des Rauchs einer Zigarette entsteht zwischen den einzelnen Zügen. Positive Regelungen zum Nichtraucherschutz zeigen sofortige Wirkungen. Demnach sollen Rauchverbote in öffentlichen Einrichtungen das Lungenkrebsrisiko der Anwesenden um 8 %, für Asthma oder chronische Bronchitis

sogar um bis zu 30 % reduzieren. Mit den neuen Gesetzen zum Schutz der Nichtraucher (und Raucher!) wird ein deutliches Zeichen zur Prävention gesetzt.

Kaffee oder Tee?

Welches Getränk ist beliebter? Dass Kaffee so verbreitet ist, verwundert nicht. Der Mensch wird von aromatischen Getränken angezogen. Oft wird man gefragt, ob Kaffee schädlich sei. Diese Frage ist schnell beantwortet. Würden Sie einem 2-jährigen Kind Bohnenkaffee geben?

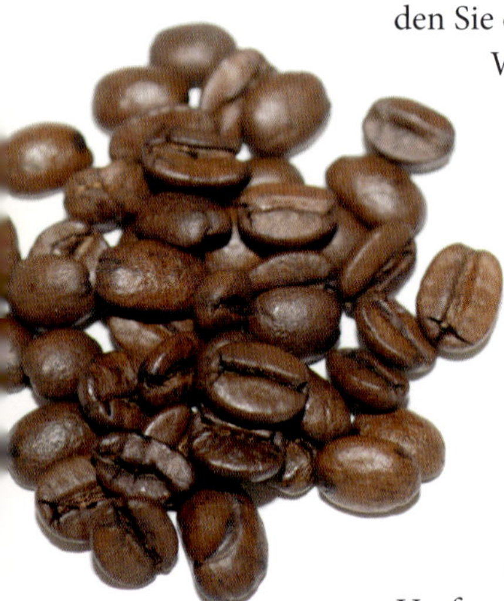

Wenn Sie diese Frage mit NEIN beantworten, fragen wir Sie: Warum trinken Sie etwas, von dem Sie glauben, dass es einem jungen Organismus nicht gut tut? Nur weil man mit zunehmendem Alter und Gewicht unempfindlicher gegen gewisse Reize wird, heißt das noch lange nicht, dass wir unseren Körper damit etwas Gutes tun.

Es mag sein, dass hin und wieder eine Tasse Kaffee den Körper nicht schädigt, andererseits verhindert der Kaffeegenuss am Morgen oft das erste Obstfrühstück, da Obst und Kaffee nicht zusammenpassen. Laut einer Umfrage trinken fast 70 % der Mitteleuropäer Kaffee zum Frühstück.

Am meisten Kaffee wird in Finnland und Schweden getrunken. Aber auch bei uns trinken viele Menschen vier bis fünf Tassen Kaffee am Tag, manche sogar wesentlich mehr. In diesem Fall wäre eine Reduktion empfehlenswert! Nach ein paar Wochen werden Sie merken, dass Sie sich besser fühlen.

Leider wissen wir Vieles nicht, wenn es um Kaffee geht. Wir hören immer nur Sprichwörter wie: „Kalter Kaffee macht schön“. Kaffee ist für uns Muntermacher, Seelentröster und Genussmittel. Er hat einen starken sozialen Aspekt, denn man setzt sich bei Kaffee zusammen und redet.

Es gibt aber auch Stimmen, die sagen, dass starker Kaffeekonsum – und das wären zwei oder mehr Tassen am Tag – das Risiko für Gallenkoliken, Magengeschwüre und Herzinfarkte erhöht. Zu viel Kaffee führt bei vielen Menschen zu Muskelzittern, Schlaflosigkeit, Schweißausbrüchen und Unruhe.

Der entscheidende Stoff im Kaffee, das Koffein, entsteht im Stoffwechsel mancher Pflanzen und schützt diese vor Fressfeinden und Parasiten. In hohen Dosen wirkt Koffein als Nervengift. Die höchste Konzentration von Koffein findet sich eine halbe bis dreiviertel Stunde nach dem Trinken im Blut. Hier bleibt es bis zu zwei Stunden, dann wird das Koffein in der Leber abgebaut.

Kaffee wirkt anregend auf Herz, Kreislauf, Magen, Darm und Nieren. Durch zu viel Kaffee können aber Konzentrationsschwäche, Gedankenflucht, Nervosität, Fahrigkeit, Herzklopfen und Schlaflosigkeit auftreten.
Andererseits ist es bewiesen, dass Koffein die körperliche Leistungsfähigkeit kurzfristig steigern kann.

- Aber wussten Sie, dass eine Tasse Kaffee den Säuregehalt des Magens um 400 % erhöht?
- Wussten Sie, dass eine Tasse Kaffee die Nierentätigkeit verdoppelt?
- Wussten Sie, dass eine Tasse Kaffee den Energieverbrauch des Körpers um 25 % steigert?
- Wussten Sie, dass entkoffeinierter Kaffee immer noch 10 % des Koffeingehaltes von normalem Kaffee enthält?

Huflattichtee wird öffentlich verteufelt, weil Wissenschaftler herausgefunden haben, dass ein Inhaltsstoff eventuell krebserregend sein könnte. Dr. Helmut Zwander referierte in einem Vortrag, dass eine Tasse Bohnenkaffee so giftig wie etwa 150(!) Tassen Huflattichtee ist.

Fachleute und Forscher weisen immer wieder darauf hin, dass Schwangere keinen oder nur wenig Kaffee trinken sollten. Durch Studien stellte sich nämlich heraus, dass das Gewicht des Babys bei der Geburt um so geringer war, je mehr Koffein in der Schwangerschaft konsumiert worden ist. Außerdem erhöht Koffein vor allem in den ersten zwölf Wochen das Risiko einer Fehlgeburt. Das gilt für übermäßigen Kaffeegenuss (wird im Artikel mit mehr als zwei Tassen Kaffee am Tag angegeben) ebenso wie für Cola-Getränke und Energie-Drinks, die ebenfalls Koffein enthalten.

Der Kaffeegenuss unterliegt der Mode. In der Geschichte des Kaffees wurde er entweder sehr geschätzt oder als schädlich betrachtet. Ende der 1920er Jahre wurden die ersten säure- und reizstoffarmen Kaffees angeboten. Heutzutage schlägt man andere Wege ein. Vor kurzem stellten japanische Wissenschaftler eine gentechnisch veränderte Kaffeepflanze vor, die 70 % weniger Koffein enthält als herkömmliche Kaffeepflanzen. Es stellt sich nur die Frage, ob die Konsumenten, die mehrheitlich Gentechnik ablehnen, diesen neuen, koffeinfreien Kaffee überhaupt trinken wollen.

Wenn Sie Kaffee trinken, gönnen Sie sich ein Glas Wasser dazu. Versuchen Sie, nicht mehr als ein bis zwei Tassen pro Tag zu konsumieren.

Die Praxis der Rohkost nach Bruno Weihsbrodt

Wie funktioniert unsere intelligente Ernährungsform nun in der Praxis? Sie ist so einfach, dass Sie eigentlich nicht einmal eine Küche dafür benötigen. Es reichen ein Schneidbrett, ein gutes Messer, eine Schüssel, eventuell ein Teller und natürlich Trinkgläser für jede Menge Wasser.

Über die Zutaten Ihrer Nahrung entscheidet vor allem das Angebot der Saison. Wählen Sie immer das frischeste Gemüse und Obst, das Sie auf dem Markt oder bei Ihrem persönlichen Anbieter erhalten.

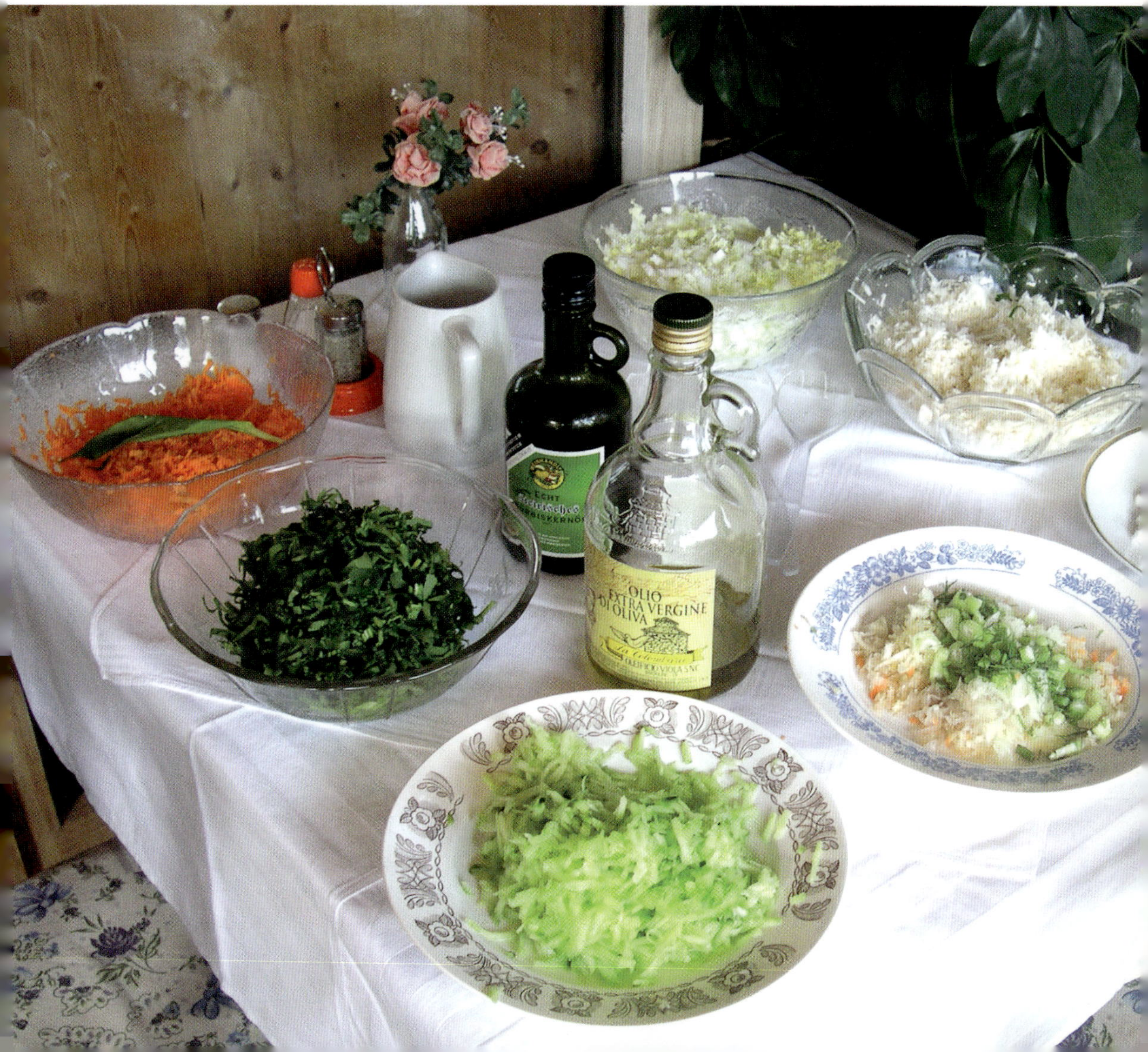

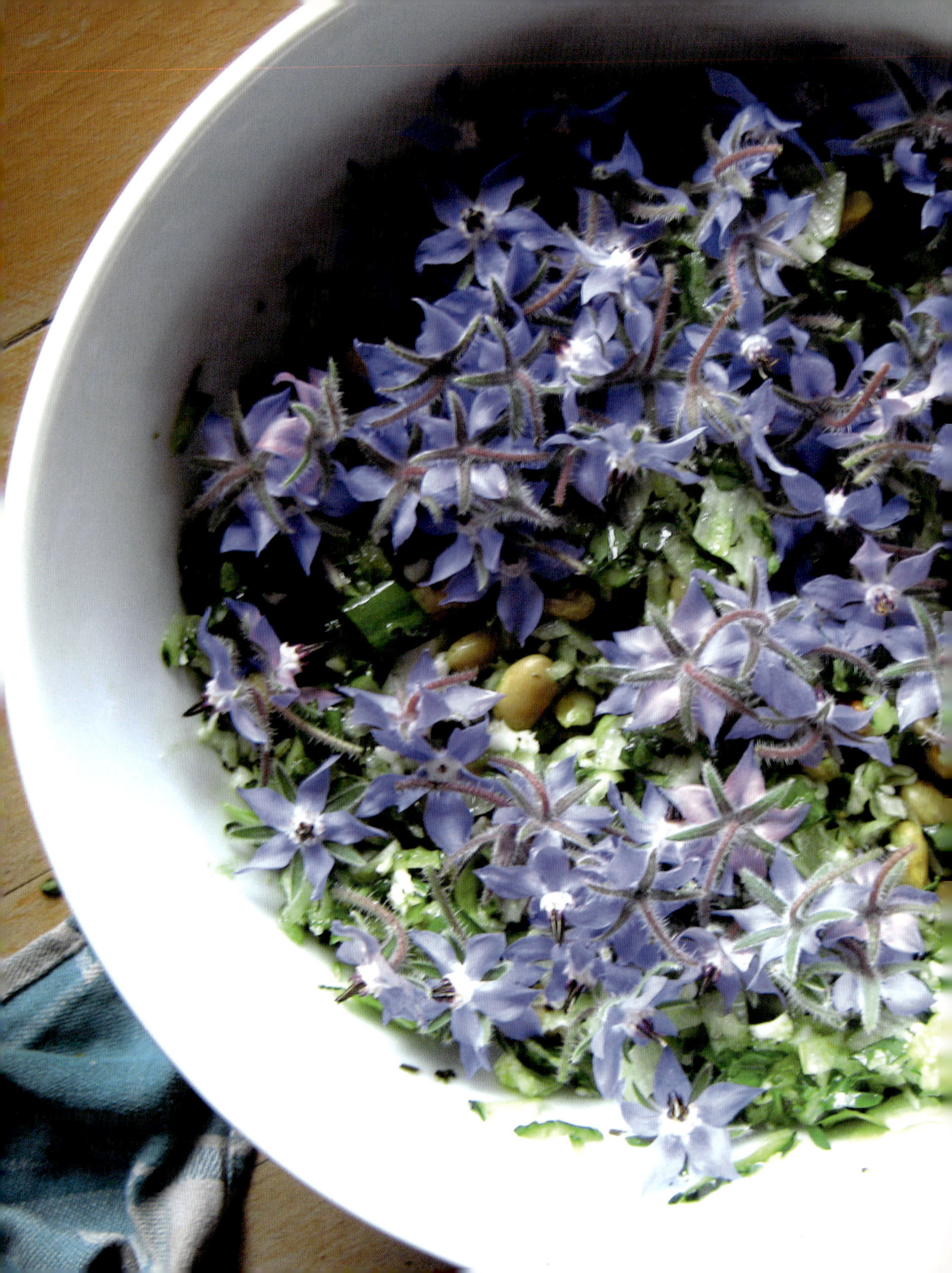

Beispieltag 1

Frühstück: Zwei bis drei Äpfel, eine Avocado — Wenn Sie nicht einfach in den Apfel hineinbeißen möchten, zerteilen Sie ihn nach dem Waschen in kleine Stücke. | Die geschälte und entkernte Avocado ebenfalls in Stückchen schneiden und dazu essen.

Für Zwischendurch: Chicorée — So viel Chicorée wie möglich in Streifen schneiden. | Chicorée hat kaum Kalorien, aber viele Vitalstoffe.

Mittags: Bananen mit einigen Feigen — Je nach Appetit zwei bis drei oder sogar vier Bananen schälen und auf einem Teller anrichten. | Gibt es frische, grüne Bio-Feigen, so kann man sie gleich mitsamt der Haut essen. | Sind die Feigen bereits reifer oder stammen aus konventionellem Anbau, sollten sie geschält bzw. in der Mitte geteilt werden. | Das Fruchtfleisch löst man mit den Zähnen aus der Schale. | Bananen und Feigen enthalten in vollendeter Zusammensetzung alles, was der Mensch zum Leben braucht.

Abends: Gemüserohkost — Basis für eine Person:
eine mittlere Möhre, gerieben | eine halbe Salatgurke | ein Stück Blumenkohl | ein Stück geriebener Fenchel | 1 EL eingeweichter Leinsamen | vier bis fünf Blätter milder Salat der Saison (klein gewürfelt), z. B. Chinakohl, Eisbergsalat, Kopfsalat | etwas Salz-Sole oder Salzgras (Queller) | kaltgepresstes Olivenöl | etwas frische Kokosnuss, ersatzweise eine halbe Avocado

Zusätzlich zur BASIS: einige Bärlauchblätter oder -zwiebeln, Löwenzahnblätter oder Bittersalat | Flohsamenschalen
Nehmen Sie eine große Schüssel und reiben Sie das ganze Gemüse fein hinein. | Geben Sie die Leinsamen dazu. | Schneiden Sie den vorbereiteten Salat klein und geben Sie ihn in die Gemüsemischung. | Wenn vorhanden, rühren Sie nun die frische Kokosnuss oder eine halbe Avocado unter und würzen Sie mit der Salz-Sole und dem Olivenöl.
Nun können Sie noch Besonderheiten wie Bärlauch, Löwenzahnblätter, rohe, kleingeschnittene Zwiebeln und gedünstetes Gemüse, wie zum Beispiel Erbsen, beigeben.

Beispieltag 2

Frühstück: ein bis zwei Mangos

Für Zwischendurch: Bananen und Chicorée

Mittags: Gemüserohkost mit gedünstetem Kürbis

eine mittlere Möhre, gerieben | eine halbe Salatgurke | ein großes Stück gedünsteter Kürbis | ein Stück geriebener Fenchel | 1 EL eingeweichter Leinsamen | vier bis fünf Blätter milder Salat der Saison (klein gewürfelt), z. B. Chinakohl, Eisbergsalat, Kopfsalat | etwas Salz-Sole oder Salzgras (Queller) | Kaltgepresstes Olivenöl | etwas frische Kokosnuss, ersatzweise eine halbe Avocado

Man kann das Gemüse variieren, das macht den Genuss vielfältiger. Mit klein geschnittenem Paprika und angebratenem Lauch schmeckt es erfrischend und wirkt sättigend. Bitterstoffe (siehe S. 140) nicht vergessen!

Abendessen: Gemüsesuppe

Zwiebel, Lauch, Möhren, Petersilienwurzel, Liebstöckl und Sellerie mit Wasser aufgießen und köcheln lassen. | Mit Sole und Schnittlauch würzen. Das Gemüse wird vor dem Essen entfernt.

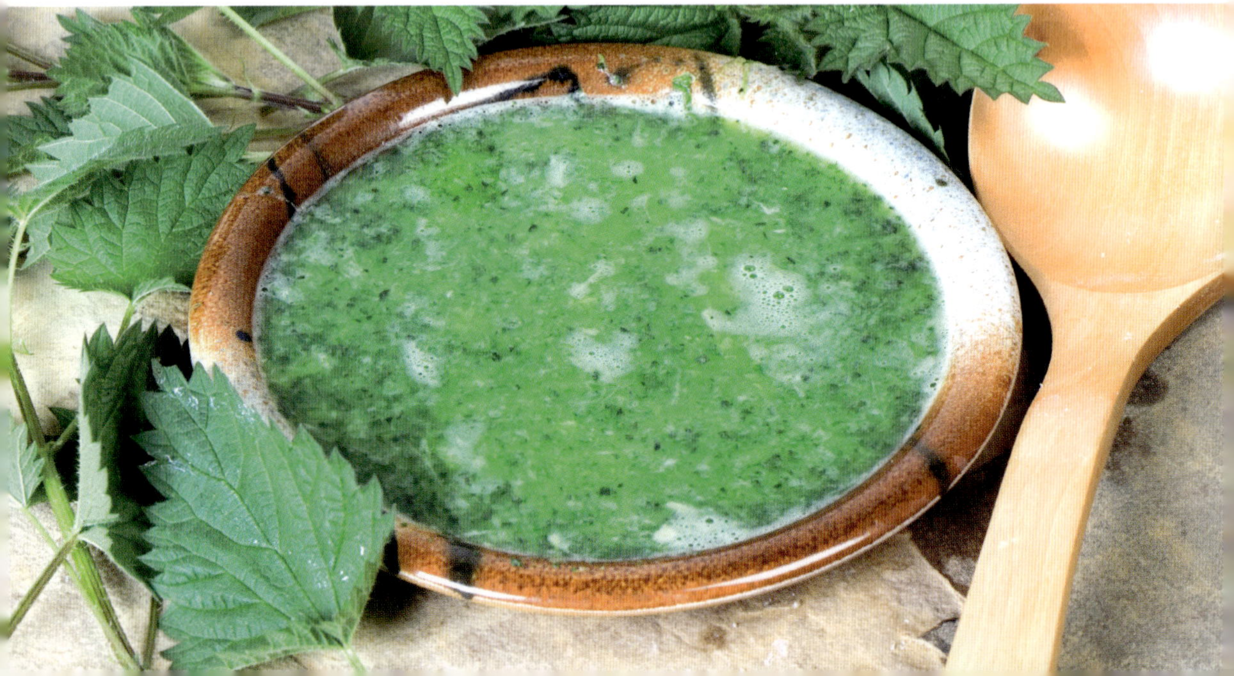

Beispieltag 3

Frühstück: Orangen

Für Zwischendurch: reife Avocado und Chicorée

Mittags: Bananencreme — zwei bis drei Bananen, Datteln und eine Packung Blaubeeren | In einen Mixer ⅛ Liter Wasser, Bananen, Datteln (nach Geschmack) und Blaubeeren hineingeben. | Die Früchte durchmixen, bis eine feine Masse entstanden ist. | Alles in eine Schüssel geben und mit Zimt und Flohsamenschalen vermischen. | Die Flohsamenschalen machen die Creme ein bisschen steif, die Masse bekommt eine Konsistenz wie Pudding. | Wenn Sie das nicht möchten, lassen Sie die Flohsamenschalen weg. | Achten Sie bitte darauf, biologische Bananen zu verwenden!

Abends: Gemüserohkost (für eine Person) — ein halber Kohlrabi | eine halbe Gurke | ein roter Paprika | gedünsteter Brokkoli | eine halbe Zwiebel, roh | ein halber Eisbergsalat | ein bis drei Topinamburknollen

Kohlrabi, Gurke und Topinambur fein reiben. | Zwiebel, Paprika und Eisbergsalat fein schneiden und untermischen. | Gedünsteten Brokkoli beimengen. | Mit Öl und Sole anmachen, eventuell mit Galgant oder Curry würzen. | Leinöl schmeckt hervorragend zu Gemüsemischungen.

Noch einmal zur Erinnerung: Wir verwenden kein Kristallsalz zum Würzen, sondern angesetzte Sole. Wir finden, dass wir dadurch weniger Salz benötigen, da sich die Salz-Sole im Essen besser verteilt und intensiver schmeckt (siehe Seite 26).

Beispieltag 4 (mit Südfrüchten)

Frühstück: eine Traube grüne oder blaue Weintrauben

Für Zwischendurch: Chicorée mit reifer Avocado

Mittags: ein bis zwei Sapoten Mamey und für die Bitterstoffe ein Kopf fein geschnittener, bitterer Salat, wie z. B. Radicchio, Endivien- oder Zuckerhutsalat

Abends: Gemüserohkost — eine halbe Gurke | ein halber Fenchel | ¼ Sellerie | ein halber Kopfsalat | eine Dose Mais in der Milchreife | eine halbe Zwiebel | Blumenkohl (Menge nach Gefühl)
Gurke, Fenchel, Sellerie und Blumenkohl raspeln. | Zwiebel in feine Würfel schneiden, Kopfsalat ebenfalls fein schneiden. | Mit den Maiskörnern vermischen und mit etwas Galgant und Salz-Sole pikant würzen.

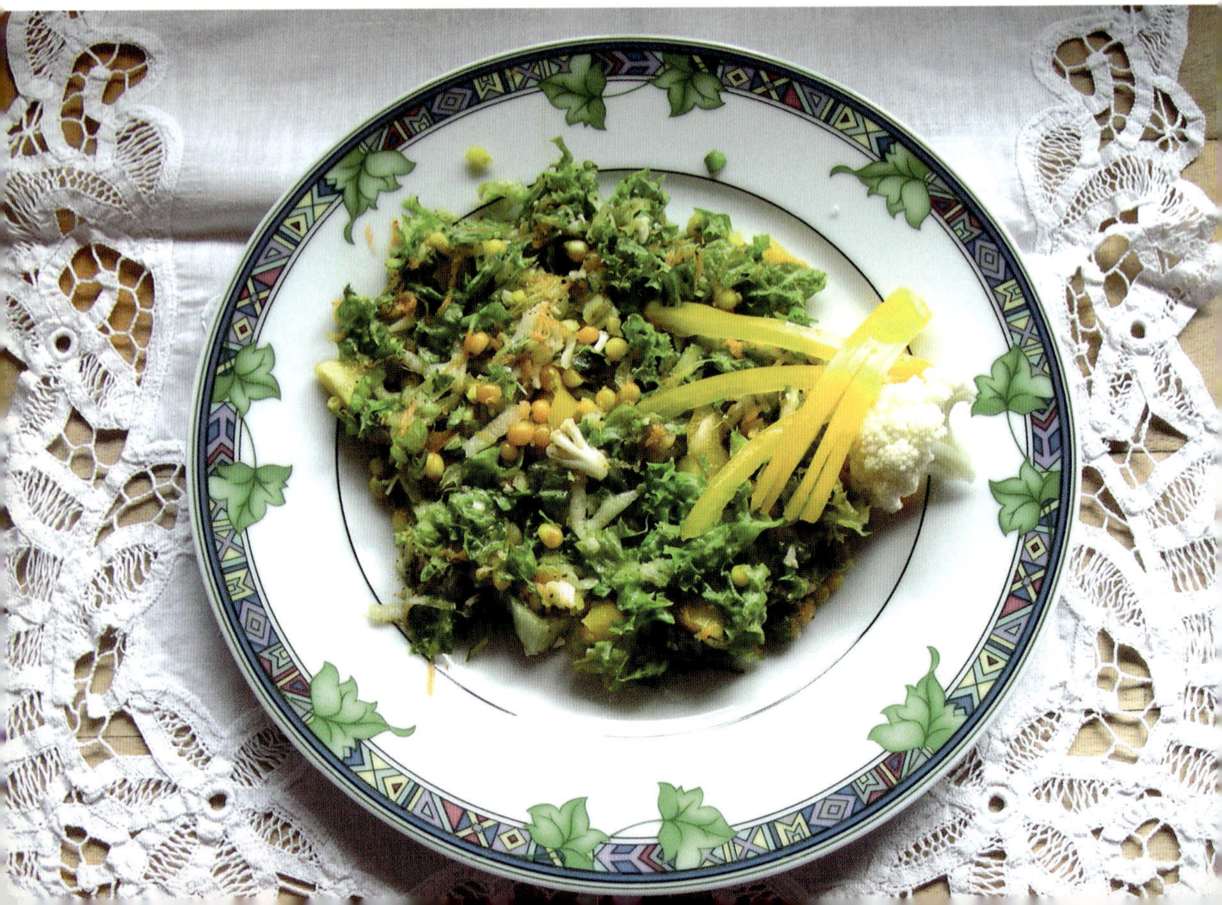

Beispieltag 5 (mit Nüssen)

Frühstück: eine große, halbe Papaya
Wenn Sie Papaya wählen, bleiben Sie bitte bei dieser Frucht. | Entfernen Sie vor dem Essen Schale und Kerne!

Für Zwischendurch: eine Hand voll Nüsse nach Wahl

Mittags: frisch gepresster Gemüsesaft oder Gemüsesmoothie
Beides kann aus Roter Bete (Roten Rüben), Möhren und etwas Sellerie bestehen. | Dazu isst man geschälte Mandeln, Walnüsse oder die Nusssorte, die einem am besten schmeckt. | Das frisch gepresste oder gemixte Gemüse wirkt basisch und soll die säurebildende Wirkung der Nüsse aufheben.

Abends: Gemüserohkost — eine halbe Gurke | ein Kohlrabi | zwei Paprika | ein halber Kopfsalat | Pilze der Saison | eine halbe Zwiebel | frischer Schnittlauch
Pilze schneiden und dünsten, kochen oder anbraten. | Falls Sie die Pilze kochen, verwenden Sie auch das Kochwasser! | Gemüse fein reiben oder schneiden, mit den gedünsteten Pilzen mischen und mit Öl, Salz-Sole und Gewürzen pikant abschmecken. | Werden Nahrungszusatzstoffe benötigt, die man als Pulver hat, kann man diese unter die Gemüserohkost mischen. | Eventuell etwas Wasser nachgießen.

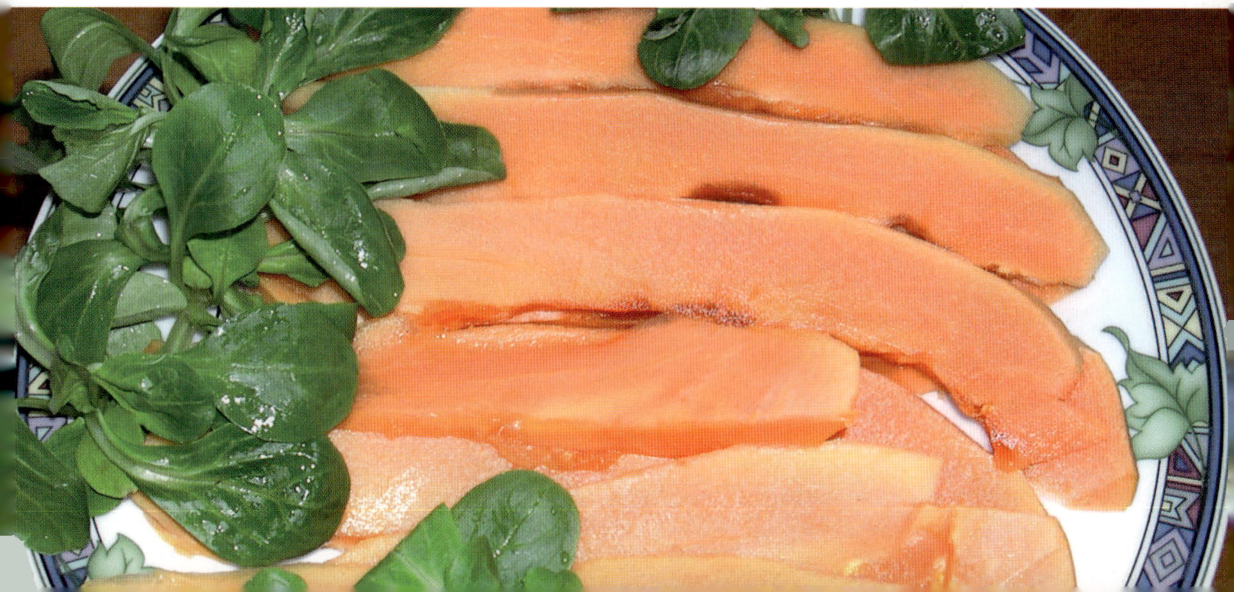

Monokost-Tag mit reifen Früchten
Beispiel Apfelfasten:

Nur für Menschen empfehlenswert, die schon einmal gefastet haben!

Frühstück: zwei bis drei Äpfel und danach Salat mit Bitterstoffen

Mittags: wieder zwei bis drei Äpfel und anschließend Salat (z. B. Zuckerhut)

Abendessen: spätestens um 5 Uhr am Nachmittag wieder Äpfel und danach noch etwas Salat

Wer zwischendurch großen Hunger hat, isst noch einen Apfel mehr.

Dieser Monokost-Tag kann auch mit Aprikosen, Trauben, Birnen etc. gemacht werden. Kirschen und Pflaumen sind nur für jene empfehlenswert, die an Rohkost bereits gewöhnt sind, ansonsten ist mit heftigen Reinigungsreaktionen des Darmes zu rechnen. Einen Monokost-Tag mit Johannisbeeren, Orangen oder Himbeeren empfehle ich nicht, da der Säuregehalt dieser Früchte zu hoch ist.

Allgemeines

Von der Rohkost aus Obst und Gemüse kann so viel gegessen werden, bis sich ein Gefühl der Sättigung einstellt. Bei den Gemüsemischungen können Sie kreativ sein. Wenn Sie rohe Zwiebeln nicht vertragen, lassen Sie diese weg oder rösten Sie sie an. Beachten Sie nur immer den Richtwert 80 zu 20. Das heißt: 80 % rohes Gemüse und maximal 20 % gekochtes Gemüse.

Monokost-Tage sind für Rohkost-Anwender gedacht, die Fasten gewohnt sind und eine neue Methode ausprobieren möchten. Ansonsten wird empfohlen, mit dieser Ernährungsform vorsichtig zu arbeiten, da Reinigungsreaktionen auftreten können.

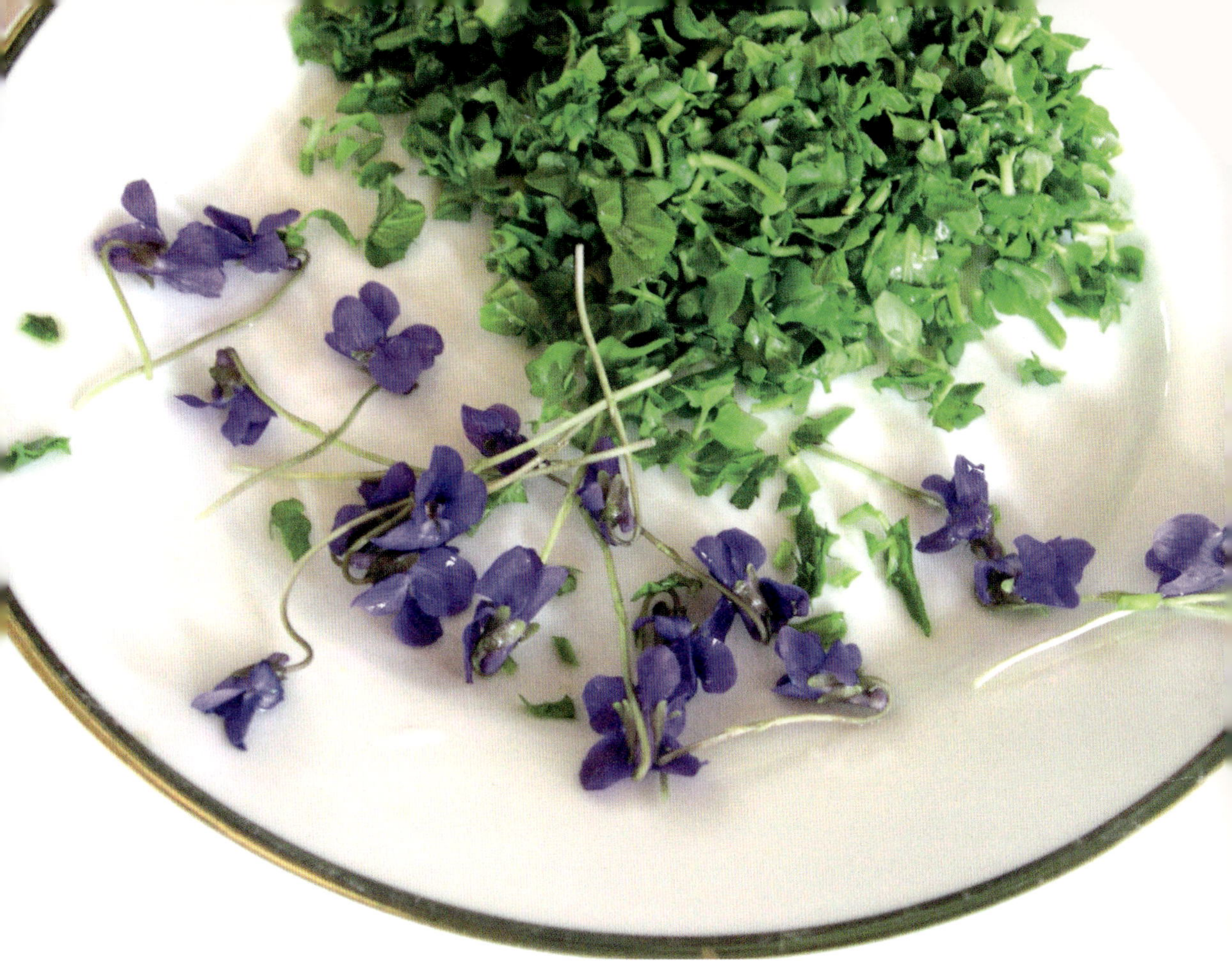

Rezepte für Hauptmahlzeiten

Die folgenden Rezepte sind Beispiele für die Gemüserohkost, die wir zu den Hauptmahlzeiten essen. Bitte achten Sie darauf, dass Sie das Verhältnis 80 zu 20 einhalten. 80% rohes Gemüse und 20% gekochtes Gemüse. Es ist aber auch möglich und empfehlenswert, nur rohes Gemüse zu verwenden.

Die Mengenangaben können abgeändert werden. Wenn eine Zucchini groß ist, werden Sie weniger brauchen. Wenn die Gurke klein ist, werden Sie die ganze verwenden. Wenn Sie rohe Zwiebel nicht vertragen, empfehlen wir, sie anzubraten. Den Gemüsemischungen können immer Leinsamen, Flohsamenschalen und Öle beigemischt werden. Die Leinsamen sollten vorher eingeweicht werden.

Auch Blüten können über die Gerichte gegeben werden. Hier einige Vorschläge: Borretschblüten (Gurkenkraut), Ringelblumen-, Malven-, Zucchini-, Löwenzahn-, Gänseblümchen- und Wildrosenblüten. Das sieht sehr appetitlich aus und ist gesund. Nicht gegessen werden können jedoch die Blüten der meisten Kürbisse. Falls Sie einen gut sortierten Gemüsemarkt zur Verfügung haben, experimentieren Sie mit allen Salaten, die Sie bekommen können. Gerade Gemüsemärkte haben oft ganz interessante Sorten, die das Essen abwechslungsreich gestalten.

Gemüserezepte

Schnelles Gemüse für heiße Tage — eine Gurke | eine Dose Mais in der Milchreife | eine halbe Zwiebel | Leinöl | Salz-Sole
Die Gurke schälen und fein raspeln. | Mais und die feingeschnittene Zwiebel dazugeben und vermengen. | Mit Leinöl und Salz-Sole abschmecken.

Gemüse mit gebratenem Mais — ein Kopfsalat | eine Dose Mais in der Milchreife | eine halbe Zucchini | eine halbe Gurke | Kokosöl | Olivenöl | Salz-Sole | Curry, scharf
Den Kopfsalat fein schneiden, Zucchini und Gurken schälen und fein reiben. | Den Mais waschen und abtropfen lassen. | Dann in wenig ungehärtetem Kokosöl (z. B. von Dr. Goerg) anbraten und anschließend mit Curry würzen. | Den gebratenen Mais unter die Gemüsemischung geben. | Mit Olivenöl und Salz-Sole abschmecken.

Gemüse mit Brokkoli — eine Gurke | einen Kohlrabi | ein gedünsteter Brokkoli | Salz-Sole | Hanföl und Saft vom grünen Hafer
Die Gurke und den Kohlrabi schälen und fein raspeln. | Brokkoli dünsten, klein schneiden und zum geraspelten Gemüse geben. | Mit Sole, Hanföl und Hafersaft abschmecken.

Saft vom grünen Hafer — Hafer enthält Kieselsäure und hat einen hohen Vitamin-B-Gehalt. Hafer ist sehr verträglich.

Wir sammeln den Hafer, wenn er noch grün und saftig ist. Dann schneiden wir ihn in feine Stücke – Achtung, er ist sehr faserreich, man benötigt ein scharfes Messer – und entsaften ihn.
Dazu sollten Sie aber nur einen wirklich guten Entsafter verwenden, da billige Geräte mit dem faserreichen Material nicht fertig werden. Schneiden Sie ihn in ganz feine Stücke, sonst ist Hafer sehr schwierig zu entsaften!
Saft vom grünen Hafer macht man haltbar, indem man ihn in Eiswürfelformen gießt und einfriert. Bei Bedarf kann man dem Gemüse einen Hafersaft-Eiswürfel beifügen.
Das Gleiche können Sie auch mit anderen frischgepressten Säften machen.

Gemüse mit frischem Fenchel — ein halber Eisbergsalat (Eissalat) | eine halbe Fenchelknolle | eine Gurke | Zwiebel nach Geschmack | Leinöl | Salz-Sole
Gurke und Fenchel fein raspeln. | Eisbergsalat ganz fein schneiden. | Mit Öl und Sole abschmecken.

Eisbergsalat mit Avocado — ein halber Eisbergsalat | eine reife Avocado | eine Lauchzwiebel (Jungzwiebel) | eine Dose Mais in der Milchreife | Hanföl | Salz-Sole | Rosmarin, gemahlen
Den Eisbergsalat ganz klein schneiden. | Zwiebel in Ringe schneiden. | Den Mais dazugeben. | Die Avocado soll auf leichten Druck nachgeben. | Schneiden Sie die Avocado in der Mitte auseinander und schälen Sie sie. | Wenn Avocados reif sind, lässt sich die Schale leicht entfernen. | Entfernen Sie den Kern und schneiden Sie das Fruchtfleisch kleine Stücke. | Alles vermischen und mit Öl, Rosmarin und Salz-Sole abschmecken.

Tomaten mit Salat — drei Tomaten | ein halber Blattsalat | Knoblauch nach Geschmack | Gewürze nach Geschmack | Basilikum
Die Tomaten und den Salat fein schneiden. | Knoblauch, Öl, Basilikum und Salz-Sole dazugeben und vorsichtig vermengen.

Salat-Gemüse — Blattsalat | eine halbe Gurke | Tiefkühlerbsen | ein halber Blumenkohl | ein Kohlrabi | Leinöl | Pfeffer | Salz-Sole | Bohnenkraut | Galgant
Den Blattsalat fein schneiden. | Gurke, Kohlrabi und Blumenkohl fein raspeln. | Wir verwenden Blumenkohl gerne roh. Wenn Sie möchten, können Sie ihn aber auch dünsten. | Die Tiefkühlerbsen mit Bohnenkraut dünsten. | Die Erbsen mit dem Gemüse mischen, mit Leinöl, Pfeffer, Galgant und Salz-Sole abschmecken.

Salat-Gemüse-Mischung — zwei Möhren | eine kleine Rote Bete (Rote Rübe) | ein Kopfsalat | Tiefkühlerbsen nach Geschmack | Olivenöl | Basilikum | Salz-Sole | Bohnenkraut | Galgant
Die Möhren schälen und fein reiben. | Rote Bete ebenfalls schälen und reiben. | Den Kopfsalat klein schneiden. | Erbsen mit Bohnenkraut dünsten. Ins Gemüse mischen und mit Olivenöl, Basilikum, Galgant und Salz-Sole würzen.

Möhren-Endivien-Mischung — zwei Möhren | ein Endiviensalat | eine Gurke | ein Kohlrabi | Tiefkühlerbsen | Olivenöl | Salz-Sole | Thymian | Bohnenkraut
Möhren, Gurke und Kohlrabi schälen und fein reiben. | Den Endiviensalat fein schneiden und untermischen. | Die Erbsen mit Bohnenkraut dünsten und noch warm dazugeben. | Mit Olivenöl, Salz-Sole und Thymian abschmecken.

Radicchio-Chinakohl-Gemüse — ein halber Radicchio | Chinakohl nach Geschmack | 250 g Champignons | eine halbe Gurke | eine Zwiebel | Leinöl | Salz-Sole | Bohnenkraut | Curry
Radicchio und Chinakohl klein schneiden. | Champignons waschen, klein schneiden und mit Bohnenkraut dünsten. | Die Gurke schälen und fein raspeln. | Zwiebel fein schneiden und mit den Gurkenraspeln unterheben. | Die Mischung mit Leinöl, Salz-Sole und Curry würzen.

Gurken-Zucchini-Gemüse — eine halbe Gurke | eine kleine oder die Hälfte einer großen Zucchini | eine halbe Fenchelknolle | eine Zwiebel | zwei Blumenkohlröschen | Leinöl | Salz-Sole | Flohsamenschalen | Thymian nach Geschmack

Gurke und Zucchini schälen und fein reiben. | Den Fenchel und die Blumenkohlröschen reiben. | Zwiebel fein schneiden und daruntermischen. | Mit Leinöl, Salz-Sole und Thymian würzen. | Einen Esslöffel Flohsamenschalen untermischen.

Brokkoli-Mischung — einen halben Brokkoli | eine Gurke | Rucolasalat nach Geschmack | ein Bund Schnittlauch | eine halbe Zwiebel | Salz-Sole | Haselnussöl | Galgant
Den Brokkoli in Stücke schneiden und dünsten. | Die Gurke schälen und fein reiben. | Rucola fein schneiden. | Schnittlauch und Zwiebel schneiden und unter das Gemüse mischen. | Mit Salz-Sole, Galgant und Öl würzen.

Linsen-Gemüse — eine halbe Gurke | einige Blätter Zuckerhutsalat | rote Linsen | 1 Zwiebel | Bohnenkraut | Curry | Leinöl | Salz-Sole | Flohsamenschalen
Linsen mit Bohnenkraut kochen. | Gurke schälen und fein reiben. | Zuckerhutblätter und die Zwiebel fein schneiden und zur Gurke geben. | Die fertig gekochten Linsen mit Curry mischen und in die Gemüsemischung geben. | Mit Leinöl, Salz-Sole und einem Esslöffel Flohsamenschalen abschmecken. | Bei Bedarf noch ein bisschen Wasser hinzugeben.

Zuckerhut-Mischung — einige Blätter Zuckerhutsalat | eine Dose Mais | eine Gurke | Basilikum | Haselnussöl | Salz-Sole | Fenchelsamen, gemahlen
Den Zuckerhutsalat fein schneiden, Mais darunter mischen. | Gurke schälen und fein raspeln. | Mit Basilikum, Haselnussöl, gemahlenem Fenchel und Salz-Sole abschmecken.

Linsen-Gemüse — rote Linsen | eine Gurke | ein Radicchio | Knoblauch | Bohnenkraut | Leinöl | Salz-Sole | Chili | ein Bund Schnittlauch
Die Linsen mit Bohnenkraut weichdünsten. | Die Gurke schälen und fein reiben. | Den Radicchiosalat fein schneiden und zur Gurke geben. | Schnittlauch schneiden und untermischen. | Wenn die Linsen fertig sind, zum Gemüse geben. | Mit Knoblauch, Leinöl, Chili und Salz-Sole abschmecken.

Topinambur-Salat — ein Kopfsalat | drei bis vier Topinamburknollen | ein Kohlrabi | eine halbe Stange Lauch | Salz-Sole | Kokosöl | Thymian | Curry
Den Kopfsalat fein schneiden, Topinambur im Wasser abbürsten und dann auf fein raspeln. | Kohlrabi schälen und raspeln. | Lauch in Streifen schneiden und kurz in ungehärtetem Kokosöl dünsten. | Zur Gemüse-Salat-Mischung geben und mit Salz-Sole, Öl, Curry und Thymian würzen.
Topinambur kann hauchdünn aufgeschnitten als Imbiss gegessen werden. Er wird allerdings beim Kontakt mit Sauerstoff schnell braun. Also sofort essen!

Kürbis-Gemüse — einige Blätter Chinakohl (richtet sich nach der Größe) | einige Blätter Kopfsalat | eine halbe Gurke | 300 g Kürbis | Kokosöl | Salz-Sole | Curry
Chinakohl und Kopfsalat fein schneiden. | Die Gurke schälen und raspeln. | Kürbis fein schneiden und in ungehärtetem Kokosöl anbraten. | Den angebratenen Kürbis mit Curry und Salz-Sole abschmecken. | Zur Salat-Gemüse-Mischung geben. | Falls nötig, mit Sole und Olivenöl nachwürzen.

Kopfsalat-Salzgras-Mischung — ein halber Kopfsalat | eine Gurke | eine Tasse Salzgras | eine Avocado | Salz-Sole | Leinöl | Galgant | Rosmarin
Kopfsalat fein schneiden. | Gurke schälen und reiben. | Salzgras fein schneiden und untermischen. | Am Schluss noch eine reife Avocado in feine Würfel schneiden und in die Mischung geben. | Mit Salz-Sole, Galgant, Rosmarin und Leinöl abschmecken.

Kopfsalat-Spargel-Mischung — ein Kopfsalat | ein Bund Spargel | ein Bund Löwenzahnblätter | zwei bis drei Topinamburknollen oder ein Kohlrabi | eine halbe Gurke | Salz-Sole | Leinöl | Kümmel, gemahlen
Spargel schälen und in wenig Wasser dünsten, inzwischen Kopfsalat und Löwenzahnblätter fein schneiden, Topinambur oder Kohlrabi fein reiben. | Topinambur braucht nicht geschält zu werden. Kohlrabi schon. | Die Gurke schälen und reiben. | Mit Leinöl, gemahlenem Kümmel und Salz-Sole abschmecken. | Fertig gedünsteten Spargel auf einem Teller anrichten und den Salat als Beilage essen.

Eisberg-Gemüse — ein halber Eisbergsalat | 250 g Champignons | eine kleine Zucchini | eine halbe Gurke | eine Zwiebel | eine rote Paprika | Salz-Sole | Leinöl | Bohnenkraut | Hildegard-Standardgewürzmischung
Die Pilze schneiden und mit Bohnenkraut kurz dünsten. | Falls sie empfindlich auf Zwiebeln reagieren, können Sie sie auch kurz erhitzen. | Den Salat klein schneiden, Zucchini und Gurke schälen und fein raspeln, Paprika klein schneiden und die gedünsteten Pilze zur Mischung geben. | Mit Salz-Sole, Leinöl und Hildegard-Standardgewürzmischung würzen.

Erbsen-Gurken-Gemüse — Tiefkühlerbsen nach Geschmack | eine Gurke | drei Chinakohlblätter | einen halben Kohlrabi | Salz-Sole | Olivenöl | Bohnenkraut | Bitterbasenpulver-Kräutermischung
Erbsen mit Bohnenkraut dünsten, die Gurke schälen und reiben, Chinakohlblätter fein schneiden, Kohlrabi schälen und reiben. | Mit Salz-Sole, Bitterbasenpulver und Olivenöl abschmecken.

Kopfsalat-Gemüse — 1 Kopfsalat | 1 Gurke | 1 Avocado | Leinöl | Salz-Sole | Chili gemahlen | Rosmarin
Den Kopfsalat waschen und fein schneiden, die Gurke schälen und raspeln, die Avocado fein würfeln. | Alles mischen und mit Salz-Sole, Chili und Leinöl nach Geschmack würzen.

Zuckerhut-Mischung — vier große Zuckerhutblätter | eine Möhre | eine Dose Mais in der Milchreife | eine halbe Gurke | Olivenöl | Salz-Sole | Kümmel, gemahlen
Zuckerhutblätter fein schneiden, Möhre und Gurke schälen und raspeln, Mais dazugeben. | Mit Olivenöl, Kümmel und Salz-Sole abschmecken.

Zuckerhut-Kopfsalat-Kürbis-Mischung — zwei Blätter Zuckerhut | drei Blätter Kopfsalat | ein halber Kohlrabi | eine Kürbisspalte | Knoblauch | Haselnussöl | Kokosöl | Salz-Sole | Sonnenblumenkerne | Rosmarin, gemahlen
Zuckerhut- und Kopfsalat fein schneiden, Kohlrabi schälen und raspeln, Kürbis würfeln und in ungehärtetem Kokosöl anrösten, zur Mischung geben. |

Mit Haselnussöl, Salz-Sole, Rosmarin und Knoblauch abschmecken. | Zum Schluss noch eingeweichte oder gekeimte Sonnenblumenkerne darüberstreuen.

Feldsalat mit Gemüse — eine Packung Feldsalat | eine Gurke | ein Brokkoli | eine halbe Fenchelknolle | Salz-Sole | Olivenöl | Basilikum | Kümmel, gemahlen
Feldsalat waschen und in eine Schüssel geben, Gurke schälen und reiben, den Fenchel dazuraspeln. | Brokkoli kleinschneiden, dünsten und unter die Mischung geben. | Mit Salz-Sole und den Gewürzen abschmecken.

Gurke-Zucchini-Mischung — eine Gurke | eine kleine Zucchini | ein Kohlrabi | Erbsen nach Belieben | Bohnenkraut | Haselnussöl | Salz-Sole | Kümmel, gemahlen
Erbsen mit Bohnenkraut in wenig Wasser kochen. | Gurke, Zucchini und Kohlrabi schälen und raspeln. | Mit den Erbsen vermischen und mit Haselnussöl, Kümmel und Salz-Sole abschmecken.

Chinakohl Mischung — einige Blätter Chinakohl | eine halbe Gurke | zwei Möhren | zwei Röschen frischer Blumenkohl | eine kleine Dose Mais in der Milchreife | Salz-Sole | Hanföl | Kümmel, gemahlen
Chinakohl fein schneiden, Gurke und Möhren schälen und mit dem Blumenkohl fein raspeln. | Den Mais untermischen. | Mit Salz-Sole, Kümmel und Hanföl abschmecken.

Löwenzahn-Mischung — ein halber Salat | eine halbe Gurke | eine halbe Stange Lauch | drei Knollen Topinambur | einige Löwenzahnblätter | ein halber Kohlrabi | Salz-Sole | Thymian | Olivenöl
Den Lauch in Ringe schneiden und andünsten. | Salat fein schneiden, Gurke und Kohlrabi raspeln, Topinambur waschen und fein reiben. | Löwenzahnblätter fein schneiden. | Den gedünsteten Lauch untermischen und mit Salz-Sole, Olivenöl und Thymian würzen.

Salat-Mischung mit Grünen Bohnen — ein halber Kopfsalat | eine halbe Gurke | eine kleine Zucchini | zwei Blätter Eisbergsalat | ein Bund Grüne Bohnen | Salz-Sole | Leinöl | Bohnenkraut | Knoblauch | Kümmel, gemahlen

Grüne Bohnen (Buschbohnen) kleinschneiden und mit Bohnenkraut dünsten. | Kopfsalat- und Eisbergsalatblätter waschen und kleinschneiden. | Gurke und Zucchini schälen und fein raspeln. | Die Bohnen daruntermischen, mit Knoblauch, Kümmel, Salz-Sole und Leinöl würzen.

Drei-Salate-Mischung — eine halbe Gurke | eine halbe Zucchini (klein) | Salatrauke | Kopfsalat | Endiviensalat | Buschbohnen | Kümmel, gemahlen | Bohnenkraut | Salz-Sole | Curry, scharf | Leinöl
Nehmen Sie von jedem Salat einige Blätter – je nach Anzahl der Personen. | Waschen und kleinschneiden. | Gurke und Zucchini schälen und fein raspeln. | Bohnen mit Bohnenkraut weichdünsten. | Mit gemahlenem Kümmel, Curry, Leinöl und Salz-Sole würzen.

Prickelnde Kräuterlimonade — Sammeln Sie Kräuter je nach Jahreszeit. | Sie können z. B. Holunderblüten, Schafgarbe oder Zitronenmelisse verwenden. | Füllen Sie eine große Schüssel mit warmem Wasser und legen Sie die Kräuter hinein. | Geben Sie drei Esslöffel Honig und einen Kaffeelöffel Champagnerhefe dazu. | Lassen Sie dieses Kräuterwasser eine Nacht ziehen. | Der Ansatz sollte nicht länger als 18 Stunden stehen, da bei ungünstigem Wetter und zu viel Licht Fäulnis einsetzen könnte.

Am nächsten Tag wird der Ansatz von den Kräutern getrennt und in Plastikflaschen abgefüllt. | Die Flaschen dürfen nicht ganz voll gemacht werden. | Pro halbem Liter kommt ein Esslöffel Honig in jede Flasche. | Nun werden die Flaschen zusammengedrückt, damit die überflüssige Luft entweicht, und sofort verschlossen. | Bitte gut durchschütteln, damit sich der Honig optimal verteilt und die Gärung schneller einsetzen kann.

Stellen Sie die Flaschen an einen sehr warmen Ort. | Je wärmer, desto schneller setzt die Gärung ein. | Die Flaschen sollten möglichst dunkel stehen oder in ein Geschirrtuch eingeschlagen werden, da die Champagnerhefe Dunkelheit bevorzugt. | Sie erkennen die einsetzende Gärung an den prall gefüllten Flaschen. | Diese sollten regelmäßig kontrolliert werden, da der Druck zu groß werden und sie bersten könnten. | Sobald die Gärung eingesetzt hat, können die Flaschen im Kühlschrank gelagert werden. | Diese Limonade ist nur begrenzt haltbar, prickelt aber wunderbar.

Hochwertige Öle

Die Gemüserohkost verträgt sich hervorragend mit Öl. Öl ist sogar notwendig, denn die fettlöslichen Vitamine und auch einige Enzyme brauchen Öl, um verwertet zu werden. Bei gutem Öl wird manchmal der Geldbeutel strapaziert, aber hier sollte nicht gespart werden. Kaufen Sie das hochwertigste und wertvollste Öl, das Sie bekommen können!

Wir empfehlen echtes kaltgepresstes Olivenöl, Leinöl, Hanföl, Haselnussöl und ungehärtetes Kokosöl.

Hanföl

Hanföl ist eines der besten Pflanzenöle. Es weist den höchsten Gehalt an essenziellen Fettsäuren auf und außerdem die wertvolle Gamma-Linolensäure. Hanföl stärkt das Immunsystem und wirkt entzündungshemmend. Es ist besonders für Salate geeignet.

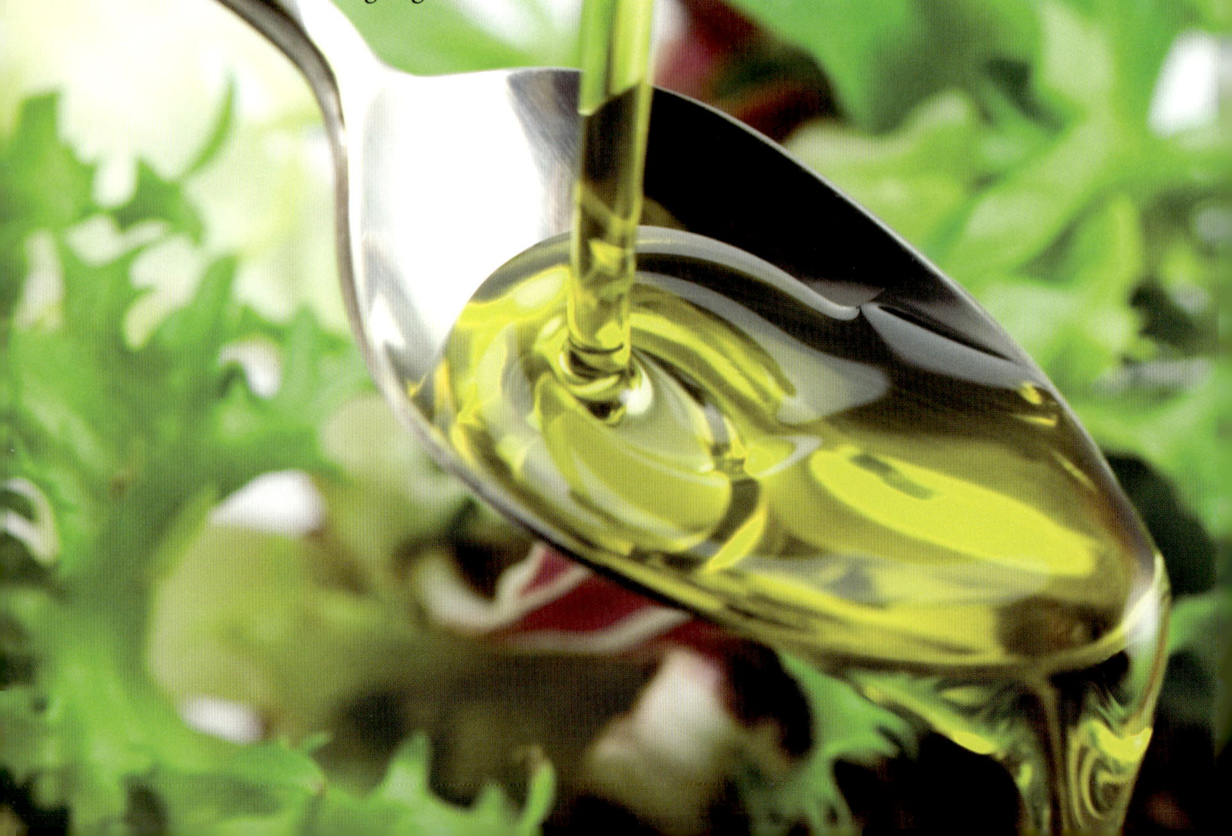

Leinöl und Leinsamen

Leinöl wird aus Leinsamen hergestellt. Leinöl hat einen kräftigen Geschmack, dadurch ist es für Salate ebenfalls gut geeignet. Es wirkt sich positiv auf den Körper aus, denn Leinöl liefert am meisten Omega-3-Fettsäuren. Kein anderes pflanzliches Öl enthält eine solche Menge an Omega-3-Fettsäuren.

Die Leinpflanze ist eine der ältesten Kulturpflanzen überhaupt. Sie begleitet den Menschen schon seit 10.000 Jahren. Leinöl ist heilsam bei Allergien, Bluthochdruck, Arteriosklerose, Cholesterin und vielen anderen Beschwerden. Die Leinsamen selbst sind für die Ernährung wertvoll. Damit sie richtig aufgeschlossen werden können, sollte man den Leinsamen entweder über Nacht einweichen oder schroten. Der regelmäßige Verzehr wirkt sich positiv auf Wechseljahrbeschwerden aus.

Olivenöl

Olivenöl hat einen hohen Anteil an einfach ungesättigten Fettsäuren. Bei guter Qualität sind das immerhin 78 %! Als Käufer sollten wir nur zu nativem Olivenöl aus der ersten Kaltpressung greifen. Nur so können wir sicher sein, dass wir erstklassige Ware erhalten! Wir verwenden das Olivenöl von Vita Verde. Natives Olivenöl extra steht für die erste Güteklasse. Es garantiert die mechanische Pressung der Oliven. Erste Kaltpressung darf nur auf dem Etikett stehen, wenn native Olivenöle in einer traditionellen, hydraulischen Presse bei höchstens 27 Grad gepresst werden.

Kokosöl

Kokosöl in Rohkost-Qualität zum Kochen, Backen und Braten ist für diejenigen Menschen unentbehrlich, welche noch nicht zu 100 % Rohkost essen wollen. Kokosöl lässt sich viel höher erhitzen als Olivenöl, welches sehr unter der Hitzeeinwirkung leidet. Es ist reich an lebenswichtigen Mineralien und Vitaminen und hat einen Laurinsäure-Gehalt von fast 60 %. Mit dem Öl lassen sich Suppen, Eis, asiatische Gerichte und Getränke verfeinern. Es ist ein gesunder Butterersatz oder eine Nahrungsergänzung, wenn man zu jeder Mahlzeit einen Tee- oder Esslöffel voll nimmt. Auch für eine Ölkur, ayurvedisches Ölziehen oder als Diätbegleitung eignet es sich ideal. Wir verwenden das Kokosöl von Dr. Goerg

Kinder und gesunde Ernährung

Kinder und gesunde Ernährung – gibt es das überhaupt? Wir glauben schon, dass das geht. Wir glauben aber auch, dass zu viel Druck und Zwang in Ernährungsfragen fehl am Platze sind. Was wir essen, sollen wir gerne essen und genießen. Kinder sind das Produkt unserer Gesellschaft. Sie lernen viel durch Beobachten und Nachahmen.

Wenn Sie als Elternteil gerne Gemüse essen, werden Ihre Kinder früher oder später auch Gemüse und Obst essen. Am besten wäre es, wenn Kinder im Garten beobachten könnten, wie im Laufe eines Gartenjahres alles wächst und gedeiht.

Damit würde sich bei uns allen und vor allem bei den Kindern wieder die Wertschätzung für lebendige Nahrung entwickeln. Wir wissen es zu schätzen, dass unsere Bauern trotz aller unvorhersehbaren Wettereinflüsse so qualitativ hochwertiges Gemüse und Obst in den Handel bringen.

Wir glauben, dass ein eigener Garten Kindern eine gesündere Ernährung näher bringt. Wenn Sie diese Möglichkeit nicht nutzen können, wäre auch das gemeinsame Einkaufen an einem gut sortierten Gemüsestand, einem Bauernmarkt oder direkt beim Bauern empfehlenswert. So ist es möglich, die Auswahl, die Frische, den Duft und die appetitlichen Farben von den verschiedenen Gemüse- und Obstsorten wieder unmittelbar erlebbar zu machen.

Unsere Kinder dürfen sich jedes Mal eine Kleinigkeit aussuchen. Seien es nun Möhren, ein Apfel, Birnen oder ein saftiger Pfirsich. Sehr beliebt sind auch Datteltomaten, die so schnell gegessen sind, dass wir Eltern uns beeilen müssen, wenn wir auch etwas haben wollen.

In Scheiben geschnittene Gurken, Tomaten, Paprika, Avocados, Kohlrabis usw. sind ein gesunder Imbiss. Ein bisschen Salz-Sole zum Würzen daneben hinstellen und fertig. Das mögen Kinder sehr gerne.

Vor Jahren reisten wir in die Türkei und lernten Land und Leute kennen. Dort wurde als Vorspeise ein Dipp mit Kräutern und ein Glas mit Gurken, Möhren- und Kohlrabistreifen serviert. Das hat allen geschmeckt. Es geht darum, Gewohnheiten zu verändern.

Üben Sie nicht zu viel Druck auf ihre Kinder aus.

Ganz wichtig finden wir es, mit Kindern zu reden. Erklären Sie Ihrem Kind, warum Sie gewisse Nahrungsmittel nicht mehr essen möchten. Warum Sie kein Fleisch oder keine Süßigkeiten mehr kaufen wollen. Ihr Kind muss wissen, weshalb Sie diese Entscheidungen treffen. Üben Sie aber trotzdem keinen Zwang aus. Grundsätzlich ist Ihr Kind eine eigenständige Persönlichkeit und muss eigene Erfahrungen machen dürfen.

Wenn Ihr Kind schon größer ist, soll es ein Verständnis für seine Ernährung entwickeln. Vielleicht können Sie sich mit einem größeren Kind auf einen Tag in der Woche einigen, an dem Gemüserohkost gegessen wird. Wichtig ist, dass das Kind selbst mitmachen will.

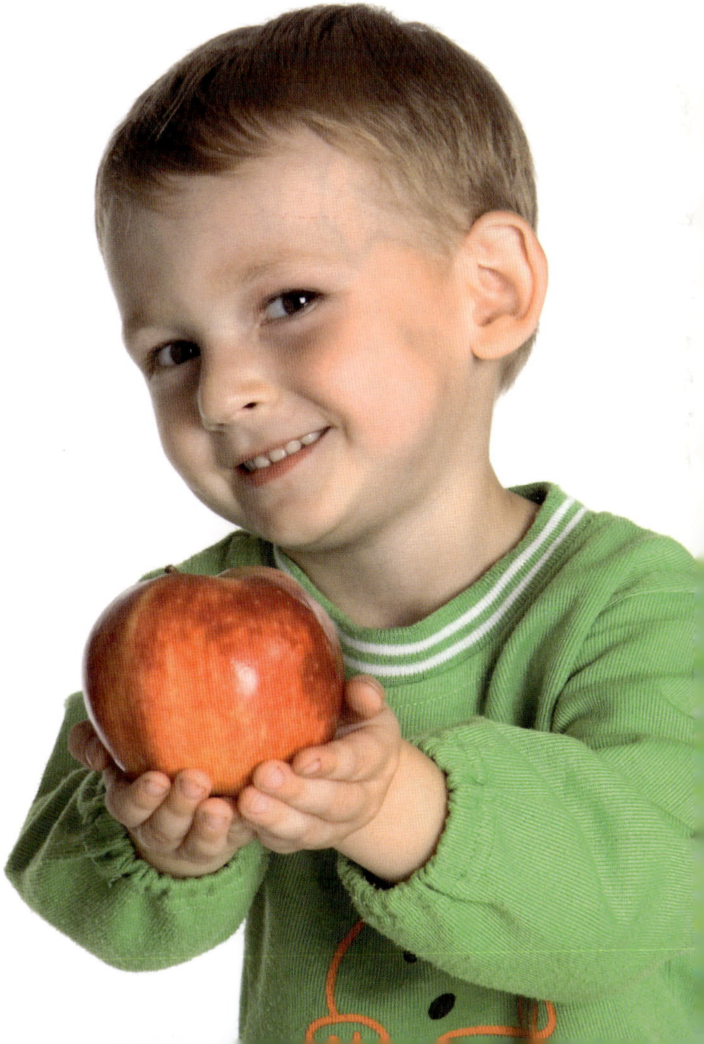

Was wir Ihnen nur ganz fest ans Herz legen können: Seien Sie ein bisschen stolz auf sich selbst und seien Sie stolz auf Ihr Kind, wenn es nur wenig Süßigkeiten isst. Stehen Sie dazu! Sagen Sie Ihrem Kind auch, dass Sie stolz auf es sind.

Gerade Süßigkeiten werden heute ohne Ende gekauft. Und wenn Sie auf Unverständnis und Kopfschütteln stoßen, denken Sie an die Zahngesundheit Ihrer Kinder! Sie sind nicht allein. Viele gebildete Menschen, die erkannt haben, dass zu viel Zucker die Gesundheit ihrer Kinder gefährdet, reduzieren diesen massiv.

Wenn Sie Ihr Kind Schritt für Schritt an eine gesündere Ernährung heranführen, wird der jugendliche Organismus mit lebenswichtigen Aufbaustoffen, mit Vitaminen, Mineralstoffen und Spurenelementen versorgt. Das hilft jungen Menschen, den heutigen hohen Anforderungen gerecht zu werden.

Zahlreiche wissenschaftliche Untersuchungen zeigen, dass eine Ernährung mit reichlich Gemüse und Obst das Krebsrisiko und das Risiko für Herz-Kreislauf-Erkrankungen deutlich senkt.

Kinder, die mit einer Ernährung aufwachsen dürfen, die sich schwerpunktmäßig an Gemüse und Obst orientiert, sind widerstandsfähig und leistungsfähig. Diese Vorteile sollten auch dann nicht zunichte werden, wenn der Nachwuchs hin und wieder auf Pizza und Pommes besteht.

Ältere Menschen und Rohkost nach Weihsbrodt

Wenn man älter wird, verändert sich der Körper. Vielen Menschen machen diese Veränderungen Angst. Sie beobachten, dass Freunde krank werden. Sie sehen, dass die Hilflosigkeit zunimmt. Aber ist das ein wirklich unabänderliches Schicksal?

Was sagt die Wissenschaft dazu?

Die Wissenschaft hat erforscht, dass nur ein Fünftel oder ein Viertel unserer Gesundheit von unseren Genen abhängt. Der Rest ist von unserer Lebensführung abhängig. Das sind gute Nachrichten!

Wir sind also nicht Opfer unserer Gene, wir können unser Schicksal selbst in die Hand nehmen. Wir können uns für eine gesunde Ernährung entscheiden, wir können Sport betreiben und unsere Gesundheit dadurch stärken. Durch gesunde Ernährung tankt der Körper Kraft und Energie, denn Kalorienzufuhr ist nicht alles. Der menschliche Organismus braucht auch

Mineralstoffe, Vitamine und Vitalstoffe.

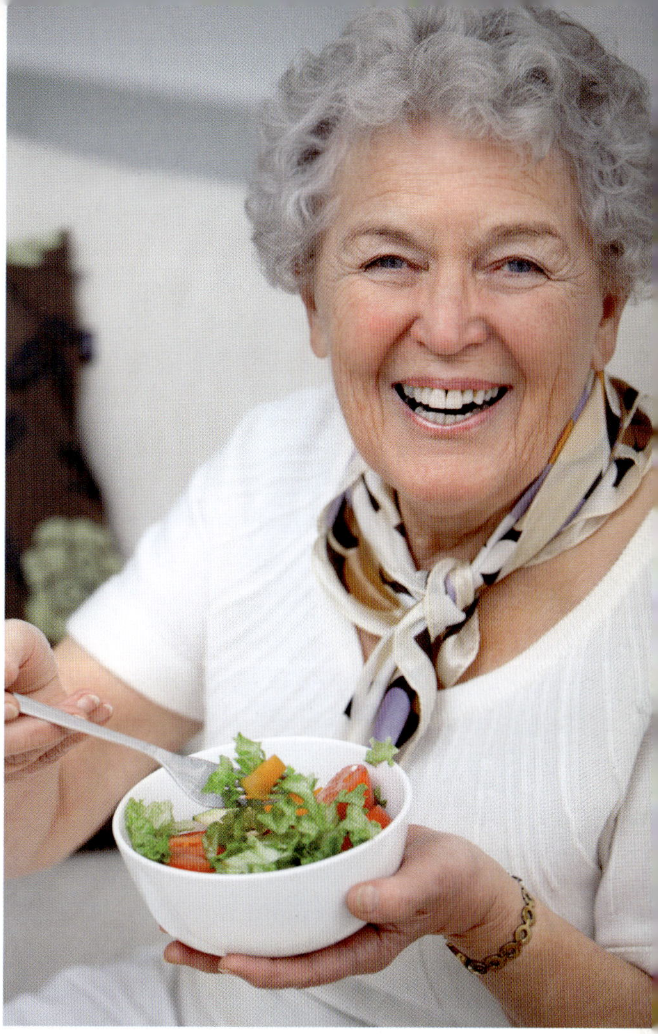

Wenn wir älter werden, essen und trinken wir meistens weniger. Der Körper wird genügsam, also schwindet mit zunehmendem Alter der Appetit. Manche Speisen vertragen wir nicht mehr, zu fett, zu viel und zu sauer. Wir müssen auf unseren Körper mehr Rücksicht nehmen, weil wir sonst Magenschmerzen, Blähungen, Verstopfung oder Sodbrennen bekommen. Oder wir wandern die halbe Nacht umher, weil es für den letzten Kaffee doch schon zu spät war und wir nicht schlafen können. Wenn wir älter werden, müssen wir also besonders sorgsam mit unserem Körper umgehen!

Daher bietet sich Rohkost auch für ältere Menschen an. Fein geraspeltes Rohes, mit teils gedünstetem Gemüse kombiniert, belastet die Verdauung nur gering. Der Körper wird optimal mit Mineralstoffen, Vitaminen und Enzymen versorgt. Durch Gemüserohkost fühlen Sie sich gesättigt, aber nicht belastet.

Unsere Rohkost-Empfehlungen werden bereits von einigen älteren Menschen befolgt und als gut verträglich empfunden. Die Personen fühlen sich fit und leistungsfähig und können sogar gesundheitliche Verbesserungen an sich feststellen.

Wir empfehlen, besonders frisch gepresste Gemüsesäfte zu trinken. Gekaufte Gemüsesäfte müssen zumindest pasteurisiert werden, also besorgen Sie sich besser einen Profi-Entsafter und entsaften Sie Ihr Gemüse selbst. Damit bekommen Sie alle Vitamine und Vitalstoffe frisch auf den Tisch.

Frische Gemüsesäfte können Sie konzentriert mit Vitalstoffen versorgen, auch wenn Sie wenig Appetit haben und deshalb wenig essen.

Zu guter Letzt wollen wir Sie auch in diesem Kapitel noch einmal daran erinnern, viel zu trinken. Ungesüßten Kräutertee, Wasser oder frischgepresste Säfte. Auch wenn Sie keinen Durst verspüren, trinken Sie trotzdem ein kleines Glas. Vor allem für ältere Menschen ist ausreichende Flüssigkeitszufuhr sehr, sehr wichtig!

Vertragen Sie kein frisches Obst?

Immer wieder hört man von Menschen, die keinerlei frisches Obst mehr vertragen. Sie bekommen Blähungen und/oder Durchfall und sind darum überzeugt, dass sie kein Obst mehr essen können.

Durch die Forschungen von Victoria Boutenko wurde bekannt, wie wichtig ein gesunder, das heißt ein ausreichend hoher Magensäuregehalt ist. Oft ist eine zu geringe Magensäurekonzentration an Verdauungsschwierigkeiten schuld.

Wenn Sie nur von Kochkost leben und keine frischen Nahrungsmittel mehr zu sich nehmen, kann es durchaus sein, dass Sie frisches Obst auch als Monokost nicht mehr vertragen. Dann empfehlen wir Ihnen, viel frischen Salat und Blattgrün zu essen (essigfrei). Dadurch wird das Verdauungsfeuer angeregt und Sie können nach einiger Zeit wieder Früchte essen.

Wir können von einem Fall berichten, auf den diese Theorie zutraf. Eine 62-jährige Dame, die sich für Rohkost interessierte, aber an ihren Verdauungsschwierigkeiten scheiterte, bat uns um Hilfe. Auf unser Anraten hin aß sie vermehrt frische grüne Salate, kombiniert mit Wildkräutern. Nach circa vier Monaten konnte sie zum Frühstück mehrere Äpfel essen.

Das ist nur ein Beweis dafür, wie wichtig frisches Blattgrün für den menschlichen Körper ist.

Argumente für reine Rohkost

Müssen wir unsere Nahrung unbedingt kochen?

Kein Tier im gesamten Tierreich kocht sein Essen. Zumindest ist kein Tiger, Löwe oder Panther je dabei beobachtet worden, wie er sein Beutetier über dem Feuer geröstet hat. Ganz im Gegenteil, im Tierreich wird alles so schnell wie möglich verschlungen, um sich den größtmöglichen Anteil zu sichern.

Es gibt da einige Dinge, die uns Menschen von anderen Säugetieren unterscheiden. Wir können rohes Fleisch nicht ohne Hilfsmittel essen, selbst wenn es uns optisch reizen würde. Wir Menschen verfügen nicht einmal über die passenden Zähne, um rohes Fleisch zu essen!

Raubtiere besitzen sehr lange Eckzähne. In der unteren Reihe befinden sich eigene Lücken, damit die Reißzähne Platz haben. Sie sind spitz, glatt und gebogen. Sie eignen sich zum Fassen und Festhalten der Beute. Wären Menschen echte Fleischesser, müssten zumindest ansatzweise ähnliche Fähigkeiten vorhanden sein.

Wir sind auch keine Mischköstler, wie oft behauptet wird. Ein wirklicher Mischköstler im Tierreich ist zum Beispiel der Bär. Dieser hat messerscharfe Eckzähne, mit denen er Fleisch zerteilen und kauen kann. Die Eckzähne des Menschen sind mit denen des Bären nicht zu vergleichen.

Selbst mit ganz gesunden Zähnen ist der Mensch nicht fähig, problemlos von rohem, nicht vorgeschnittenem Fleisch etwas abzureißen! Und könnten Sie sich vorstellen in eine Kuh hineinzubeißen? Da würden wir schon am Fell scheitern!

Getreide

Vor allem in Deutschland und Österreich wird sehr viel Brot konsumiert. Brot und Kartoffeln sind unsere wichtigsten Grundnahrungsmittel. Viel Brot zu essen hat bei uns Tradition. Um das Jahr 1800 lag der Brotverbrauch etwa bei sagenhaften 300 Kilogramm pro Kopf und Jahr. Heute sind es etwa 84

Kilogramm pro Jahr und wir haben die bescheidene Auswahl zwischen rund 300 verschiedenen Brot- und 1000 Brötchensorten.

Die deutsche Zeitschrift „Stern“ hat die Deutschen aufgrund des Brotkonsums als „Brot-Weltrekordler“ bezeichnet.

Der Begriff Weltrekord ist dabei besonders passend. Wer betreibt sonst noch einen derartigen Brotkult auf dieser Welt? In anderen Ländern bestand der Brotkult nie in dieser extremen Form. Wir sollten uns langsam von der Vorstellung lösen, dass man ohne Brot nicht leben kann.

Was ist das Besondere bei Vollkorn?

Vollkornmehl ist in gemahlenem Zustand nicht lange lagerfähig. Es wird nach einer gewissen Zeit ranzig, da der ölhaltige Getreidekeim mitgemahlen wird. Um das Mehl lagerfähig zu machen, kam man auf den Gedanken, den ölhaltigen Keim vom reinen Mehl zu trennen. Auch die Randschichten wurden ausgesiebt, da sie nach früherer Auffassung sowieso nur unverdaulicher Ballast waren. Damit erhielt man eine Konserve – nämlich weißes Mehl.

Vollkornbrote dürfen übrigens schon so genannt werden, wenn der Vollkorn-Anteil 90 % beträgt. Bei Brötchen genügen sogar 30 %.

Versuche mit Ratten, denen ausschließlich Auszugsmehl gegeben wurde, verliefen für die Tiere nach einigen Wochen stets tödlich.

Gab man den Ratten dagegen das ganze Korn, waren sie quicklebendig, hatten ein seidiges Fell und vermehrten sich prächtig. Dr. med. Bruker weist darauf hin, dass der Keim und die ausgesiebten Randschichten sehr wertvolle Vitalstoffe enthalten, z. B. Vitamin B1. Er vertritt die Ansicht, dass kein anderes Lebensmittel auf so kleinem Raum so viel Vitamin B1 enthält, wie der Getreidekeim.

Ist Brot heute wirklich noch gesund? Moderne Broterzeugung

Die Autoren sind der Meinung, dass Getreidenahrung für den Menschen nicht so gesund ist, wie allgemein angenommen. Für alle Brotliebhaber hier eine kurze Information über die moderne Broterzeugung:

Falls Sie davon ausgehen, dass in einer Bäckerei heutzutage gearbeitet wird wie vor 100 Jahren, sollten Sie sich von dieser Vorstellung verabschieden. In den 84 Kilogramm Backwaren, die pro Kopf im Jahr verzehrt werden, befinden sich mittlerweile zwei Kilogramm Backmittel, das heißt chemische Zusätze. Sie helfen, den Teig voluminös zu halten, die Porengröße zu steuern, die Teiggärung zu verkürzen oder eine knusprige Kruste zu fördern.

Für den Kunden sind die Zusätze oder die genauen Zutaten schwer zu erfahren. Es gibt in den wenigsten Geschäften eine Zutatenliste, die man einsehen kann. Wenn man das Personal nach gewissen Mischungen fragt, bekommt man oft zur Antwort, dass dies sicher nicht drinnen sei. In kundenfreundlichen Betrieben existieren Ordner, in denen die einzelnen Waren und die Zutatenliste abgedruckt sind.

Normale Zusätze

In den meisten Broten sind Malz, Fett, Zucker, Salz, aber auch Enzyme, Stabilisatoren, Verdickungsmittel, Säuerungsmittel, Mehlbehandlungsmittel und Emulgatoren enthalten. Sehr oft wird inzwischen auch Sojaschrot oder Sojamehl zugesetzt. Die meisten Menschen sind sich dessen gar nicht bewusst, dass sie Soja im Brot mitessen.

Bei einigen Brotsorten wird sogar mit dem (gesunden?) Sojaanteil geworben. Fett wird oft als pflanzliches Öl angegeben. Hier kann man nur Vermutungen anstellen: Wird Sonnenblumenöl beigemischt? Oder doch wieder Sojaöl?

Warum werden Enzyme eingesetzt?

Um eine gleichbleibende Qualität zu gewährleisten, werden dem Teig Enzyme beigemengt. Enzyme sind hochwirksame Eiweißverbindungen, die biochemische Vorgänge beschleunigen oder aber erst ermöglichen. Sie können auch eingesetzt werden, um die Frische länger zu gewährleisten. Da wäre zum Beispiel das Enzym „Novamyl“ von der Firma Novo Nordisk. Es war 1995 auf der Liste der gefährlichen Stoffe, weil man damals feststellte, dass dieses Enzym von gentechnisch veränderten Bakterien produziert wird. Andere Enzyme machen Roggenbrot saftig, bleichen Weiß- und Toastbrot, machen die Brotkrume elastisch und verkürzen die Knetzeit des Teiges.

Die Enzym-Allergie der Bäcker

Anita Petek-Dimmer beschreibt in einem Artikel die Allergie-Probleme so: *Wissenschaftler vom Berufsgenossenschaftlichen Forschungsinstitut für Arbeitsmedizin an der Ruhr-Universität Bochum fanden heraus, dass Bäcker, die vermeintlich an einer Mehlallergie litten, in der Regel nicht auf das Mehl selber, sondern auf ein Enzym, Alpha-Amylase, allergisch reagierten. Nach einigen Nachforschungen fand man heraus, dass die Zunahme der Allergien bei Bäckern, vor allem des Bäcker-Asthmas, parallel zu den Verkaufszahlen der Backmittel, die Enzyme enthielten, verlief. Die Berufsgenossenschaft musste bald mehrere Millionen Euro für die Behandlung des Asthmas bei den Bäckern aufwenden ... Der Bochumer Medizin-Professor Xaver Baur stellte in Folge fest, dass auch ein Enzym namens Xyalase bei Bäckern Allergien hervorruft.*

Mittlerweile reagiert jeder zehnte Nahrungsmittel-Allergiker auf die Alpha-Amylase. Es wäre also dringend notwendig, auf enzymhaltige Hilfsmittel in Backwaren zu verzichten. Allerdings behaupten die Backindustriellen, dass das nicht möglich sei. Stattdessen versucht man, mit neuen Lüftungsanlagen die Staubbelastung in den Betrieben in Grenzen zu halten.

In Betrieben, in denen auf chemische Zusätze im Brot verzichtet wird, treten die einschlägigen Bäckerallergien plötzlich nicht mehr auf.

Doch nicht nur die Bäcker selbst, sondern auch die Brotesser sind gefährdet. Bisher wurde angenommen, dass die allergieauslösenden Enzyme durch den Backvorgang zerstört würden. Nun hat sich aber gezeigt, dass auch der Genuss dieser Brote mit heuschnupfenartigen Beschwerden und teilweise mit Hautausschlägen einhergehen kann. In der Zwischenzeit hat diese Allergie derartige Formen angenommen, dass Allergologen eine Deklarationspflicht bei Brot verlangen, damit betroffene Menschen ihr ausweichen können. Nur wird das sehr schwierig sein, da so gut wie alle Brote damit versetzt sind. Die einzige Lösung wäre: Selbst backen!

Wie wir sehen, ist Brot gar nicht so gesund, wie man gemeinhin annimmt. Der Mensch kann Getreide nur mit sehr viel Aufwand überhaupt verdaubar machen. Mit den ursprünglichen Körnern würde niemand glücklich werden. Wenn jemand trotzdem Brot essen will, empfehlen wir ein echtes Sauerteig-Brot (ohne Sojazusatz).

Das echte Sauerteig-Brot

Das Sauerteig-Brot ist von allen Broten noch am verträglichsten. Lange bekannt ist seine antibiotische Wirkung. Früher wurden Krankenzimmer zur Desinfektion mit Brotkrümeln ausgefegt. Viele Konsumenten schrecken vor Sauerteig-Broten zurück, da sie glauben, dass es sauer oder zumindest säuerlich schmeckt. Das können wir verneinen. Sauerteig-Brote sind meist saftig und für empfindsame Konsumenten bekömmlicher als Hefe-Brote.

Der Sauerteig besteht aus Roggenmehl und Wasser. Bei der Zubereitung wird Zucker von Milchsäurebakterien zu Milchsäure vergoren. Gleichzeitig findet eine alkoholische Gärung über Hefen statt.

Roggenmehl enthält Enzyme, die den im Mehl enthaltenen Kleber abbauen. Dadurch kann ein Teig aus dem Roggenmehl das bei der Gärung entstehende Kohlendioxid nicht halten und fällt zusammen. Durch die Säure des Sauerteiges werden diese Enzyme in ihrer Aktivität behindert. Brot aus reinem Weizenmehl (oder Dinkel etc.) schmeckt besser und wird ebenfalls verträglicher durch Zugabe von Sauerteig.

Weitere Enzyme im Getreide

Viele Pflanzen, vor allem Hülsenfrüchte (Leguminosen) und Getreide, bilden Proteaseinhibitoren. Proteaseinhibitoren sind Stoffe, welche die Ausnutzung des hohen Proteingehaltes von Körnerleguminosen durch den Menschen vermindern, wenn sie roh oder unbehandelt gegessen werden.

Das heißt, dass die Mineralstoffaufnahme im Darm blockiert werden kann, wenn Sie Getreide oder Hülsenfrüchte (z. B. Erbsen, Soja, Bohnen) roh essen.

Im schlimmsten Fall landen Sie mit einer Nahrungsmittelvergiftung im Krankenhaus. Das geschah in England bei einer Rohkostveranstaltung, als rohe Bohnen vom Buffet gegessen wurden. Sie können aber auch Verdauungsprobleme bekommen (z. B. Blähungen), wenn Sie rohes Getreide essen (z. B. als Frischkornbrei).

Verschiedene Proteaseinhibitoren hemmen bestimmte Verdauungsenzyme. Wird Getreide und Soja im Übermaß konsumiert, könnte es zu einem Mineralstoffmangel kommen.

Im Getreide findet man die Inhibitoren vermehrt in der Samenschale, bei Leguminosensamen in den äußeren Keimblattschichten oder in der Samenschale. Leguminosen sind Schmetterlingsblütler. Sie werden in Hülsenfrüchte und kleeartige Futterpflanzen eingeteilt. Zu den Hülsenfrüchten (Leguminosen) gehören: Erbsen, Ackerbohnen, Wicken, Lupinen, Erdnüsse usw. Zu den kleeartigen Futterpflanzen (Leguminosen) gehören zum Beispiel die Luzerne, der Rotklee oder Esparsette.

Denken Sie daran:
Getreide und Samen enthalten Inhibitoren. Inhibitoren behindern die Verdauung.

Macht zu viel Getreide dick?

Bekanntlich wird Getreide bei der Tiermast eingesetzt. Tiere nehmen durch das Getreide also rasant zu. Und dabei reden wir nicht nur von Schweinen und Rindern. Auch Hühner, Gänse und Enten werden mit Getreide (Kohlenhydraten) gemästet. Ohne die würden sie nicht so schnell fett werden.

Man weiß im Grunde bis heute nicht, ob nun das Fett oder die Kohlenhydrate den Menschen dick machen. Wir glauben, dass Menschen durch Getreide dick werden!

Wenn von Kohlenhydraten (Getreide, Brot, usw.) die Rede ist, muss Dr. Wolfgang Lutz erwähnt werden. Seine Geschichte beginnt, wie die meisten Geschichten von Ernährungs-Pionieren.

Es war einmal ein Arzt mit gesundheitlichen Problemen. Er litt an einer Arthrose beider Hüftgelenke und Erschöpfungszuständen, die seine Lebensqualität stark beeinträchtigten. Im Alter von 45 Jahren entschloss er sich, auf eine kohlenhydratarme Ernährung umzustellen. Durch den Verzicht auf Kohlenhydrate erreichte er innerhalb weniger Monate ein völlig neues Körpergefühl. Das heißt, dass er mehr Energie hatte und die Schmerzen zurückgingen.

Dr. Lutz setzte sich mit verschiedensten Ernährungsformen auseinander. Dabei stieß er auch auf Berichte von Vilhjalmur Stefansson, einem Arzt und

Anthropologen mit isländischen Wurzeln, der lange Zeit bei den Eskimos gelebt hatte und diese als völlig gesund beschrieb. Stefansson fand keine Fettleibigen, keine Krebserkrankungen, keine Herzinfarkte und keine Schlaganfälle bei jenen Eskimos, die nach ihrer alten Tradition lebten.

Stefansson schrieb einige Bücher über seine Erfahrungen. Er vertrat die Meinung, dass Zivilisationskrankheiten erst mit der Zivilisationskost auftraten. Als Dr. Lutz die eiweißreiche Diät der Eskimos bei sich selber anwendete, spürte er innerhalb kurzer Zeit eine gesundheitliche Besserungen. Zu dieser Zeit aß er überhaupt keine Kohlenhydrate. Also keinen Zucker, kein Mehl, keinen Grieß oder Reis, keine Teigwaren (Nudeln), kein Brot, keine Hülsenfrüchte und keine Kartoffeln.

Obst und Gemüse sah er nicht als sehr kohlenhydratreich an, obwohl er in Obst den Kohlenhydratanteil, der sehr hoch sein kann, erkannte.

Dr. Lutz aß Fleisch und Milchprodukte. Aber eben keine Kohlenhydrate, kein Brot und keinen Kuchen. Da er praktischer Arzt mit eigener Praxis war, konnte er seine Ernährungsform seinen Patienten empfehlen und erzielte damit gute Erfolge.

Auch wenn es manchen Lesern nun gewöhnungsbedürftig erscheinen wird, ohne Reis, Nudeln und Brot zu leben, hat Dr. Lutz mit seinen Arbeiten bewiesen, dass Getreide für den Menschen nicht lebensnotwendig ist. Er berichtete, ganz im Gegenteil, von erfreulichen, gesundheitlichen Veränderungen. Seine Hüftschmerzen besserten sich, sein Haarausfall hörte auf, er wurde leistungsfähiger. Auch berichtete Dr. Lutz von positiven Auswirkungen auf seine Zähne.

Alle großen Ernährungs-Forscher wie Wandmaker, Dr. Lutz und Walker beobachteten übereinstimmend: Mit Verzicht auf Kohlenhydrate wie Frischkornbreie und Brot verschwinden diverse Blähungen! Denn nicht nur Phytate im Getreide sondern auch die Mischung von Frischkorn, Mehl, Brot und Co. machen Probleme. Wie uns die jahrzehntelang erfolgreiche Trennkost aufzeigt, passen gewisse Stoffe nicht zusammen.

Was sind Phytate?

Kaum jemand hat von diesen Stoffen gehört. Phytate sind sekundäre Pflanzenstoffe. Sie kommen in der Kleie des Getreides vor und sind daher innerhalb einer vollkornproduktreichen Ernährung immer vorhanden. Man findet sie auch in Nüssen und Samen.

Diese sekundären Pflanzenstoffe werden von der Pflanze zum Schutz gegen Fressfeinde entwickelt. Das betrifft auch den Menschen. Denn aus Sicht der Pflanze sind wir ganz sicher Fressfeinde.

Beim Verzehr von Getreide, Nüssen und Samen können die darin enthaltenen Phytate schwerlösliche Komplexe mit verschiedensten Mineralstoffen (z. B. Kalzium, Eisen, Magnesium und Zink) bilden. Der Einfluss von Phytinsäure auf die Mineralstoffversorgung wird immer wieder kontrovers diskutiert. Fachleute gehen aber davon aus, dass pflanzliche Nahrung aus Obst und Gemüse einen Ausgleich schafft und die Verwertung von Mineralstoffen positiv beeinflusst.

Phytate können beispielsweise die Eisenaufnahme im Körper erschweren, dagegen ist das Vitamin C dafür bekannt, dass es die Wirkung von Phytaten abschwächt und dadurch eine Steigerung der Eisenaufnahme über den Magen-Darm-Trakt bewirkt. Wenn Phytate die Mineralstoff- und die Eisenaufnahme erschweren, könnte das erklären, warum manche Menschen trotz gesunder Ernährung Defizite aufweisen. Dann nehmen wir zwar genug Mineralstoffe auf, aber können sie nicht ausreichend verwerten.
Um beim Getreide zu bleiben: Das bekannteste Beispiel für eine falsche Kombination ist sicher das beliebte Müsli.

Gesundes Müsli?

Essen Sie jeden Tag ein gesundes Frischkornmüsli? Kaufen Sie sich fertiges Müsli mit Cornflakes und Früchten, Schokolade und künstlichen Vitaminen? Geben Sie dann noch frische Früchte, Joghurt, Sahne oder Milch dazu? Vielleicht auch ein bisschen Honig?

Die gute Nachricht zuerst. Sie sind an Ihrer Gesundheit interessiert und wollen sich etwas Gutes tun. Die schlechte Nachricht ist: Nach Meinung der Verfasser gibt es kein gesundes Müsli. Wundern Sie sich? Es ist ganz natürlich zu erklären.

Falls Sie handelsübliches Müsli kaufen, bekommen Sie ein Produkt, dem jede Menge Zucker beigemischt wurde. Ein Fertigmüsli hat einen Zuckergehalt zwischen 15 und 28,8 %. Das variiert von Sorte zu Sorte. Das Gleiche passiert mit diversen Kinder-Frühstücksflocken. Die sind alle mit Zucker vermischt. Lesen Sie die Zutatenliste.

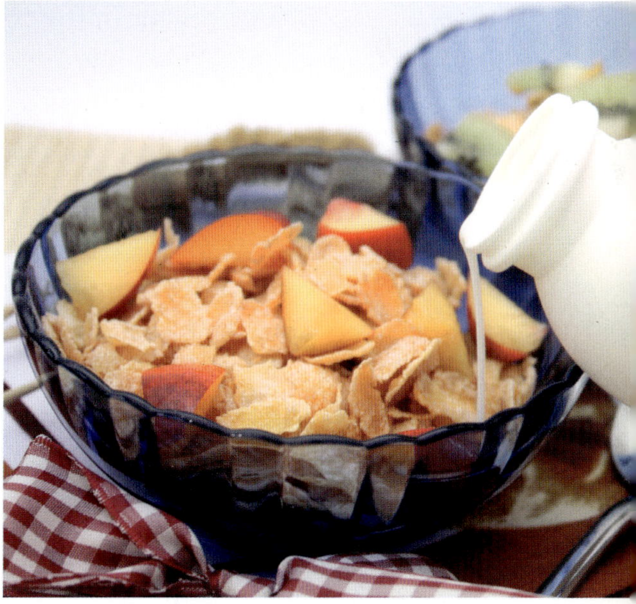

Der Zuckergehalt ist aber nicht der einzige Grund, warum Müslis nicht gesund sind. Wenn Sie zu den motivierten, gesundheitsbewussten Menschen gehören, die sich ein Frischkornmüsli zubereiten, müssen wir Ihnen die Frage stellen, ob Sie nicht manchmal trotz Ihrer gesunden Lebensweise unter Blähungen leiden. Allein diese Tatsache sollte Ihnen beweisen, dass Ihr Frühstücksmüsli nicht so gesund ist, wie Sie annehmen.

Aber sehen wir uns die Sache einmal näher an: Wenn man Frischkornbrei zubereitet, wird das gemahlene Getreide vorher über Nacht eingeweicht. Am Morgen wird es dann veredelt. Es wird mit Nüssen, Obst und Milchprodukten vermischt und mit Datteln, Honig und Rosinen schmackhaft gemacht. Nun haben wir also eine Mischung aus rohem Getreide, zuckerhaltigen Zutaten (Honig, Datteln usw.), Eiweiß (Nüsse, Milch) und Fruchtsäure (z. B. Apfel).

Wenn Sie sich mit Ernährung beschäftigen, wissen Sie sicher, wie Kohlenhydrate im Körper verdaut und aufgeschlossen werden. Wir beschreiben es trotzdem noch einmal: Die Kohlenhydrat-Verdauung beginnt im Mund. Dort wird die Stärke durch Enzyme zu Maltose umgewandelt. Dann geht es erst wieder im Dünndarm weiter. Dort werden die Kohlenhydrate von den Enzymen Amylase und Maltase abgebaut.

Das Eiweiß hingegen wird im Magen verdaut. Das Verdauungsenzym Pepsin spaltet die Proteine in längere Bruchstücke. Das teilverdaute Eiweiß wird als Speisebrei in den Dünndarm weitergegeben, wo die Enzyme der Bauchspeicheldrüse (Pankreas) die Verdauung abschließen.

Aber zurück zu unserem Paradebeispiel Müsli:

Wenn sie das Getreide mit frischem Obst mischen, begünstigen Sie Gärung. Obst enthält sowohl Fruchtsäure als auch Fruchtzucker und ist viel schneller und leichter verdaubar als Getreide. Wenn Sie auf nüchternen Magen einen Apfel essen, können Sie damit rechnen, dass er in einer halben Stunde den Magen verlassen hat.

Frischkornbrei ist sehr schwer zu verdauen. Erinnern Sie sich: Die Kohlenhydratverdauung beginnt im Mund und wird erst im Dünndarm fortgesetzt. Im Magen ist nicht aufgeschlossenes Getreide eine Belastung. Mit frischem Obst vermischt, fängt der Speisebrei zu gären an.

Frischkornbrei mit Obst und Honig

Auf den ersten Blick könnte man annehmen, dass diese Mischung gut verträglich ist, denn Honig und Zucker sind im Grunde ebenfalls Kohlenhydrate. Der Zucker beziehungsweise der Honig in dieser Mischung reagiert aber mit der Fruchtsäure der Frucht und dadurch entstehen Fuselalkohole, die schädlich für die inneren Organe sind.

Gesundheitsbewusste Menschen sind oft sehr betroffen, wenn Sie bei einer Gesundenuntersuchung ihre Leberwerte kontrollieren lassen. Trotz einer bewussten Lebensweise ist die Leber belastet. Die Ursache liegt nicht nur im Alkoholkonsum, sondern auch in der unüberlegten Mischung der täglichen Nahrungsmittel. Ein weiterer Grund könnte sein, dass Sie abends noch jede Menge Obst essen.

Am unverträglichsten ist es, wenn Sie Getreide, Joghurt (Milchprodukte), Obst und Zucker (Honig) vermischen. Dann erhalten Sie ein beinahe unverdauliches Gemisch. Kohlenhydrate, die normalerweise im Mund schon vorverdaut werden, können durch die Vermischung mit anderen Stoffen nicht richtig aufgeschlossen werden, auch Joghurt nicht.

Der Speisebrei liegt viel länger im Magen, als er sollte. Durch die Beimengung von Obst und Süßungsmitteln fängt er dann wunderbar zu gären an.

Die Magensäure hilft, die Eiweiße zu verdauen, da sie die Proteine aus dem Nahrungsbrei ausfällt. Enzyme des Magens und der Bauchspeicheldrüse (Pankreas) zerlegen das ausgelöste Eiweiß in Aminosäuren. Als Nächstes kommt der aufgeschlossene Speisebrei in den Dünndarm. Wenn dieser Kreislauf gestört ist, gelangt nicht richtig vorverdautes und aufgeschlossenes Eiweiß in den Dünndarm. Dort beginnt es (das Eiweiß und der ganze ungenügend aufgeschlossene Brei) zu faulen und zu gären, was man meist deutlich riechen kann. Und so können wir nur bestätigen, was Ernährungsforscher wie Wandmaker und andere Verfechter natürlicher Ernährungsformen immer betont haben: Frischkornbreie verursachen Gärung.

Das ist das Problem der Kohlenhydrate in der Ernährung: Sie werden meist falsch kombiniert. Sehr oft werden Kohlenhydrate und Eiweiß gemischt. Wie verbreitet diese Kombination ist, können wir durch einige Beispiele aus dem täglichen Leben untermauern: Die beliebten Käsebrote gehören ebenso dazu wie Pressknödel, Gorgonzola-Nudeln, Pizza mit Käse oder Käsespätzle. Schauen Sie, was wir essen und Sie werden bemerken, wie verbreitet diese Mischung ist.

Was passiert nun, wenn Eiweiß und Kohlenhydrate kombiniert werden? Bei Selbstversuchen konnten wir nach dem Genuss von Käsebroten, Käsespätzle und anderen Kohlenhydrat-Eiweiß-Mischungen feststellen, wie die Verdauung reagierte:

- Der Stuhlgang verlangsamte sich.
- Blähungen traten auf.
- Der Morgenurin war sauer (wurde durch pH-Teststreifen nachgewiesen).
- Die beginnende Übersäuerung des Körpers bemerkten wir auch an vermehrtem Durst und erhöhten Wasseransammlungen im Gewebe (schwere Beine). Unserer Erfahrung nach erzeugt das Kohlenhydrat-Eiweiß-Gemisch Gärung, Fäulnis und Übersäuerung.

Mahnende Stimmen

Wir sind nicht die Einzigen, die erkannt haben, dass Getreide in unserer Ernährung nicht optimal ist. Helmut Wandmaker schreibt in seinem Buch „Willst du gesund sein? Vergiss den Kochtopf!" Folgendes: „... muss ich einige Legenden über die Grundnahrungsmittel zerstören, wie zum Beispiel über das gesunde Brot, das in Wirklichkeit gefährlichen, säurebildenden Kleister erzeugt und mit seinen erdigen Stoffen die Hauptschuld an der vorzeitigen Verknöcherung und Vergreisung trägt. Die sauren Brot- und Getreideprodukte rauben uns das wertvolle Kalzium aus den Knochen, wobei sie selbst kaum Kalzium enthalten!"

Zucker

Kommen wir nun zu einem oft unterschätzten Zusatzstoff – dem Zucker. Fast überall beigemischt (zum Beispiel in Zahnpasta und Senf) haben wir meist einen zu positiven Zugang zu diesem Stoff. Die Generation der 30- bis 40-Jährigen ist in ihrer Kindheit jedenfalls großzügig mit Zucker und Süßigkeiten versorgt worden. Ausnahmen bestätigen die Regel, aber im Allgemeinen hat man als Kind doch Schokolade oder andere Süßigkeiten im Überfluss bekommen. Finden Sie, dass wir übertreiben?

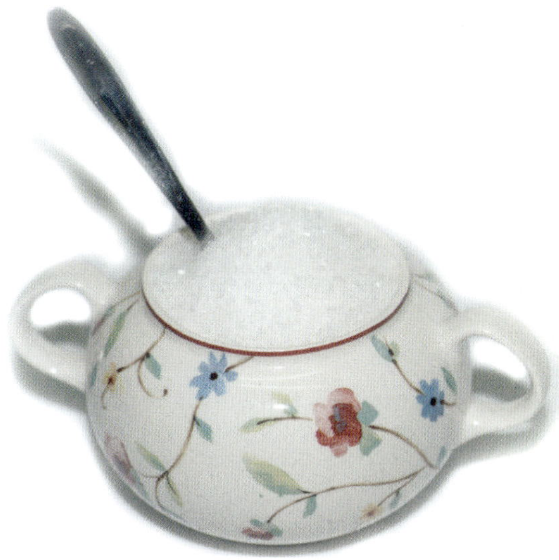

Dann denken Sie nur an die Feste, bei denen Schokoladen-Geschenke inzwischen ganz normal sind: Geburtstage, Weihnachten, Nikolaus, Ostern, ja sogar zwischendurch, als Belohnung für braves Verhalten. Erwachsene, die so aufgewachsen sind, sehen Süßigkeiten natürlich positiv und belohnen ihre Kinder auf dieselbe Weise.

Wenn Sie die Zeitung aufschlagen, finden Sie vielleicht einen Artikel über die gesundheitsfördernde Wirkung der Schokolade. Sie hebt Ihre Stimmung, verhindert hohen Blutdruck und war schon bei den Ureinwohnern Mexikos heilig. Aber Ihre Stimmung wird auch gebessert und Ihr Blutdruck positiv beeinflusst, wenn Sie einen ausgedehnten Spaziergang machen!

Alles Süße wird als eine Art Allheilmittel angesehen. Traubenzucker wird zum Beispiel als gesunder Snack für Zwischendurch angepriesen. Man verspricht sich davon mehr Energie und Leistungsfähigkeit. Aber ist das wirklich alles? Entspricht das wirklich den Tatsachen? Fühlen Sie sich wirklich stärker, wenn Sie Traubenzucker oder Schokoladenriegel essen?

Sind Sie mit Süßigkeiten im täglichen Leben wirklich leistungsfähiger oder geht Ihnen doch manchmal die Luft aus? Ist Zucker wirklich nur ein harmloser Seelentröster, den man ungehemmt konsumieren kann? Kann Zucker auf einen Teil des Körpers positiv wirken, wenn er auf einen anderen negativ wirkt?

Kann die Seele sich entspannen, wenn gleichzeitig der Darm mit Verstopfung reagiert? Wenn sich unansehnliche Pölsterchen auf den Rippen bilden oder Schokoladenreste an den Zähnen kleben bleiben und die Gefahr von Karies verstärken?

Der tägliche Umgang mit Zucker

Der durchschnittliche Erwachsene isst viel mehr Zucker, als ihm überhaupt bewusst ist. Gerade aus diesem Grunde sollte man sich über die andere Seite des Zuckerkonsums informieren.

Die wohl bekannteste Folge des Zuckerkonsums ist Karies. Übermäßiger Verzehr von Zucker fördert den Gebissverfall. Natürlich wird diese Tatsache immer wieder in Frage gestellt. Selbstverständlich ist auch eine moderne, regelmäßige und sorgfältige Zahnreinigung ausgesprochen wichtig. Andererseits ist der hygienische Standard und das umfassende Angebot an Zahnpflegemitteln so groß wie noch nie. Aber hat sich die Zahngesundheit dadurch verbessert? Trotz sorgfältiger Reinigung haben wir doch meist mehr oder weniger Löcher in den Zähnen.

Wir glauben heute gerne daran, dass unsere Vorfahren alle sehr jung ihre Zähne verloren haben. Das entspricht nicht den Tatsachen. Es gibt Skelettfunde, die genau das Gegenteil zeigen. Rainer Zuhrt berichtet von der stomatologischen Untersuchung der über 200 Skelettfunde auf dem Friedhof von Reckahn, die aus dem 12. bis 14. Jahrhundert stammen: Insgesamt stehen 49 kariöse Zähne einer Zahl von 1675 gesunden Zähnen gegenüber. Das entspricht einem Kariesbefall von 2,9 %!

Dabei hatten die bis 20-Jährigen zu 0,8 % kariöse Zähne, die bis 30-Jährigen zu 1,9 % und erst bei den über 50-Jährigen stieg der Anteil kariöser Zähne an der Gesamtzahl der Zähne auf 8,9 % an.

Dieser geringe Kariesbefall verteilte sich auf etwa die Hälfte der gefundenen Individuen, während die andere Hälfte völlig kariesfrei war. Übrigens wurde an Schneide- und Eckzähnen in keinem einzigen Fall Karies gefunden.

Ganz anders sieht das heute aus. Weniger als 1 % der Bevölkerung hat ein kariesfreies Gebiss. Inzwischen gibt es bereits Karies an den Milchgebissen der Kinder, die Eltern sind überfordert und wissen nicht, wie das passieren konnte.

Was macht den Unterschied zwischen Menschen aus dem 12. bis 14. Jahrhundert? Warum hatten die Menschen aus dieser Zeit bessere Zähne?

Natürlich haben wir heute eine luxuriöse medizinische Versorgung, fließendes Wasser, hygienische Körperpflege, Abwassersysteme, warme Wohnungen, das ganze Jahr frisches Gemüse und Obst sowie jedes Essen, das man sich nur wünschen kann (Erdbeeren im Dezember!). Also müssten wir theoretisch viel mehr Vitamine und Mineralstoffe durch unsere Nahrung bekommen. Wir müssten also viel gesünder sein und doch sind unsere Zähne oftmals schon von Kindheit an schwer kariös. Was hat sich also noch geändert? Wir essen mehr Zucker! Wir essen sehr viel mehr Zucker!

Nördlich der Alpen war Zucker bis ins 11. Jahrhundert so gut wie unbekannt. Noch vor 150 Jahren war er ein teures Luxusgut, das sich nur reiche Menschen in größeren Mengen leisten konnten. Deren Zähne waren denn auch meist angegriffen!

Im Jahre 1368 gab es in Deutschland die ersten Zuckerbäcker. Im Jahre 1573 gab es die erste deutsche Raffinerie in Augsburg, in der Zuckerrohr verarbeitet wurde. Dennoch war Zucker noch sehr teuer. Später fiel der Preis. Der Jahresverbrauch an Zucker lag zu Beginn des 19. Jahrhunderts in Deutschland pro Kopf bei circa zwei Kilogramm. Heute kommen wir auf rund 45 Kilogramm im Jahr! Bei diesem enormen Verbrauch darf man sich nicht wundern, wenn Karies entsteht oder begünstigt wird. Stellen Sie sich vor, dass 45 Kilopakete Zucker vor Ihnen stehen!

Forscher, die von der Zivilisation unberührte Völker besuchten, stellten fest, dass die Ureinwohner gesunde Zähne hatten, solange sie nicht mit Zivilisationskost in Berührung kamen. Sie kamen auch zu dem Schluss, dass Weißmehl-Produkte, weißer Zucker, erhitzte Nahrung und Konserven (die oft zuckerhaltig sind) den Gebissverfall fördern.

Die durchschnittlich 45 Kilogramm Zucker jährlich, die jeder in Form von Schokoladen, Kuchen, Eis und anderen Nahrungsmitteln isst, haben natürlich noch andere Wirkungen auf den Körper.

Zum Beispiel wird das Säure-Basen-Gleichgewicht des Körpers gestört. Dadurch wird der Mineralstoff-Haushalt beeinträchtigt. Denn Mineralstoffe können nur optimal im Körper verteilt werden, wenn ein Säure-Basen-Gleichgewicht besteht. Zuckerreiche Nahrungsmittel verbrauchen basische Mineralstoffe, die dann dem Körper nicht mehr zur Verfügung stehen. Da die meisten Menschen nicht genügend basenbildende Lebensmittel (Gemüse) essen, fördert Zucker die Übersäuerung.

Zucker kann die Darmflora verändern. Dadurch können bestimmte Nahrungsmittel wie Obst, Rohkost oder Vollkorn plötzlich unverträglich werden. Das sind Erscheinungen, von denen man inzwischen sehr häufig hört: „Nein, ich kann nicht mehr als einen Apfel essen, denn sonst bekomme ich Bauchweh/Durchfall usw."

Wundert es denn niemanden, dass Schokolade, Eis und Gummibären anscheinend anstandslos von jedem vertragen werden?

Durch die veränderte Darmflora können sich Pilze leichter ausbreiten. Ein bekannter Vertreter ist z. B. der Hefepilz Candida albicans. Er lebt von Zucker und Kohlenhydraten. Durch das Essen von Zucker werden die Schleimhäute im Magen und Zwölffingerdarm gereizt. Dadurch hat man oft das Gefühl von Hunger, obwohl man genug Kalorien zu sich genommen hat.

Hoher Zuckerkonsum geht häufig mit Vitamin-B-Mangel einher. Unser Körper kann ohne die Vitamine des B-Komplexes den Zucker nicht abbauen. Also hat erhöhter Zuckergenuss auch einen erhöhten Vitamin-B-Bedarf zur Folge! Für die Verarbeitung von Zucker braucht unser Körper auch noch Vitamine, Kalzium, Phosphor, Magnesium und Chrom.

Wenn man sich nun an die 45 Kilogramm Zucker im Jahr erinnert, kann man sich seinen Vitaminbedarf ungefähr vorstellen. Ob man braunen oder weißen Zucker konsumiert, ist übrigens egal. Sie werden beide vom Körper gleich verstoffwechselt.

Kinder und Zuckerkonsum

Kinder essen im Jahr oft das Vielfache ihres eigenen Körpergewichtes an Zucker. Dabei ist gerade für sie eine gesunde Ernährung sehr wichtig. Sie wachsen noch und brauchen Vitamine und Mineralstoffe zum Aufbau von neuen, gesunden Zellen, von der Zahngesundheit ganz zu schweigen. Gerade in der Kindheit, wenn die dauerhaften Zähne durchbrechen, ist es sehr schädlich, wenn diese immer in Zucker gebadet werden.

Die wichtigsten Vorbilder sind natürlich die Eltern. Kinder sind gute Beobachter und wenn die Eltern gerne naschen, wird auch der Nachwuchs nicht nachstehen wollen. Wenn der Zuckerkonsum zur Gewohnheit wird, ist jede Form der Einschränkung schwierig. Zu rigorose Verbote treiben die Kinder dazu, ihre Sucht heimlich zu befriedigen.

Gesunde Schokolade oder legales Suchtgift?

Wir fanden viele Expertenmeinungen zum Thema Schokolade. Andreas Bayer, Arzt und Leiter der Traditionellen Chinesischen Medizin Akademie sagt: "Schokolade ist für den menschlichen Körper extrem schädlich. Schokolade hat negative Auswirkungen auf die Verdauung, die Magenschleimhaut und fördert Bluthochdruck." Dr. Bayer vergleicht den Schokoladekonsum mit dem Rauchen von Zigaretten, denn „beide wirken auf den gesamten Körperstoffwechsel, machen süchtig und sind legitime Drogen".

Vielleicht finden Sie diese Aussage zu extrem. Allerdings gibt es viele Menschen, die sich selbst als schokoladensüchtig bezeichnen. Da werden dann Schokoladentafeln gegessen und am „normalen" Essen wird gekürzt und gespart, weil die Betroffenen nicht dick werden wollen. Das sind Verhaltensweisen, die in unserer Gesellschaft nicht auffallen, weil das Bewusstsein dafür noch nicht vorhanden ist.

Wir können von Süßigkeiten abhängig werden. Süßigkeiten sind von der Gesellschaft allgemein akzeptiert. Wenn wir zwei Tafeln Schokolade am Tag essen, sind wir dann schon süchtig?

Machen Sie einen einfachen Test. Verzichten Sie für eine Woche auf zuckerhaltige Nahrungsmittel. Keine zuckerhaltigen Säfte, keine Kuchen, keine Schokolade, keine Trinkschokolade, keine Kekse ...

Wenn Sie merken, dass Sie psychisch unausgeglichen werden, Ihre Laune im Keller ist, Sie nervös sind, einen starken Drang nach Schokolade empfinden und an nichts anderes als an gewisse Nahrungsmittel denken können, haben Sie zumindest eine starke seelische Verbindung mit diesem Geschmack hergestellt.

Weniger Zucker essen!

Sie sind nun motiviert und möchten gesünder werden? Wenn Sie zuckerfrei bzw. zuckerreduziert leben wollen, müssen Sie sich zuerst bewusst machen, worin Zucker enthalten ist. Vielleicht fällt es Ihnen schwer, auf bestimmte Genüsse zu verzichten. Aber man muss sein Leben ja nicht an einem Tag völlig umkrempeln. Sie könnten die regelmäßige Tasse Kakao gegen eine Tasse Tee austauschen, oder statt einem Marmeladenbrot eines mit Gemüse essen. Sie könnten beispielsweise roten oder gelben Paprika darauflegen.

Falls Sie einen Kuchen backen, können Sie experimentieren und weniger Zucker verwenden, als im Rezept steht. Das funktioniert meist sehr gut, wenn man mit ein bisschen Fingerspitzengefühl arbeitet. Natürlich können Sie auch das Ketchup weglassen und statt zuckerhaltiger Limonade Wasser oder kalten Tee trinken. Dauerhafte Veränderungen brauchen meistens Zeit, dafür sind sie umso nachhaltiger.

Lesen Sie bei all Ihren Einkäufen prinzipiell die Zutatenliste. Die Inhaltsstoffe, die am Anfang der Liste stehen, sind normalerweise in höchster Konzentration enthalten. Sie werden einige Überraschungen erleben. Teilen Sie Ihre Nahrungsmittel in zuckerhaltig und zuckerreduziert ein. Entscheiden Sie, ob Sie das in Zukunft noch konsumieren wollen.

Am leichtesten kann man sicher auf zuckerhaltige Getränke verzichten. Von der Arbeiterkammer wurden 48 Kindergetränke getestet. Kein einziges konnte empfohlen werden. 28 dieser Getränke waren zu süß, da im Durchschnitt ein Liter bis zu 20 Stück Würfelzucker enthielt. 30 % der Getränke waren für Kinder überhaupt ungeeignet. Nur zwei Produkte konnten die Tester überzeugen und das waren Mineralwässer.

Wenn Sie Ihren Zuckerkonsum reduzieren wollen, seien Sie absolut ehrlich zu sich selbst! Ermitteln Sie Ihren genauen Zuckerkonsum und setzen Sie sich ein realistisches Ziel! Setzen Sie sich nicht zu sehr unter Druck, wenn Sie Ihrer Lust auf Süßes nachgeben, aber minimieren Sie die Dosis!

Rohkostschokolade —

so wie ich sie bevorzuge mit Carob ohne Kakaobohnen

250 g Kakaobutter (Pure Raw) im Wasserbad auf 40 Grad erwärmen | 20 bis 30 Carob/Johannisbrot-Schoten (möglichst Harte) entkernen und pulverisieren oder mahlen | 80 kurz eingeweichte Feigen mit Mixer oder Fleischwolf pürieren | eventuell 15 Eingeweichte Bittermandeln oder 250 g eingeweichte Mandeln dazugeben und ebenfalls pürieren | Noch pulverisierten Zimt (Cassia=mild) nach Geschmack in die Masse mischen | Alles vermengen und zum Schluss mit bereits flüssiger Kakaobutter mischen | Mit 1 bis 3 Esslöffel Kokosöl von Dr. Goerg wird die Masse noch etwas feiner. Wer hat, der nimmt frische Kokosnuss, zerkleinert sie mit dem Mixer und püriert sie ebenfalls mit dem Entsafter.

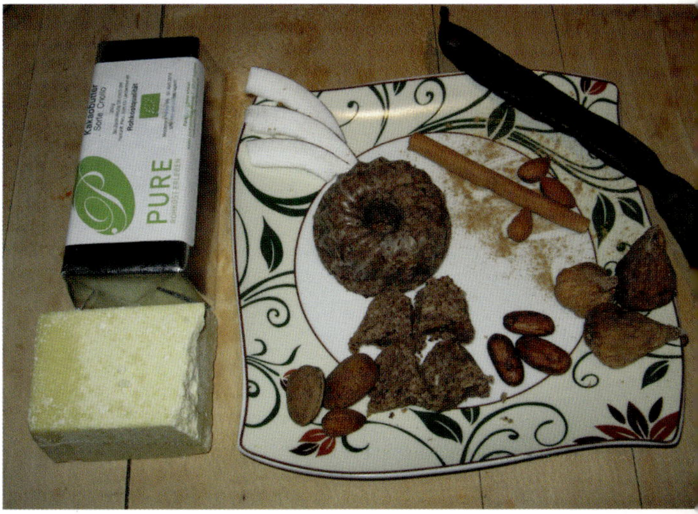

Bitterstoffe

Vom Süßen nun gleich zum Bitteren. Es ist allgemein bekannt, wie gesund Bitterstoffe sind. Dem können wir nur zustimmen. Wir sollten nicht süß, sondern bitter essen! Das ist umso leichter, da Bitterstoffe die Lust auf Süßes fast augenblicklich bremsen. Also, wenn Sie das nächste Mal unbezwingbare Lust auf Schokolade und Eis haben, probieren Sie doch stattdessen einen bitteren Salat oder ein Bitterstoff-Getränk!

Unser Geschmacksinn ist an bittere Stoffe nicht mehr gewöhnt. Lange Zeit hat man bei Salaten und Gemüse die Bitterstoffe herausgezüchtet – mit Erfolg. Die früher eher bitteren Gemüse- und Salatsorten enthalten heute nur mehr einen Bruchteil jener Bitterstoffe, die sie noch vor 150 Jahren hatten.

Bitterer Geschmack ist gewöhnungsbedürftig und Bitterstoffe fordern von uns eine neue Definition von „gut schmecken".

Dabei sind Bitterstoffe wahre Genies, sie pflegen den Magen, den Darm und vor allem die Leber. Die Bauchspeicheldrüse (Pankreas) wird angeregt, was zu einer gründlicheren Verdauung führen kann. Außerdem fördern Bitterstoffe die richtigen Darmbakterien und begünstigen eine intakte Darmflora.

Schon seit frühester Zeit werden Heilpflanzen mit hohem Bitterstoffanteil verwendet. Man wusste also schon lange, dass sich Bitterstoffe positiv auf den Körper auswirken. Zu diesen Pflanzen gehören beispielsweise Hopfen, Löwenzahn, Engelwurz, Enzian, Tausendgüldenkraut oder Wermut. Das sind nur einige der wichtigen Bitterstoffträger in der Natur.

Immer wieder hört man, dass Bitterstoffe schlank machen, aber andererseits wirken sie auch appetitanregend. Jedenfalls verbessern sie die Eisenaufnahme, fördern die Fettverdauung und sie regen den Zellstoffwechsel an.

Wir empfehlen daher, so oft wie möglich Chicorée und Radicchio, bitteren Zuckerhut, Rucola oder Wildgemüsesorten zu essen!

Milch

Natürlich wissen Sie, dass die Milch von der Kuh stammt. Damit die Kuh Milch gibt, muss sie erst ein Kälbchen bekommen. Die Milch ist dazu gedacht, das Kalb zu ernähren. Unter natürlichen Bedingungen würde die Kuh in ihrem ganzen 20-jährigen Leben drei bis fünf Kälber austragen.

Auf diese Weise könnte man den Markt aber nicht befriedigen. Also greift der Mensch regulierend ein. Durch künstliche Besamung tragend, wird die Kuh von ihrem Kalb schon am ersten bis dritten Tag nach der Geburt getrennt. Erst ab diesem Zeitpunkt kann man eine Kuh melken.

Während der nächsten zehn Monate muss sie nun zehnmal mehr Milch produzieren, als ihr Kalb benötigt hätte. Zwischendurch lässt man sie wieder decken (besamen). Kurz vor der Geburt des nächsten Kälbchens wird die Kuh trockengestellt, das heißt, sie wird nicht mehr gemolken. Nachdem das Kälbchen geboren ist, wiederholt sich das Ganze. Trockengestellt wird die Kuh aber nicht aus Nächstenliebe, die Qualität der Milch verändert sich in der Zeit vor der Geburt und ist nicht mehr zu verwenden.

25 % der Milchkühe beginnen zu lahmen, weil sie ihr eigenes Körpergewebe angreifen müssen, um der Nachfrage (nach Milch) zu entsprechen. Obwohl die Kuh eine Lebenserwartung von 20 Jahren hat, sind viele mit fünf Jahren schon verbraucht.

Um den Milchertrag zu steigern, werden hochdosierte Eiweißkonzentrate gefüttert. Natürlich werden auch Medikamente, wie z. B. Wachstumshormone und Antibiotika, verwendet. Jährlich leidet ein Drittel der Milchkühe an Mastitis (= schmerzhafte Entzündung des Euters).

Die Milch ist darauf abgestimmt, dass ein Kalb optimal ernährt wird und innerhalb kürzester Zeit (das heißt in sechs bis acht Wochen) sein Gewicht verdoppelt. Sie soll das Jungtier ernähren, das Wachstum gewährleisten und die Immunabwehr unterstützen, bis es selbst so weit ist, seine Nahrung zu suchen. Die Milch ist von Natur aus für das Kalb bestimmt!

Rohmilch — Rohmilch ist eine unbehandelte Milch und Grundstoff aller Milchprodukte. Nach EU-Recht (Richtlinie 92/46/Ewg des Rates vom 16. Juni 1992, Artikel 2) ist Rohmilch das unveränderte Gemelk einer oder mehrerer Kühe, Schafe, Ziegen oder Wasserbüffel, das nicht über 40°C erhitzt und keiner Behandlung mit ähnlicher Wirkung unterzogen wurde.

Pasteurisierte Milch — Beim Pasteurisieren wird die Milch für circa 15 bis 30 Sekunden auf 72 bis 75 Grad oder vier Sekunden lang auf mindestens 85 Grad erhitzt. Pasteurisieren ist schonend und vitaminerhaltend und wird vom Gesetzgeber vorgeschrieben. Nur für Rohmilch und Vorzugsmilch gelten eigene Regeln.

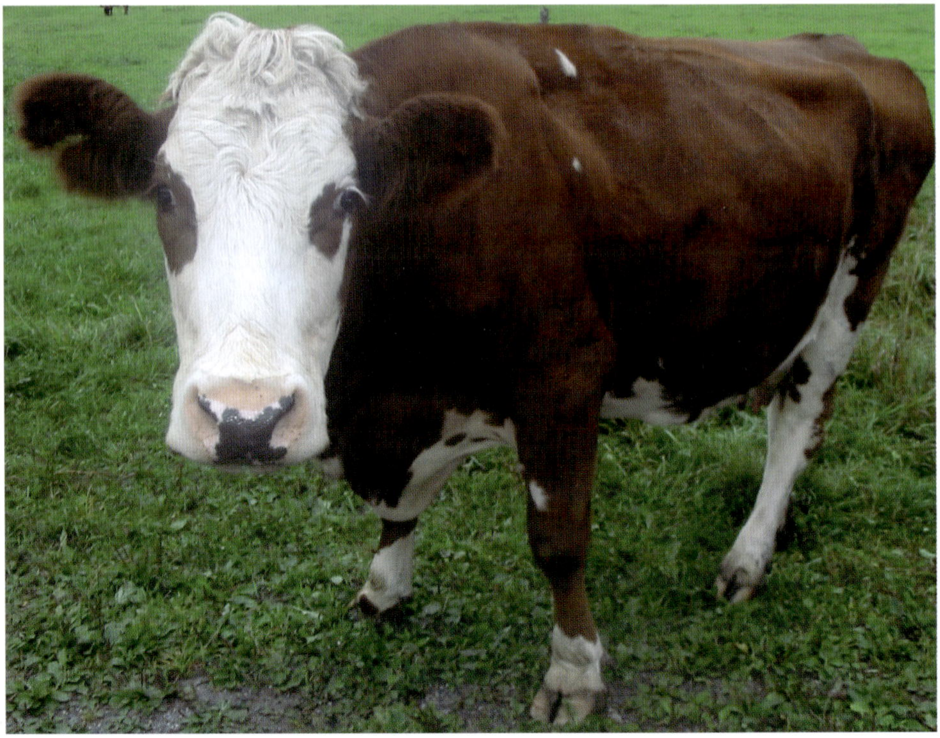

Sterilisierte Milch — Abgefüllte Milch wird für 10 bis längstens 30 Minuten auf 110 bis 120 Grad erhitzt. Dadurch ist die Milch keimfrei und ungeöffnet bis zu einem Jahr haltbar. Die Frage, wie viele Vitalstoffe sich noch in dieser Milch befinden, kann sich jeder leicht selbst beantworten. Was an aktiven Enzymen und Vitaminen da war, ist, wenn überhaupt, nur mehr in Spurenelementen enthalten.

Homogenisierte Milch — Um die natürliche Aufrahmung zu vermeiden, wird Milch homogenisiert. Hoher Druck presst die Milch durch winzige Düsen. Der Aufprall auf einem Blech zerstört die kleinen Fettkügelchen, die in der Milch schwimmen. So klein finden sie nicht mehr zusammen, sondern bleiben gleichmäßig verteilt.

Es gibt Studien, denen zufolge homogenisierte Milch eine Ursache für die bei Kindern zunehmende Milchallergie sein könnte. Denn an die in der Zentrifuge zerkleinerten Fettkügelchen lagern sich verstärkt Eiweiße an. Diese gerinnen dadurch nicht mehr im Magen, sondern gelangen in den Darm. Bei Säuglingen und Kleinkindern mit ihrer stärker durchlässigen Darmwand könnten die Eiweiße ins Blut gelangen und die Bildung von Antikörpern anregen. Das Kind wäre sensibilisiert. Die Bundesanstalt für Milchforschung hält homogenisierte Milch weiterhin für unbedenklich. Milch aus dem Supermarkt ist fast durchgehend homogenisiert.

Als einziger ökologischer Anbauverband hat Demeter die Homogenisierung verboten.

Milch muss getrunken werden, weil sie gesund ist … !

Wenn man bedenkt, dass der Pro-Kopf-Verbrauch an Milch um die 100 Liter liegt, müssten wir eigentlich alle schlank, gesund, leistungsfähig, kariesfrei und fit sein. Genau dieses Bild vermittelt uns die Milchwerbung. Das ist aber offensichtlich nicht der Fall.

Ganz im Gegenteil wird der Milchkonsum heute mit verschiedensten Krankheiten in Verbindung gebracht. Kuhmilch ist die häufigste Ursache von Allergien bei Kindern und Untersuchungen sehen den Verzehr von Milch und

Milchprodukten in Zusammenhang mit Koliken (Magenkrämpfen), chronischen Ohrenentzündungen, insulinabhängigem Diabetes mellitus (Typ 1 oder juvenilem Diabetes), Akne, Übergewicht, Blähungen, Verstopfung, übermäßiger Schleimbildung und einer Anzahl weiterer Krankheiten. Auch wird der Milchkonsum immer wieder für verschnupfte Nasen, Allergien, hartnäckige Bronchitis und Asthma verantwortlich gemacht.

Diese Tatsachen sind nicht so unbekannt, wie Sie vielleicht annehmen. Es handelt sich um Erfahrungswerte. Dr. Frank Oski, Direktor des Department of Pediatrics der John Hopkins University School of Medicine und Oberarzt des John Hopkins Children's Centers, bezeichnete die Milch als eine der Ursachen für Durchfälle, Krämpfe und Allergien. Dr. Michael Klaper erklärt in seinem Buch „Pregnancy, Children, and the Vegan Diet":
„Wenn das Protein eines anderen Tieres in das eigene Immunsystem eingeführt wird, erzeugt dies eine allergische bzw. Immunreaktion in vielen Teilen des Körpers. Eine häufige Reaktion auf so einen Angriff unseres Immunsystems durch ein fremdes Protein (Eiweiß) ist ein Ausstoß an übermäßigem Schleim aus den Nasal- und den Halsmembranen ... der resultierende Schleimfluss kann zu einer chronisch laufenden Nase, fortdauernd gereiztem Hals, Heiserkeit, Bronchitis und immer wieder auftretenden Ohrinfektionen, die so viele Kinder (und ihre Eltern) plagen, führen."

Dr. Christiane Northrup erklärt, dass Patienten, die Milchprodukte über eine längere Zeit hinweg meiden und sich ausgeglichen ernähren, weniger unter Erkältungen und Nebenhöhlenentzündungen leiden.

Dr. William Ellis vermutet nach vier Jahrzehnten Forschung über die Auswirkung von Milchprodukten, dass überschüssiger Schleim, der durch Milch verursacht wird, sich zu einer Schicht in den inneren Wänden des Darms erhärtet und die Absorption von Nährstoffen verhindern kann, was möglicherweise zu chronischer Müdigkeit führt.

Robert Gray, Ernährungsberater und Direktor des „Food for Health Institute" in San Francisco, Kaliforniern, schreibt in seinem Buch „Das Darm-Heilungsbuch":

„Milchprodukte aus Kuhmilch, pasteurisiert oder roh, sind die am meisten mukoidbildenden (schleimbildenden) unter allen Nahrungsmitteln. Dazu gehören Vollmilch, Magermilch, Molke, Sahne, Butter, Ghee (eine indische Art von halbflüssiger Kochbutter), Käse, Quark, Joghurt und Kefir. Ziegenmilch ist jedoch wesentlich weniger mukoidbildend als Kuhmilch."

Seit immer mehr Kinder Milchunverträglichkeiten entwickeln, an Neurodermitis leiden und diese Beschwerden durch den Verzicht von Milchprodukten oft günstig beeinflusst werden, wird es für viele Menschen nachvollziehbar, dass Milch nicht so gesund ist, wie immer betont wird.

Laktoseintoleranz

Manchen Erwachsenen fehlt das Enzym Laktase, das für die Verdauung von Milchzucker (Laktose) notwendig ist. Viele Ernährungsberater und Ärzte testen heute schon sicherheitshalber auf Laktoseintoleranz. Die Milchunverträglichkeit ist eine der häufigsten Nahrungsmittelallergien. Damit einher gehen Asthma, Ekzeme, Hautausschläge, chronischen Nasen- und Stirnhöhlenbeschwerden, Mandelentzündungen (Angina), Geschwüre, Verdauungsprobleme, Blähungen, Übelkeit, Krämpfe, Völlegefühl, Durchfall, Migräne und verschiedene Formen von Arthritis.

Die Laktoseintoleranz ist in verschiedenen Erdteilen und Ländern unterschiedlich ausgeprägt. Sie betrifft in Asien bis zu 98 % der Bevölkerung, in Nordamerika nur 15 %. In Südamerika können etwa 65 % der Bevölkerung Milch nicht richtig verdauen, in Südeuropa sind es um die 50 %. Während in Mitteleuropa bereits etwa 15 % der Erwachsenen an Milchunverträglichkeit leiden, sind es in Nordeuropa und England nur 5 %.

Milch und Osteoporose

Die Osteoporose ist eine häufige Alterserkrankung der Knochen, die sie für Brüche anfälliger macht. Schon lange ist wissenschaftlich einwandfrei erforscht, dass Milchkonsum die Knochenstärke nicht fördert. Milch enthält nämlich nicht nur viel Kalzium, sondern auch sehr viel Phosphor. Und Phosphor ist ein Kalziumantagonist. Zum Verstoffwechseln der Milch wird wahrscheinlich mehr Kalzium verbraucht, als sie dem Körper bringt.

Hoher Milchverbrauch wie in Österreich, Deutschland oder in der Schweiz ist nicht in allen Kulturen üblich. Viele Völker konsumieren keine Kuhmilch. In asiatischen Staaten wird wegen der genetisch bedingten Laktoseintoleranz eines Großteils der Bevölkerung keine bis sehr wenig Milch konsumiert. Obwohl Milch nicht vertragen wird, treten Knochenbrüche nicht häufiger auf als vergleichsweise in den Vereinigten Staaten oder den skandinavischen Ländern.

Was macht denn nun die Knochen stark?

Um seine Knochen gesund zu erhalten, sollte der Mensch nicht rauchen, wenig bis keinen Alkohol trinken, viel Sport betreiben und ausreichend Vitamine, vor allem Vitamin D, zu sich nehmen. Außerdem soll er Nahrungsmittel mit hohem Kalziumanteil essen.

Wichtige pflanzliche Kalziumquellen:
grünes Blattgemüse (z. B. alle Kohlarten), Hafer, Mandeln, Paranüsse, Sonnenblumenkerne, Pistazien, Sesamsamen (rohe Sesamsamen enthalten siebenmal mehr Kalzium als Milch), Leinsamen, Johannisbrot, Möhren, Krautsalat, Knoblauch, Petersilie, Schnittlauch, Algen, Blumenkohl, Feigen, Papayas, Rhabarber, Grapefruit, Drachenfrucht, Oliven (auch sehr eisenreich), Orangen, Salzgras

Sind Sie im Zweifel, ob der Verzicht von Milchprodukten das Richtige für Sie ist? Probieren Sie es einfach aus! Nach einer Umstellungsphase werden Sie begeistert sein!

Leben Fleischesser gefährlich?

Entgegen der Meinung vieler Ernährungsberater ist der Mensch kein Fleischesser. Der erste und einfachste Beweis dafür ist, dass der Anblick eines toten Tieres Ekel in uns auslöst. Scheuen Sie sich nicht auch, einen Tierkadaver anzugreifen? Glauben Sie, dass dies ein natürliches Verhalten für einen Fleischesser ist?

Dass man die Tiere tötet, um Wurst, Speck, Schinken, Gulaschfleisch, Steaks und Würstchen zu bekommen, verschweigt man den Kindern, bis sie groß genug sind. Warum? Wenn wir von Natur aus Fleischesser sind, warum sollen unsere Kinder dann nicht das Töten von Tieren miterleben? Tatsache ist doch, dass unsere Kinder geschockt und deprimiert wären. Dieses Verhalten spricht dafür, dass wir von Natur aus Vegetarier sind.

Das Fleisch wird nicht mehr mit Tieren und dem Schlachthaus-Tod in Verbindung gebracht. Der Endverbraucher bekommt das Produkt so hygienisch und sauber, dass er darüber das Schlachten leicht vergessen kann. Wird wirklich ein Dokumentarfilm über Tierfabriken und die „Produktion" von Fleisch gezeigt, wenden wir uns ab. Der Anblick von Geflügel, dem der Kopf abgeschnitten wird, oder von Schweinen, die getötet werden, wird als unappetitlich, vielleicht sogar als ekelerregend empfunden. Warum? Ein Fleischfresser aus dem Tierreich würde sich an solchen „Kleinigkeiten" nicht stoßen!

Viele Verbraucher weichen auf biologisch aufgezogene Schlachttiere aus. Diese Tiere bekommen vielleicht das bessere Futter und haben die besseren Haltungsbedingungen, was ganz unbestritten ein großer Vorteil ist. Aber ist das die Lösung? Auch hier muss das Tier schlussendlich getötet werden. Nur weil das Schwein oder die Kuh oder ein anderes Tier besser gehalten wurden, stellt sich die Frage, ob ein Nahrungsmittel, das für uns getötet wurde, um uns zu ernähren, das Richtige ist, um uns gesund zu erhalten.

Ist es denn „normal", dass der Mensch andere Lebenswesen dieser Erde einsperrt, mästet und dann abschlachtet? Normal ist das, was die Masse macht!

Nur weil es fast jeder tut, kann ich nicht sagen, dass es richtig ist! Auch die Bezeichnung Fleischproduktion ist unpassend. Kann man Fleisch denn produzieren? Kann man Tiere produzieren? Kann man Menschen produzieren? Ist es nicht sehr bedenklich, wenn man das Leben – denn auch Tiere leben – zu einer Produktion herabwürdigt?

Wir sollten uns bewusst machen, dass Tieren oft die Seele abgesprochen wird. Das ist eine sehr bequeme Einstellung. Trotzdem werden uns viele Tierhalter bestätigen, dass ihre Lieblinge über Intelligenz verfügen. Kann man ohne eine Seele intelligent sein? Sozusagen seelenlose Intelligenz besitzen?

Auch Gefühle wie Angst, Freude, Wut, Unsicherheit, Schmerz, Stolz und Traurigkeit werden von Tieren empfunden. Wir wollen Tiere nicht vermenschlichen. Trotzdem sind diese Gefühle vorhanden. Ob es sich nun um Pferde, Hasen, Hunde oder Katzen handelt. So mancher stolze Besitzer eines Haustieres hätte an dieser Stelle eine Menge zu erzählen. Er würde zum Beispiel erzählen, dass Pferde ihren Besitzer schon an seinen Schritten erkennen können, dass Hunde leiden, wenn es für sie zu laut wird und wie sie sich freuen können, wenn sie eine Bezugsperson nach längerer Abwesenheit wieder sehen. Können Sie sich vorstellen, dass Sie genau diesen Hund dann als Gulasch auf dem Teller haben?

Sie sehen also, Vegetarismus hat auch viel mit Ethik zu tun.

Wir glauben, dass es an der Zeit wäre, unsere Gewohnheiten kritisch zu hinterfragen. Wir sollten uns die Frage stellen, ob wir wirklich Fleisch essen, weil wir so überzeugt davon sind, oder aber aus Gewohnheit und Bequemlichkeit bzw. aufgrund unserer Erziehung.

Früher war es auf dem Lande oft üblich, Schweine oder Hasen zu mästen. Die Familien waren groß und der Verdienst für so viele Personen klein. Da wurde ein Ferkel mit Abfällen großgezogen, um dann selber Fleisch, Speck und Wurst zu haben. Vielleicht kennen das manche Leser noch aus ihrer Kindheit.

Oft waren die Kinder für die Fütterung der Hasen verantwortlich. Die Tiere wurden zu Spielkameraden, bekamen Namen und wurden oft heiß und innig geliebt. Der Hase, mit dem immer gespielt wurde, bis er auf dem Teller landete. Das Schwein, das seinen Besitzer begrüßt hatte, wenn er mit dem Futter zur Stalltür hereinkam. In vielen Familien war es ein Trauertag, wenn der bestellte Metzger kam. Vor allem für die Kinder, die das Schlachten „ihrer" Tiere erschreckend und brutal empfanden. Erwachsene sind oftmals abgestumpft und verstecken sich gern hinter dem Satz: „Das ist eben so!"

Wie oft erzählen diese Menschen, dass sie jahrelang kein Schaf-, Schweine- oder Hasenfleisch essen konnten, da sie dadurch an ihr Haustier erinnert wurden. Viele Betroffene haben als Kinder geweint, weil für sie ein Freund auf dem Teller gelandet ist. Hand aufs Herz – finden Sie dieses Verhalten für einen „echten" Fleischesser normal? Finden Sie es normal, dass so ein „echter Fleischesser" soziale Kontakte mit seinem Essen knüpft oder das Nahrungsmittel Fleisch mitunter als unappetitlich und grauslich empfindet?

Wenn wir Fleischesser wären, würden wir uns auch so benehmen! Haben Sie schon einmal eine Katze beobachtet, wenn sie ein Beutetier ausmacht? Die Unterlippe zieht sich zurück, die Zähne sind entblößt, der ganze Körper ist gespannt und sie gibt keckernde Geräusche von sich. Hat sie dann ihre Beute, frisst sie sie oder spielt damit – und ist dabei sehr zufrieden. Sie bringt ihrem Nachwuchs lebende Mäuse, damit die Jungen das Töten üben können. Was erleben wir bei diesem Vorgang? Die Katze hat von Natur aus einen Jagdinstinkt, das heißt, sie will töten und ist körperlich in der Lage, die Beute ohne Hilfsmittel zu erlegen.

Das ist in unseren Augen auch ein höchst wichtiger Punkt. Darum noch einmal: Echte Fleischfresser sind körperlich in der Lage, die Beutetiere ohne Hilfsmittel oder Werkzeuge oder zu erbeuten und aufzufressen. Wir Menschen sind körperlich höchstens stark genug, um ein Huhn zu töten. Wir brauchen Messer und verschiedenste Hilfsmittel, sonst könnten wir nicht einmal das Fleisch von den Knochen lösen. Eine Kuh, ein Schaf, ein Huhn, Kalb und Reh – all diese Tiere hätten die besten Überlebenschancen, wenn wir sie nur mit unseren Händen und Zähnen erlegen und in die Kochtöpfe stopfen müssten. Würden sie sich allerdings wehren, könnte der Mensch nicht viel entgegensetzen, er ist körperlich zu schwach dazu.

In der freien Natur gibt es aber keinen Fleischesser, der körperlich nicht in der Lage ist, seine Beute zu erlegen. Selbst Geier wären stark genug, wenn es auch nicht ihren Gewohnheiten entspricht.

Menschen sind die einzigen Fleischesser, die Tiere mit den Händen töten würden (falls wir keine Werkzeuge einsetzen). Alle anderen Raubtiere beißen ihre Beute in die Kehle. Unser Gebiss ist dafür nicht geeignet. Sind wir also von Natur aus Fleischesser?

Unsere konventionelle Fleischernährung schmeckt nur, weil ihr jede Menge Gewürze zugesetzt sind. Stellen Sie sich vor, Sie beißen in ein Kotelett, das Sie frisch gekauft haben. Finden Sie es appetitlich, auf dem rohen, hellroten, von Fett umgebenen Fleisch herumzukauen?

Wir kennen Leute, die einen Brechreiz unterdrücken, wenn sie an den Fettrand denken ...

Wenn Sie aber an eine gute, schmackhafte Fleischmahlzeit denken – woran genau denken Sie dann? Wahrscheinlich an gegrillte Würstchen, knuspriges Huhn (wobei die Kruste schmeckt) und an ein goldbraunes Schnitzel (hier schmeckt die Panade). Oder Sie denken vielleicht an Salami, an Wurst und Leberkäse, Schinken und Speck. Wahrscheinlich sind Sie davon überzeugt, dass Sie auf diesen Genuss niemals verzichten könnten ...

Nun stellen Sie sich das Ganze ohne Gewürze vor, ohne Räuchern, ohne Salzzugabe, ohne Soße, ohne Ketchup, Senf und Majonäse. Speck schmeckt vor allem durch das Räuchern (Rauch und Gewürze). Ansonsten ist er nur altes Fleisch. Auch Salami, Schinken und Würste würden ohne Hilfsmittel nicht mehr verlockend auf den Konsumenten wirken.

Daher ziehen wir den logischen Schluss, dass wir Menschen von Natur aus Vegetarier sind!

Welche Tierarten werden verzehrt?

Grundsätzlich teilen wir die Tiere in Pflanzenfresser und Fleischfresser ein. Im europäischen Kulturkreis werden Rinder, Schweine, Schafe, Gänse und Hühner gegessen. Wir Europäer finden das normal.

In asiatischen Ländern finden wir zusätzlich Katzen-, Schlangen-, Affen-

und Hundefleisch sowie Insekten auf der Speisekarte. Wir empfinden das Verspeisen von Hunden und Katzen als unappetitlich, vielleicht fühlen wir auch Mitleid mit den größten Freunden des Menschen. Warum ist das so? Ist zwischen einem toten Schaf und einem toten Hund so viel Unterschied?

Wir Europäer essen nur pflanzenfressende Tiere. Hunde und Katzen sind natürliche Fleischfresser, wahrscheinlich liegt hier der Grund für die unbewusste Ablehnung von Hunde- bzw. Katzenfleisch. Vergegenwärtigen Sie sich noch einmal ein Katzen- oder Hundegebiss! Wir glauben, dass das Fleisch der fleischfressenden Tiere (z.B. Hunde) für uns Menschen schlechter verträglich ist. Wir glauben, dass sich durch die natürliche Fleischernährung auch bei Hunden und Katzen Säuren und Harnstoffe im Gewebe ablagern, die sich dann beim Verzehr dieser Tiere negativ auf die menschliche Gesundheit auswirken würden. Europäer haben von jeher Pflanzenfressern den Vorzug gegeben. Das ist kein Zufall. Das Fleisch von pflanzenfressenden Tieren ist für uns Menschen leichter verträglich.

Warum man Kühen Fleisch zu fressen gibt ...

In unserer Fantasie stellen wir uns Kühe gerne auf der Alm oder in der freien Natur vor. Wir denken an herrlich duftendes Heu oder frisches Gras, mit dem sie gefüttert werden. Die Realität sieht anders aus.

Bedauerlicherweise wurden in der modernen Landwirtschaft durch die Verfütterung von Fischmehl und pulverisierten Schlachtabfällen von Natur aus vegetarische Tiere wie die Kühe zum Fleischverzehr gezwungen.

Für Sie als Leser ist sicher nachvollziehbar, dass Tiermehl nicht zur natürlichen Nahrung eines Wiederkäuers gehört. Das weiß auch die Futtermittelindustrie bzw. der Industriebauer, der seine Tiere damit füttert. Aber der Profit ist größer, wenn man mit solchen Methoden arbeitet. Durch eine falsche, nicht artgerechte Fütterung sind Krankheiten Tür und Tor geöffnet. Leider konnten wir das gerade in jüngster Vergangenheit erleben.

Aber da gibt es auch noch andere Fütterungsversuche. Irgendjemand ist auf die grandiose Idee gekommen, den Mageninhalt von geschlachteten Rindern wiederzuverwerten. Aus den Pansen der Rinder werden billige Futtermittel. Eine geschlachtete Kuh hat ja vielleicht noch Futter im Magen (Pansen) und der sparsame Landwirt kann es auf diesem Wege ein zweites Mal verfüttern. Es gibt also Betriebe, in denen pflanzenfressende Tiere mit dem Mageninhalt geschlachteter Rinder gefüttert werden. Das spart sicher viele Kosten. Andererseits wird ein Tier, das nicht artgerecht gefüttert wird, eher krank. Natürlich kann man nun darüber diskutieren, wie naturgemäß diese Form der Fütterung ist, wenn ein Tier das Futter bekommt, dass eine tote Kuh schon einmal im Magen hatte ...

Eine der bekanntesten Rinder-Erkrankungen der letzten Jahrzehnte ist BSE. Die Konsumenten waren sehr beunruhigt, als diese Nachricht durch die Medien ging, und es wurde sehr wenig Rindfleisch verkauft. Wir können uns erinnern, dass manche Medien die Leute im Nachhinein aufforderten, doch wieder Fleisch zu kaufen, da sonst Metzgereibetriebe zusperren müssten. Konsum auf Kosten der Gesundheit?
Wie kam es zu dieser schlimmen Erkrankung, der in Großbritannien viele Tausend Rinder zum Opfer gefallen sind? In sogenannten Tierkörperverwertungsanlagen wird aus Schlachtabfällen Tiermehl hergestellt. Auch Tierkadaver werden für die Produktion verwendet.

In England ist die Schafpopulation sehr hoch. Man vermutet, dass aufgrund ungenügender Erhitzung der Kadaver Erreger der Schafkrankheit Scrapie überlebt und bei den Kühen BSE verursacht haben. In der Vergangenheit wurde Tiermehl an Rinder und Kühe verfüttert. Bei den Kühen wollte man damit die Milchleistung erhöhen. In Österreich ist seit 1990 das Verfüttern von Tiermehl an Kühe und andere Pflanzenfresser verboten.
Die These, dass BSE durch das Verfüttern von Tiermehl entstanden ist, wird natürlich angezweifelt. Allerdings gingen die BSE-Erkrankungen zurück, nachdem die Verwendung von Tiermehl im Futter in vielen Gebieten verboten worden war. Das sollte uns zu denken geben.

Auch wenn das Thema Tiermehl aus den Medien verschwunden ist, ist es noch immer im alltäglichen Leben vorhanden. Biochemiker kamen zu dem

Schluss, dass die Creutzfeld-Jakob-Krankheit das menschliche Pendant zum Rinderwahn ist. Die Ansteckung geschah vermutlich über den Verzehr von infiziertem Rinderfleisch.

Als aufmerksamer Verbraucher stelle ich fest, dass:

- trotz Tiermehl-Fütterungsverbot im Jahr 2000 immer noch Tiermehl im Rinderfutter entdeckt wurde.
- sich die Futtermittelindustrie freiwillig dazu verpflichtet, kein Tiermehl auszuliefern und zu verarbeiten.
- Tiermehl aus Hühnern und Fischen weiterhin bedenkenlos an Kühe und Schweine weiter verfüttert wird.

Fühlen Sie sich nun SICHER?

Wir glauben, dass Fleischesser gefährlich leben. Tiere werden produziert. Die Produktion bei Tausenden Schweinen oder Hühnern oder sonstigen Tieren ist minutiös geplant. Für die Schweinezucht werden schon eigene Computerprogramme verwendet, damit möglichst billig gearbeitet wird. Tiere sind in unserer angeblich modernen Zeit nur noch ein Kostenfaktor. Vielleicht gehört das inzwischen der Vergangenheit an, aber vor gar nicht langer Zeit durfte man bei manchen Schweinezucht-Betrieben die Stalltür nicht zuwerfen. Allein von diesem Lärm sind schon mal ein paar Schweine tot umgefallen – aus Stress!

Und nun stellt sich die Frage, ob das Fleisch von Tieren, die unter solchen Bedingungen aufwachsen müssen, für den Menschen gesund sein kann?

Selbst wenn man daran glaubt, dass Fleisch in der Ernährung wichtig ist: Können aus diesen Betrieben gesunde Tiere hervorgehen?

Schweine werden in der Fleischproduktion sehr gequält. Wenn die Verbraucher wüssten, was sich in diesen Betrieben abspielt, würden sie nie mehr Schweinefleisch essen. Wir können nur jedem raten, sich über die Missstände zu informieren, denn jeder Konsument unterstützt diesen Wahnsinn.

Sie werden unter anderem lesen, dass Dänemark circa 25 Millionen Schweine pro Jahr züchtet. Wenn Sie glauben, dass uns das nichts angeht, sollten Sie wissen, dass 90 % dieser Schweine exportiert werden. In Dänemark kommen inzwischen fünf Schweine auf einen Dänen. Die Umwelt- und Gesundheitsschäden sind enorm.

Was soll am Fleisch so gesund sein?

Die Verfasser sind vor mehr als 13 Jahren Vegetarier geworden. Der letzte Anstoß war eine angeblich gesunde Fleischsuppe. Ein Stück hochwertiges Suppenfleisch, bei einem heimischen Metzger gekauft, hatte trotz richtigen Kochens (erst bei kochendem Wasser eingelegt, damit die Poren schließen und der kostbare Saft nicht ausrinnt) zwei Drittel seines Umfangs verloren. Über den Grund kann man diskutieren:

Medikamente? Hormone? Unnatürliche Ernährung des Schlachttieres?

Bei mir ist die Welt noch in Ordnung ...

Sie glauben, mit teurem, biologischen Fleisch sind Sie auf der sicheren Seite? So einfach ist es nicht.

Retten wir die Welt und werden wir Vegetarier! Der Fleischkonsum wird zu einem Problem für alle Menschen. Nicht nur aus gesundheitlichen Gründen, auch aus ökologischen Gründen ist es nicht mehr zu verantworten, Fleisch zu essen. Nichts würde die globale ökologische Gesamtsituation so sehr verbessern, wie eine Reduzierung des Fleischverbrauchs.

- Vegetarisches Leben schützt die Umwelt!
- Vegetarisches Leben hilft mit, den Hunger auf dieser Welt zu verringern!
- Vegetarisches Leben hilft, die Umwelt sauber zu halten!
- Vegetarisches Leben verbraucht weniger Wasser und Energie!
- Wir glauben, dass vegetarische Lebensweise auch gesünder ist!

In Amerika wird ein Großteil der Getreideernte an immer mehr Tiere verfüttert. Wie wir nun erkennen, stellt die Landwirtschaft genug Lebensmittel für uns Menschen bereit. Es müsste keinen Hunger auf dieser Welt geben. Es fehlt an der richtigen Verteilung. Nur so ist es zu erklären, dass auf der einen Seite der Welt Menschen verhungern und auf der anderen Seite Überernährung zum Problem geworden ist.

Auf einem Hektar Land lassen sich nur etwa 50 Kilogramm Rindfleisch in einem Jahr gewinnen, aber 5.000 bis 10.000 Kilogramm Gemüse.
Die Gewinnung von 1 Kilogramm Fleisch verbraucht 3.000 bis 15.000 Liter Wasser, für 1 Kilogramm Gemüse sind 30 Liter notwendig.

Wenn Sie nun der Meinung sind, dass dieses Wissen nur in vegetarischen Kreisen existiert und herumgereicht wird, müssen wir Sie enttäuschen. Diese Fakten sind bereits allgemein bekannt und werden in vielen Berichten der Zeitungen und Zeitschriften sowie in Fernseh- und Radiosendungen immer wieder kommuniziert.

Wer Fleisch isst, heizt das Klima an

Der Verzehr von Fleisch ist klimaschädlicher als lange Autofahrten. Bei der Verdauung scheiden Rinder große Mengen des Treibhausgases Methan aus, das die Atmosphäre über zwanzigmal so stark aufheizt wie Kohlendioxid. Die negativen Auswirkungen der Viehhaltung auf die Umwelt hat unlängst auch ein japanisches Wissenschaftsteam untersucht. Dieses ist zu dem Schluss gekommen, dass die Herstellung von einem Kilogramm Rindfleisch so klimaschädlich ist wie eine Autofahrt von 250 Kilometern. Dabei würde ein Treibhauseffekt entsprechend 36,4 Kilogramm Kohlendioxid entstehen.

Eine Reduzierung des Fleischkonsums könnte daher zu einer Verlangsamung der globalen Erwärmung beitragen. Während Verbraucher in Industrienationen in der Regel rund 224 Gramm Fleisch pro Tag essen, sind es in Afrika nur 31 Gramm. Ein weltweiter Durchschnitt von 90 Gramm würde verhindern, dass das produzierte Methan den Klimawandel weiter beschleunigt, so John Powles und seine Kollegen.

Damit verbunden seien auch positive Gesundheitsaspekte. Einer Studie zufolge sinkt das Risiko für Dick- und Mastdarmkrebs um etwa ein Drittel, wenn der Konsum von rotem Fleisch um täglich 100 Gramm reduziert wird.

Vegetarier?

Als Vegetarier bezeichnet man Menschen, die kein Fleisch essen. Wenn Sie einmal im Monat Wurstnudeln essen und auf Ihre Spaghetti Soße mit Hackfleisch (Faschiertem) geben, sind Sie definitiv kein Vegetarier. Falls Sie Fischliebhaber sind, sind Sie auch kein Vegetarier.

Wenn Sie fleischfrei leben, essen Sie keine Wurst, keinen Schinken, keinen Speck, kein Hackfleisch, keinen Fleischkäse (Leberkäse) und natürlich auch keinen Fisch. Wir definieren das hier so genau, weil es immer wieder Fragen gibt, was erlaubt ist und was nicht. Es ist sehr wichtig, ehrlich zu sich selbst zu sein.

Wenn man sich für das Essen von Fleisch entscheidet, ist man kein Vegetarier! Ein Vegetarier lebt absolut fleischfrei! In dieser Frage gibt es keinen Kompromiss.

Wenn Sie die Abiturprüfung (Maturaprüfung) gemacht haben, gibt es für Sie auch nur zwei Möglichkeiten. Entweder Sie haben sie bestanden oder nicht. Das gleiche Beispiel funktioniert auch mit dem Führerschein: Ein bisschen Führerschein zu haben, geht nicht. Und ein bisschen Vegetarier zu sein, geht auch nicht.

Grundsätzlich: Fisch zählt zum Fleisch. Wenn nun jemand Fisch sehr gerne isst, ist das eine persönliche Entscheidung. Nur sollte man sich dann nicht als Vegetarier bezeichnen. Echte Vegetarier ernähren sich fleischfrei. Sie essen auch keine Fische.

Bekannte Vegetarier

Vielleicht hilft es Ihnen ja, wenn Sie sehen, dass Sie nicht allein auf der Welt sind. Viele berühmte Zeitgenossen, quer durch alle Jahrhunderte, haben sich für die vegetarische Ernährung entschieden.

Ob Leonardo da Vinci oder Julia Roberts, es war für den Menschen schon immer ein Thema, sich fleischfrei zu ernähren. Wenn Sie die folgenden Namen durchlesen, werden Sie merken, dass Sie sich in bester Gesellschaft befinden,

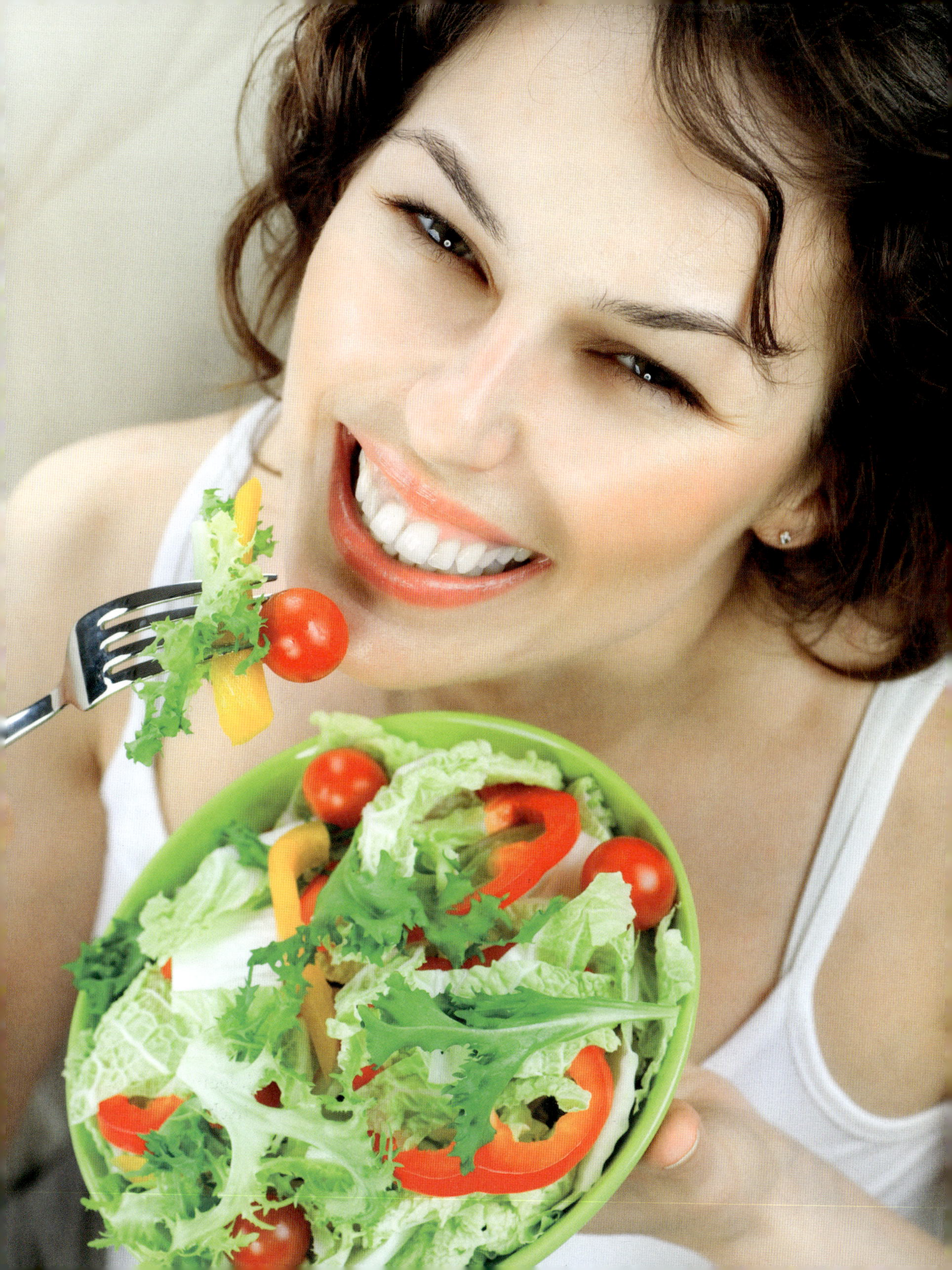

wenn Sie sich vegetarisch ernähren wollen: Albert Einstein, Nadja Auermann, Audrey Hepburn, Paul McCartney, Popstar Bryan Adams, Thomas Alva Edison, Brigitte Bardot, Ellen Barkin, Wilhelm Busch, Gandhi, Greta Garbo, Uri Geller, Nina Hagen, Whitney Houston, Franz Kafka, Sting, Richard Wagner und Isaac Newton. Die Liste könnte man beliebig fortsetzen.

Vegetarier und die Gesundheit

Vegetarier sind meist sehr gesundheitsbewusste Menschen. Trotzdem sehen Sie sich Vorurteilen ausgesetzt. Viele Mitmenschen glauben nämlich, dass man ohne regelmäßigen Fleischkonsum nicht leben kann. Die häufigsten Vorurteile kennen Sie sicher: Vegetarier sind blass und unterernährt, Vegetarier können keine schweren Arbeiten leisten, Vegetarier haben Mangelerscheinungen und dergleichen mehr.

Solche Vorurteile hinterlassen immer den Eindruck, dass Fleischessern der ewige Jungbrunnen und die ewige Gesundheit beschieden seien. Dem ist aber nicht so. Besuchen Sie das nächste Krankenhaus, Sie werden genug kranke Normalesser finden. Natürlich gibt es auch sogenannte „Pudding-Vegetarier". Und wenn man sich nur von Brot, Kuchen, Süßigkeiten und Pizza Margarita ernährt, ist es nicht verwunderlich, wenn gesundheitliche Probleme auftreten.

Bedauerlicherweise maßen sich meistens Nichtvegetarier an, die vegetarische Lebensweise zu kritisieren. Oftmals haben die Kritiker keine Ahnung und kennen nicht einmal die Unterschiede zwischen den verschiedenen Formen des Vegetarismus.

Der vorbildliche Vegetarier isst abwechslungsreich. Er mag frische Salate und viel Gemüse. Und er isst die empfohlenen fünf Tagesrationen an Obst. So ist der vegetarisch lebende Mensch immer mit genügend Mineralstoffen und Vitaminen versorgt.

Dr. med. Hans Günter Kugler, Sprecher der Ärztegesellschaft zur Förderung der vegetarischen Ernährung in Deutschland, hat mit einigen Kollegen einen ärztlichen Ratgeber für Vegetarier und Veganer geschrieben. Nach ausführlicher Recherche kommt er zu dem Schluss, dass Vegetarier im Durchschnitt besser mit Mineralstoffen und Spurenelementen versorgt sind als Nichtvegetarier.

Laut Dr. Kugler haben Vegetarier ein geringeres Risiko an Krebs, Herz-Kreislauf-Erkrankungen, Rheuma oder Diabetes zu erkranken. Auch das Osteoporose-Risiko steigt bei einer Ernährung mit viel Fleisch und Milchprodukten. Eine pflanzenbetonte Ernährung hingegen schützt die Knochenstruktur.

Durch fleischbetonte Ernährung führt man dem Körper viele gesättigte Fettsäuren zu, die Diabetes hervorrufen können. Diabetes gilt heute als Volkskrankheit Nummer eins.

Die Wissenschaft hat durch verschiedene Studien mehrfach bewiesen, dass verantwortungsvoller Vegetarismus uns Menschen gesund und leistungsfähig erhält.

Vegetarismus und Eisen

Was war als erstes da: Der Eisenmangel oder der Vegetarismus? Richtige Antwort: Der Eisenmangel! In Studien wurde festgestellt, dass Vegetarier nicht anfälliger für Eisenmangel sind als Nichtvegetarier. Um es ganz deutlich zu sagen: Auch Fleischesser leiden oft unter Eisenmangel, denn dieser Mangel ist in Europa ziemlich verbreitet.

Wenn Eisenmangel wirklich durch die vegetarische Lebensweise entstehen würde, würden Fleischesser nicht unter Eisenmangel leiden. Es muss also noch andere Gründe geben, warum wir Menschen einen Eisenmangel bekommen können.

Eisen ist für den Körper ausgesprochen wichtig. Ohne Eisen können wir nicht atmen, denn die Eisenmoleküle in den roten Blutkörperchen binden den Sauerstoff der Atemluft.

Ohne Eisen arbeitet unsere Muskulatur nicht richtig, weil die Muskelzellen nur ungenügend mit Sauerstoff versorgt werden. Auch die Funktion vieler Enzyme ist eingeschränkt.

Für das Wachstum ist Eisen von Bedeutung, denn es ist wichtig für die Zellteilung. Umso schwerwiegender, dass Eisenmangel recht häufig auftritt. Es gibt Studien, die in Großbritannien bei 21 Prozent der 11- bis 18-jährigen und bei 18 Prozent der 16- bis 64-jährigen Frauen Eisenmangel nachweisen konnten. Im Buch „Bittere Pille 1996-98“ steht: „Etwa 3 Prozent der Kinder und 10 Prozent der Frauen leiden unter Eisenmangel

Aus welchen Gründen tritt Eisenmangel überhaupt auf?

- großer Blutverlust
- (chronische) Entzündungen
- hoher Bedarf durch eine Schwangerschaft
- verschiedene Krebsmittel
- wenig Eisen im Essen
- Verdauungsprobleme

Frauen sind öfter von Eisenmangel betroffen als Männer. Männer benötigen pro Tag ca. 0,8 mg Eisen, während Frauen immerhin das Doppelte, 1,4 mg Eisen am Tag, benötigen, um ausreichend versorgt zu sein. Frauen verlieren durch die monatliche Menstruation regelmäßig Eisen, das ersetzt werden muss. Bei einer Schwangerschaft füllt das Baby seine Eisenspeicher auf, da es nach der Geburt durch das Stillen nur mehr mit wenig Eisen versorgt wird. Darum braucht die schwangere Frau auch besonders viel Eisen, um diesen Bedarf zu decken.

Eisenmangel kann entstehen, wenn der Dünndarm kränkelt. In den ersten 30 Zentimetern des Dünndarms wird Eisen resorbiert. Durch verschiedene Erkrankungen des Verdauungstraktes, beispielsweise zu schwache Magensäure, kann die Eisenaufnahme beeinträchtigt werden. Denn damit Eisen im Dünndarm optimal absorbiert werden kann, muss es vorher im Magen durch die Salzsäure aus der Nahrung freigesetzt werden. Von der Darmschleimhaut wird überschüssiges gebundenes Eisen teilweise an Ferritin gebunden, und steht damit als Speicher zur Verfügung. Bei gesunden Menschen sind bis zu 20 Prozent des Eisens in Ferritin gespeichert. Ferritin ist ein körpereigenes Eiweiß, das Eisen bindet.

Eisenmangel macht sich durch folgende Symptome bemerkbar:
Müdigkeit, Leistungsschwäche, Schlafstörungen, offene Mundwinkel, brennende Zunge, Blässe, Infektanfälligkeit, Kopfschmerzen, Blutarmut, Hautprobleme, Reizbarkeit oder brüchige Haare. Es ist für uns sehr wichtig, genug Eisen im Blut zu haben. Nur dadurch können wir gesund und leistungsfähig bleiben.

Wer wissen will, ob die Eisenwerte in Ordnung sind, muss eine Blutuntersuchung durchführen lassen. Dabei wird der Eisenwert und der Ferritinwert festgestellt. Wenn die Werte zu niedrig sind, wird der Arzt sicher abklären, ob das Eisen aus der Nahrung im Darm aufgenommen werden kann. Der Körper nimmt sowieso nicht das komplette Eisen aus der Nahrung auf, sondern bei pflanzlicher Nahrung nur zirka 10 Prozent davon. Das ist auch das Hauptargument gegen die vegetarische Ernährung. Die Medizin geht davon aus, dass aus fleischlicher Nahrung bis zu 35 Prozent des darin enthaltenen Eisens absorbiert werden kann.

Wenn ein Eisenmangel droht, kann der Körper aber auch mehr Eisen aus der Nahrung aufnehmen. Die Leber ist für unseren Eisenverbrauch wichtig. Nicht nur, dass Eisen dort gespeichert wird (wie auch noch in der Milz und im Knochenmark), die Leber regelt auch die Menge des aufgenommenen Eisens aus dem Dünndarm. Der ganze Eisenstoffwechsel ist ein fein aufeinander abgestimmtes System, das Eisen einerseits speichert, damit arbeitet und andererseits recycelt. Rote Blutkörperchen werden nach ihrer Lebenszeit wieder vom Eisen getrennt und dieses anderweitig im Körper weiterverarbeitet. Ein Eisenmangel kann auch durch einen Vitamin B12, Vitamin D3 und einen Folsäuremangel entstehen.

Eisenreiche Nahrungsmittel:
Pfifferlinge, getrocknete Feigen, getrocknete Pflaumen (Zwetschken), Hülsenfrüchte (Bohnen, Linsen, Erbsen), Hirse, Petersilie, Brunnenkresse, Algen, dunkles Blattgemüse, Brennnesseln, Brokkoli und alle Nüsse

Auch wenn wir vermehrt eisenhaltige Nahrungsmittel zu uns nehmen, geht es doch im Grunde darum, wie viel wir von diesen Stoffen überhaupt aufnehmen können. Eine Möglichkeit, um die Eisenaufnahme zu steigern, ist die Kombination mit Vitamin C. Brokkolisalat mit einem Hauch Zitronensaft bringt uns mehr verwertbares Eisen.

Es gibt Stoffe, die die Eisenaufnahme hemmen, zum Beispiel Phytate und Polyphenole. Nahrungsmittel, die diese Stoffe enthalten und aus diesem Grund die Eisenaufnahme hemmen, sind: Schwarztee, Kaffee, Vollkorngetreide, Reis, Mais und Soja. Wer also eine eisenreiche Mahlzeit zu sich nimmt, sollte danach keinen Kaffee trinken, sonst wird das Eisen nicht richtig resorbiert, weil das Koffein die Eisenaufnahme behindert. Wer gerne Soja isst, sollte bei einer Eisenkur eine Zeitlang darauf verzichten, da die Phytate, die in dieser Pflanze enthalten sind, die Eisenaufnahme stark beeinträchtigen.

Eine Kur für höhere Eisenaufnahme

Die Eisenwerte sollen durch bewusste Ernährung höher klettern? Wir haben experimentiert und Wege gefunden, die helfen. Die folgenden Rezepte sind natürlich nur als Vorbeugung gegen einen echten Eisenmangel gedacht. Wer starken Eisenmangel behandeln will, gehört in die Hände eines Arztes. Wer vorbeugen möchte sollte ausprobieren, was bei uns positiv gewirkt hat.

Zitrone mit Zimt

- Bio-Zitrone frisch auspressen, den Saft in ein Glas schütten.
- Einen Teelöffel Zimt hineingeben, mit etwas Wasser aufspritzen und trinken.
- Um das optimale Ergebnis zu erzielen, nun noch 2 bis 3 Spirulina-Presslinge essen.

In diese Mischung gehört kein Süßungsmittel. Zitrone soll auf keinen Fall mit Honig, Zucker oder irgendeinem anderen Süßungstoff gemischt werden. Da die Zitronensäure mit Süßstoff (Kohlenhydrat) nicht harmoniert, geht sie direkt in Gärung über. Da es aber unser Ziel ist, die Eisenaufnahme so optimal wie möglich zu gestalten, muss die Nahrungsaufnahme möglichst ausgeglichen sein. Zitrone wird für diese Mischung verwendet, da Vitamin C die Eisenaufnahme sehr begünstigt.

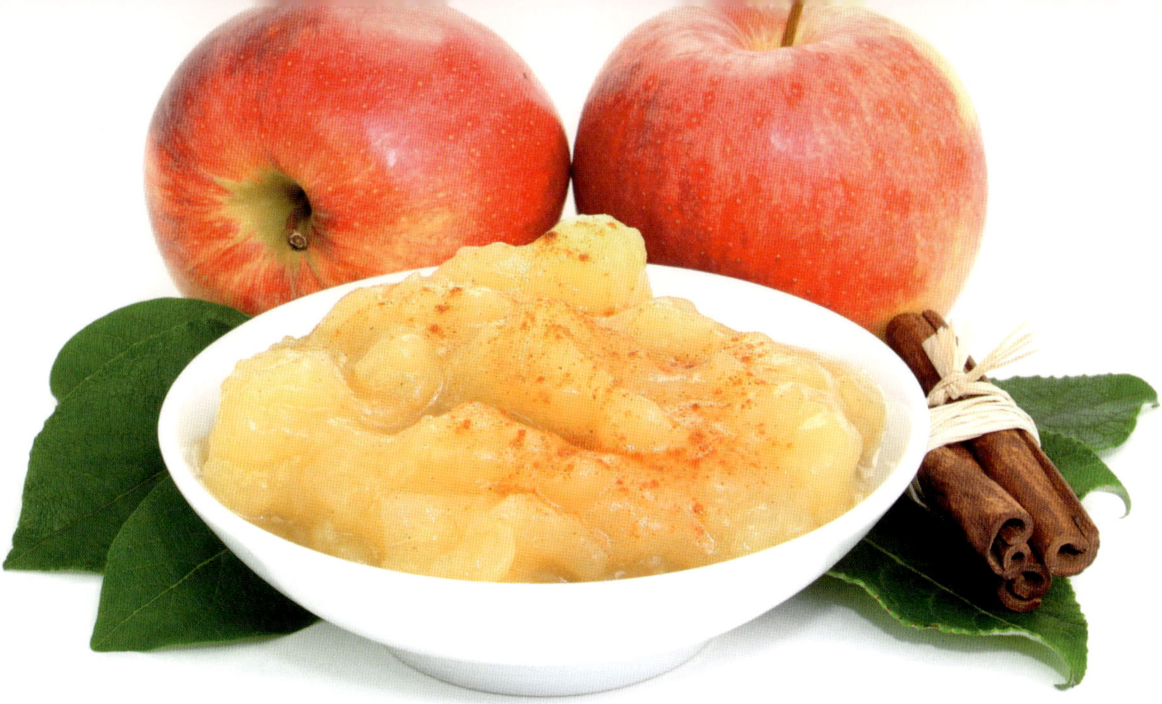

Zimt-Apfel-Mus

- 2 bis 4 Äpfel auf einer Glasreibe zu Mus reiben.
- Gemahlenen Zimt untermischen.
- Nachher noch 2 bis 3 Spirulina-Presslinge schlucken.
- Zimt und Spirulina-Algen haben einen hohen Eisenanteil.

Wildkraut mit hohem Eisengehalt

Brennnesseln haben einen hohen Eisengehalt. Durch Entsaften kann der frische Saft hergestellt werden. Von diesem Saft nicht zu viel pressen, weil nur kleine Mengen zu trinken sind und der Saft im Kühlschrank nicht hält.

Die Brennnessel kann entsaftet, klein geschnitten und unter das Essen gemischt oder mit dem Zauberstab püriert werden. Bei regelmäßigem Genuss füllt sich der Eisenspeicher wie von selbst. Aber Achtung: Nur Pflanzen verwenden, die als Brennnesseln erkennbar sind, die an einem guten Standort wachsen und möglichst jung sind. Brennnesseln sind sehr faserig, wenn sie älter werden. Darum müssen ältere Pflanzen zusätzlich in kleine Stücke schneiden, bevor sie mit dem Zauberstab oder dem Mixer püriert werden, sonst wickeln sich die Fasern um die Messer und behindern die Verarbeitung.

Vitamin B12 durch Pilzkost

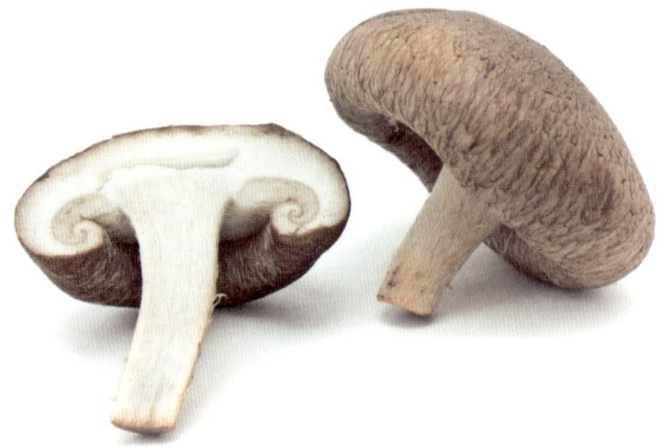

Vegetarier werden oft vor einem Vitamin-B12-Mangel und einer Unterversorgung an essenziellen Aminosäuren gewarnt. Das verunsichert viele Menschen.

Es ist kaum bekannt, dass einige Speisepilze, wie z. B. der Egerling oder der Shiitake-Pilz, sehr viele Vitamine der B-Gruppe enthalten.

Shiitake enthält alle essenziellen Aminosäuren, Vitamin E, B2 und B12, Eisen und andere Mineralstoffe. Dieser Pilz ist sozusagen ein Alleskönner. Er wird in Japan und China schon seit Jahrhunderten in der Küche verwendet und hochgeschätzt. Die Pilze werden natürlich erhitzt und können dann wunderbar unter Gemüse gemischt werden.

Wenn Sie gerne Zwiebel und Knoblauch ins Essen geben, empfehlen wir Ihnen, Champignons darunter zu mischen. Diese verhindern, dass lästige Gerüche entstehen. Pilze sind äußerst wertvoll und heutzutage in jedem größeren Geschäft erhältlich.

Werden Sie Vegetarier!

Wenn Sie sich nun in Zukunft vegetarisch ernähren möchten, müssen Sie die für Sie richtige Form herausfinden. Es gibt die verschiedensten vegetarischen Ernährungsformen:

Ovo-Lacto Vegetarier

Diese Gruppe ernährt sich von Gemüse, Obst, Eiern, Getreide, Milch und Milchprodukten. Es werden Käse, Butter, Joghurt usw. gegessen.

Als Ovo-Lacto Vegetarier lebt man nur ohne Fleisch, Fisch und allen Fleischprodukten wie Speck, Wurst und Schinken.

Lacto-Vegetarier

Diese Vegetarier vermeiden alle Arten von Fleisch und auch Eier. Sie gehen davon aus, dass Eier im Darm Fäulnis verursachen und essen deshalb keine Kuchen, Kekse und Gerichte, in denen Eier enthalten sind.

Sie essen Gemüse, Obst, Getreide und Milchprodukte.

Veganer

Veganer essen kein Fleisch, keinen Fisch, keine Milchprodukte und keine Eier. Echte Veganer essen auch keinen Honig. Sie essen Gemüse, Getreide und Obst.

Veganer gehören sicher zu den umstrittensten Vegetarier-Gruppen. Für einen Normalesser mag diese Form der Ernährung erschreckend sein, aber nur, weil er sich nicht vorstellen kann, welches Essen noch übrig bleibt!

Übrig bleiben für einen Veganer zum Beispiel: Hirse, Quinoa, Reis, Kartoffeln, alle Sorten von Gemüse und Obst, Salate, Getreide und Getreideprodukte.

Egal, für welche Art des Vegetarismus sie sich entscheiden: Teilen Sie sich Ihrer Umgebung mit! Erzählen Sie Ihren Freunden und Bekannten, dass Sie nun fleischfrei leben werden. Haben Sie keine Hemmungen und keine Angst davor. Sie werden sich wundern, wie viel Interesse und Verständnis Ihnen entgegengebracht wird. Natürlich wird es auch Menschen geben, die Sie für verrückt erklären. Aber wenn Sie vom vegetarischen Leben überzeugt sind, werden Sie nach einer gewissen Übergangszeit nichts mehr vermissen.

Wenn Sie eingeladen werden, sagen Sie Ihren Gastgebern, dass Sie kein Fleisch essen. Sie werden sehen, dass Sie trotzdem etwas zu essen bekommen. Wenn Sie jedes Mal Kompromisse eingehen, wird man nie auf Sie Rücksicht nehmen oder Sie ernst nehmen. Warum sollte man auch?

Sogar auf Busreisen, im Krankenhaus oder im Flugzeug werden Sie immer vegetarische Speisen finden. Sie müssen sie nur verlangen. Und vielleicht werden Sie bemerken, dass Sie besseres Essen als alle anderen bekommen.

Vitamine für vegane Rohköstler

Viele Menschen nehmen Vitamine in Form von Nahrungsergänzungsmitteln zu sich. Denn, das wissen wir, Vitamine und Mineralstoffe sind für uns lebenswichtig, um gesund zu bleiben. Vitamine haben in unserem Körper vielfältige Aufgaben zu leisten. Vitamin B2 (Riboflavin) beeinflusst unseren Stoffwechsel. Die Vitamine D und C unterstützen unsere Immunabwehr. Vitamin C ist für die Ausscheidung und Entgiftung unerlässlich – kurz: ohne Vitamine kein Leben.

Unser Körper kann selbst keine Vitamine herstellen (mit Ausnahme von Vitamin D), darum müssen sie mit der Nahrung zugeführt werden. Dafür werden Vitamine aber auch nur in sehr kleinen Mengen benötigt, dafür aber laufend. Das stellt uns vor die Notwendigkeit, abwechslungsreich und gesund zu essen und zu leben. Wer zwar gesund isst, um sich mit ausreichenden Vitaminen zu versorgen, aber anschließend zu viel Alkohol trinkt oder raucht, beraubt sich der wichtigen organischen Verbindungen.

Vor Hunderten von Jahren sind Seefahrer an Vitamin-C-Mangel und dem daraus resultierenden Skorbut gestorben. Andere Vitamin-Mangel-Erkrankungen sind beispielsweise Beriberi (Mangel an Vitamin B1, Thiamin), Pellagra (Mangel an Vitamin B3, Niacin), Nachtblindheit (kann durch einen Vitamin-A-Mangel entstehen) und Rachitis (durch Vitamin-D-Mangel). Vitamin-Mangel hat uns schon immer krank gemacht, nur entdeckten das die Menschen erst nach und nach.

Anfang des 20. Jahrhunderts brach dann ein wahrer Vitaminboom los. Linus Pauling, ein berühmter Wissenschaftler und zweifacher Nobelpreisträger, war einer der ersten, der in hochdosierten Vitaminen einen Weg sah, um sich leistungsfähig und jung zu erhalten. Linus Pauling war ein großer Verfechter von Ascorbinsäure. Er war der Meinung, dass mit dem Einnehmen von übermäßig viel Vitamin C fast alle Krankheiten zu heilen wären. Aber Vitamin C war nicht das einzige Vitamin, das er regelmäßig einnahm. Er nahm auch Vitamin E und B-Vitamine zu sich. Linus Pauling wurde 93 Jahre und war bis zuletzt von seiner Theorie überzeugt.

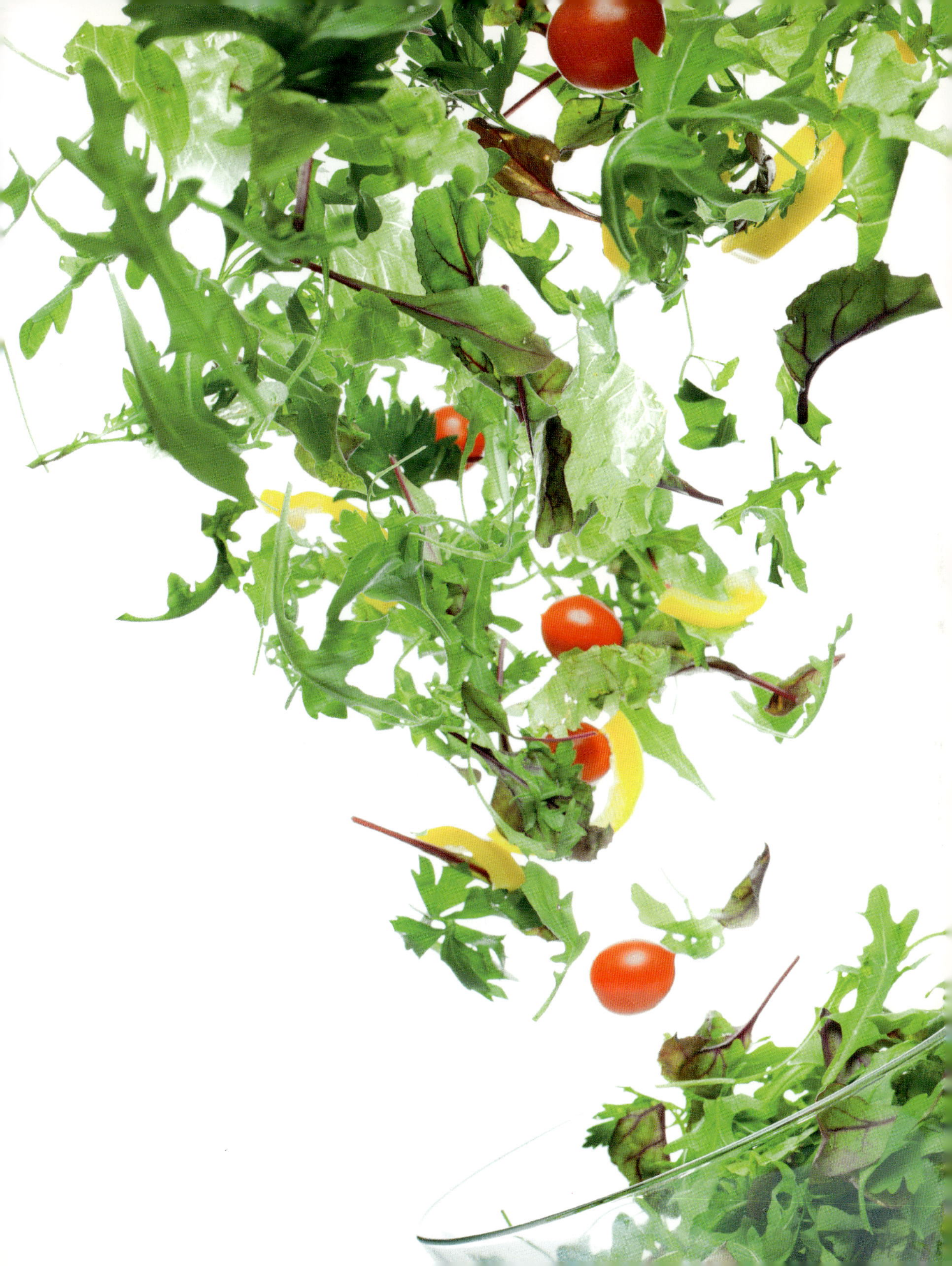

Heute hat die Lebensmittel-Industrie die Vitamine für sich entdeckt. Als Zusatzstoffe für Süßwaren, Wurst, Fertigsuppen, Kakao, Müsli oder Frühstücksflocken sollen sie den Verbraucher davon überzeugen, dass er sich gesund ernährt. Da stellt sich aber nun doch die Frage, ob ungesunde Nahrungsmittel nur deshalb Gesundheit bringen, weil jede Menge Vitamine hineingemischt sind? Sollen wir sie nach dem Schaufel-Prinzip „Je mehr –desto besser!" verwenden?

In unseren Breiten wurde Dr. Rath durch seine Empfehlungen der hohen Vitamindosierungen bekannt. „Tiere kennen keinen Herzinfarkt", ist sein bekanntes Schlagwort. Trotzdem wissen wir heute, dass Vitamine in Überdosierungen schädlich sein können. Leider weiß bisher niemand so ganz genau, wie viele dieser organischen Verbindungen wir wirklich brauchen. Selbst Experten vertreten in dieser Frage verschiedene Meinungen. Außerdem stellt sich für jeden Menschen die Frage, ob ein normaler Speiseplan genügt, um ausreichend mit Vitaminen versorgt zu sein – denn – was ist schon normal? Noch ein weiterer Aspekt tut sich im 21. Jahrhu ndert auf: Haben die heute erhältlichen Lebensmitteln überhaupt noch genügend Power, um uns mit ausreichenden Mengen von Vitaminen zu versorgen?

Im Allgemeinen wird der Ernährungszustand in den europäischen Ländern als sehr gut eingestuft. Es werden auch kaum Mangelerscheinungen festgestellt. In unserer Welt, in der wir das ganze Jahr über kaufen können was unser Herz begehrt, und so oft essen können, wie wir wollen, genießen wir eine gewisse Sicherheit, auch was Nährstoffe betrifft. Menschengruppen, die sich aus guten Gründen dafür entschieden haben, gewisse Nahrungsgruppen aus ihrem Speiseplan zu entfernen, zum Beispiel tierische Produkte, müssen sich, auch wenn sie diese Entscheidungen als Bereicherung und Verbesserung empfinden, häufig darauf hinweisen lassen, dass sie diesen oder jenen Mangel erleiden könnten. In einer Gesellschaft, in der immer etwas gegessen werden muss (um sicherzugehen!) stößt dies auf Ängste.

Vielleicht liegen die Ängste auch in uns selber, vielleicht fühlen wir uns nicht immer so gut, wie wir es uns erwarten, und so ergeben sich viele Fragen über Vitamine und Vitaminversorgung bei Rohköstlern, Vegetariern und Veganern. Hauptsächlich dreht es sich dabei um die Nährstoffe Vitamin D, Vitamin B12 und um die Eisenversorgung.

Vitamin D

Vitamine werden grundsätzlich in zwei Kategorien eingeteilt: in fettlösliche und wasserlösliche Vitamine. Vitamin D gehört zu den fettlöslichen Vitaminen und ist wichtig für den Kalk- und Phosphathaushalt des Körpers. Eine ausreichende Versorgung mit diesem Stoff ist die Garantie für ein gesundes, stabiles Skelett.

Vitamin D weist zwei Besonderheiten auf. Erstens kann es vom Körper mit Hilfe von UV-B-Strahlung selbst hergestellt werden und zweitens kann jeder Mensch eine gewisse Menge speichern. Das klingt im ersten Moment sehr gut, aber nach einem verregnetem Sommer oder einem dunklen, nebligen Herbst, wo sich die Sonne kaum blicken lässt, kann es mit unseren Reserven schnell zu Ende gehen. Besonders alte Menschen, Kinder, Schwangere und stillende Frauen sollten auf die ausreichende Vitamin-D-Zufuhr achten oder für regelmäßige Sonnenbestrahlungen sorgen.

Vitamin D ist streng genommen kein richtiges Vitamin, sondern ein Hormon. Darum hat es eine endokrine Wirkung. Endokrin heißt, nach innen abgebend. In diesem Falle ist das Blutsystem gemeint, das durch eine gute Vitamin-D-Versorgung genug Kalzium an den Knochen führt und ihn mineralisiert und aufbaut. Vitamin D hat zusätzlich noch eine autokrine Funktion. Anders als bei der gerade beschriebenen endokrinen Wirkung, gelangt das Vitamin D nicht durch das Blut bis an den Zielort, sondern wirkt in der direkten Umgebung.

Mit seiner autokrinen Funktion erweist sich Vitamin D als wahrer Tausendsassa. Ein optimaler Vitamin-D-Spiegel unterstützt das Immunsystem und macht es widerstandsfähig. Vitamin D stärkt auch die Muskeln. Diese Information ist für ältere Mitmenschen besonders wichtig. Denn starke Muskeln stärken das Gleichgewicht und schützen damit vor einem Sturz. Das ist in jedem Alter wichtig, aber für ältere Personen besonders. Kann doch ein kleiner Sturz oft böse Folgen haben und die Selbstständigkeit empfindlich einschränken. Außerdem hilft dieses Vitamin auch immer wieder gegen Muskelkrämpfe.

Neue Studien haben ergeben, dass Vitamin-D-Mangel bei älteren Men-

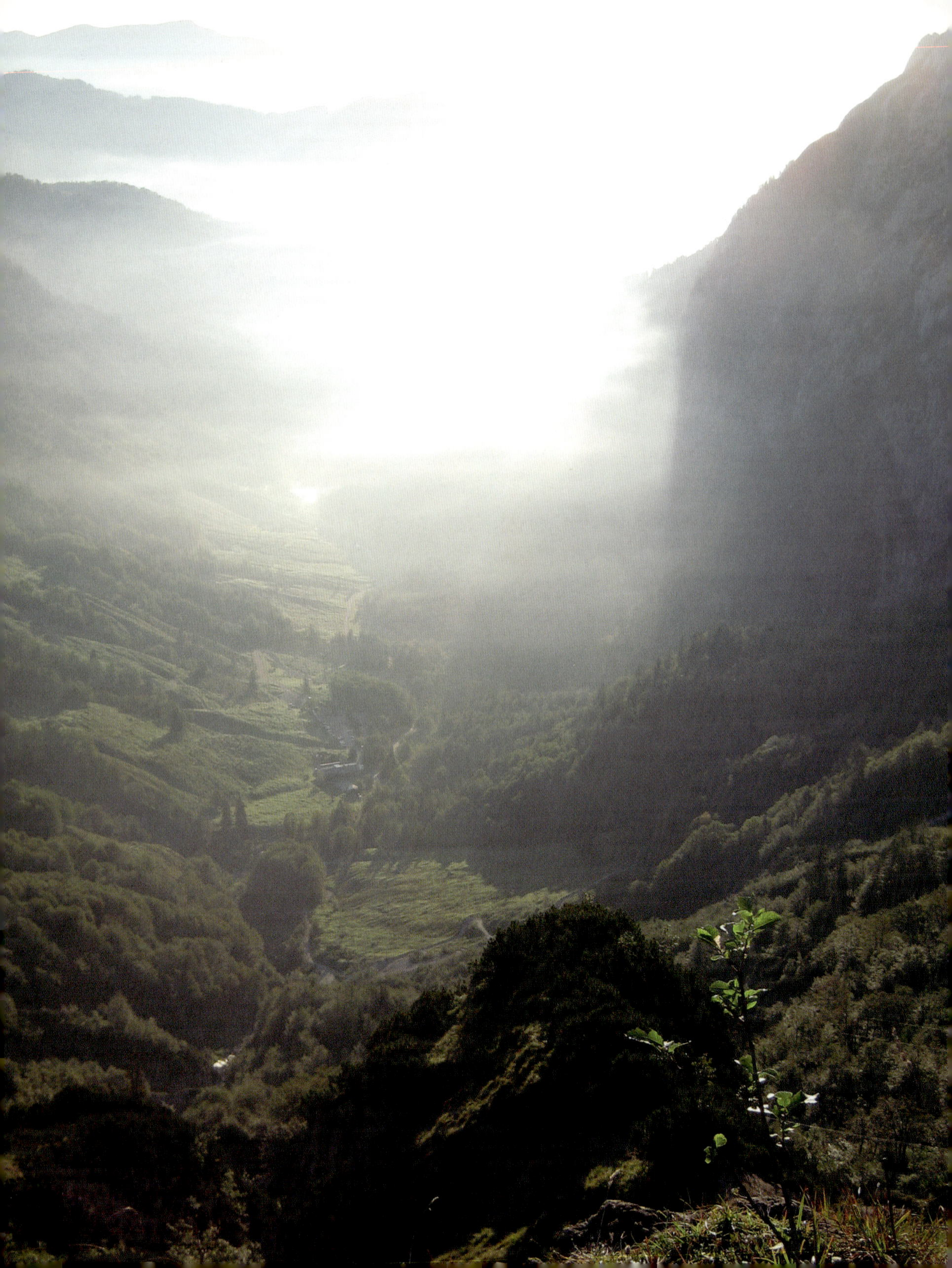

schen zu kognitiven Störungen führt. Mit kognitiv sind alle Fähigkeiten des Menschen gemeint, die der Datenverarbeitung dienen, zum Beispiel die Wahrnehmung, das Lernen, das Denken im Allgemeinen oder die Erinnerung. Bei Alzheimer Patienten kamen bei Untersuchungen sehr tiefe Vitamin-D-Werte heraus.

Ein optimaler Vitamin-D-Spiegel schützt das Herzkreislauf-System. Herz- und Gefäßerkrankungen und hoher Blutdruck werden angeblich positiv beeinflusst. Auch das Krebsrisiko für manche Krebsarten soll sinken. Wissenschaftler entdeckten, dass bei vielen Erkrankungen ein zu geringer Vitamin-D-Spiegel vorliegt. Diese Entdeckung hat dazu geführt, dass Vitamin D derzeit einen richtigen Boom erlebt. Sind wir gesünder, wenn unser Vitamin-D-Spiegel hoch ist? Wahrscheinlich.

Wir wissen, dass der Vitamin-D-Mangel heute sehr verbreitet ist. Es gibt Berichte, wonach 80 % der Bevölkerung über zu wenig Vitamin D verfügen. Die hohen Zahlen lassen sich leicht erklären. Vitamin D wird mit Sonnenstrahlen und Cholesterinvorstufen in der Haut gebildet. Nicht nur, dass der moderne Mensch meist den ganzen Tag in Gebäuden arbeitet, auch der europäische Winter ist am geringen Vitamin-D-Spiegel schuld! Wenn die Sonne in dieser Jahreszeit tief steht, oder wochenlang überhaupt nicht zwischen den Wolken durchkommt, werden unsere Vitamin-D- Reserven aufgebraucht und gehen schnell zur Neige. Das merken wir daran, dass wir uns müde, deprimiert und antriebslos fühlen. In der Sonne Autofahren oder am Fenster sitzen ist für die Vitamin-D-Produktion nicht relevant, wenn das Fenster geschlossen ist. Moderne Fenster blocken die UV-B-Strahlung ab und verhindern somit die Bildung von Vitamin D. Da müssten wir schon das Fenster aufmachen, damit die Vitamin-D-Produktion in Gang kommt. Es ist kein Wunder, wenn wir uns im Winter in den Süden sehnen. Unser Körper weiß instinktiv, dass ihm die Sonneneinstrahlung und das daraus resultierende Vitamin D fehlt.

Wer regelmäßig in die Sonne geht und dabei Sonnenschutzmittel verwendet, ist zwar vor der Sonne geschützt, aber produziert auch kaum Vitamin D. Je höher der Sonnenschutzfaktor der Sonnenschutzcreme, desto weniger Vitamin D kann in der Haut gebildet werden. Es gibt Quellen, die besagen, dass ab Sonnenschutzfaktor 8 aufwärts das in der Haut gebildete Vitamin D um 98 % verringert wird.

Wenn wir längere Zeit keine Sonne gesehen haben, erschöpft sind und immer schlafen könnten, liegt vielleicht ein Vitamin-D-Mangel vor. Nur eine Blutuntersuchung kann uns darüber Klarheit bringen. Wenn niedrige Werte diagnostiziert werden, gibt es wenige Möglichkeiten, um die Vitamin-D-Reserven aufzustocken.

Durch eine vegane Nahrung mehr Vitamin D aufzunehmen, ist schwierig. Vor allem fetter Fisch enthält große Vitamindosen, wie zum Beispiel Hering oder Lebertran. Einem Vegetarier bleiben immer noch Eier, Milchprodukte und Champignons. Allerdings ist der Vitamin-D-Gehalt in Champignons sehr gering ist. Einiges an Vitamin D befindet sich in Butter. Die Menge des Vitamins ist aber von der Sonnenbestrahlung der Kühe abhängig. Wenn ein Vegetarier also eine Butter mit hohen Vitamin-D-Werten haben will, muss er sich Sommerbutter einfrieren!

Was machen nun aber die veganen Rohköstler und die Veganer? Diese Gruppen haben sich freiwillig dazu entschlossen, alle tierischen Produkte zu vermeiden. Der erste Gedanke ist nun vielleicht, sich Nahrungsergänzungs-Mittel zu kaufen. Das liegt im Zeitgeist. Pharma-Konzerne verdienen jedes Jahr Millionen von Euros nur mit Nahrungsmittel-Ergänzungen und Vitamin-Präparaten. Ein Konsument sollten gerade bei Vitamin D sehr genau auf die Dosierung achten, damit es nicht zu viel wird.

Zu wenig Vitamin D macht uns krank, aber ein Vitamin-D-Überschuss (da ist der Speicher auch schon voll) schädigt uns ebenfalls. Im Buch „Bittere Pille 1996-98" steht: „Bei zu viel Vitamin D kann es zu gefährlichen Symptomen kommen wie Erbrechen, Appetitmangel, Magen- und Darmstörungen, Kalkablagerungen in den Gefäßen und in der Niere."

Wenn Schwangere Vitamin D überdosieren, können beim Kind Schäden auftreten. Auch stillende Mütter müssen auf die Dosierung achten, da das Baby das Vitamin mit der Muttermilch aufnimmt. Also am besten immer nur ein Vitamin-Präparat und sich genau an die vorgegebene Dosierung halten!

Außerdem gibt es da noch die Sonne, die Vitamin D frei Haus liefert. Natürlich empfehlen wir nicht, sich stundenlang ohne Sonnenschutz in die Sonne zu legen –Vitamin D wird nur „vor" einem Sonnenbrand gebildet! Wer die Möglichkeit hat, regelmäßig an der frischen Luft spazieren zu gehen, ohne sich von Kopf bis Fuß einzumummen, sollte dies tun. Im Winter einfach für drei Wochen in den Süden zu fliegen, wäre natürlich mehr als vorteilhaft. Aber wieviele Leute können sich das aus zeitlichen und finanziellen Gründen leisten?

Eine Option, sich mit Licht bestrahlen zu lassen, sind Solarien. Viele Firmen werben bereits mit der zu erwarteten Vitamin-D-Produktion und bieten einen Weg, den Vitamin Status zu erhöhen. Aber nicht alle Geräte sind dafür geeignet.

Das UV-A-Spektrum sorgt für kurzfristige Bräune und begünstigt die Hautalterung. Es durchdringt Fensterglas, ist aber nicht dazu geeignet, unsere Vitamin-D-Produktion anzuregen. UV-B-Strahlen hingegen lassen uns langsam und zeitverzögert bräunen. Dafür ist diese Bräune haltbarer und gleichzeitig sind wir lichtgeschützt. Bei der Bestrahlung mit UV-B entsteht in unserem Körper Vitamin D3, das wir so notwendig brauchen. Aber: UVB-Strahlen erzeugen auch Sonnenbrand, darum müssen wir uns rechzeitig in den Schatten legen, oder uns durch Kleidung schützen, ehe thermische Schäden (Sonnenbrände) auftreten. Was wir wollen, ist UVB-Strahlung zur Vitaminproduktion.

Wer regelmäßig ins Solarium geht, sich bräunen lässt und dabei gleichzeitig den Vitamin-D-Vorrat auffüllen will, sollte sich erkundigen, ob das Gerät nicht die ganzen UVB-Strahlen herausfiltert. Wenn das geschieht, bleibt noch die Möglichkeit eines medizinischen Bräuners. Diese arbeiten mit Röhren, die monochromatisches Licht aussenden. Monochromatisch heißt, dass dieses Gerät nur eine Wellenlänge von dem UVB Spektrum produziert

In Solarien werden verschiedene Lampensysteme eingesetzt. Es gibt Quecksilber-Dampfröhren die aufgebaut sind wie Neonröhren.

Dann gibt es Metall-Dampf-Halogenlampen. Die gängiste Lampe ist die HPA 400 und wird bei Philips produziert. Wenn dieser Brenner in einem Solarium vorkommt, haben wir das volle Lichtspektrum der Sonne. Leider wird das UVB herausgefiltert und nur UVA durchgelassen. Das UVC Spektrum kommt ebenfalls nicht durch das Filterglas. Das UV Licht wird in drei Bereiche unterteilt. UVA, UVB und UVC Strahlung. Die UVC Strahlung wird schon von der Atmosphäre der Erde absorbiert. Das ist auch gut so, denn es würde uns Menschen schädigen.

Es wäre also extrem gefährlich, wenn man einfach das Filterglas entfernen würde. Selbst der sehr geringe UVC-Anteil würde ausreichen, um dem Körper schwere Verbren-

nungen zuzufügen. Ich habe jedoch herausgefunden, dass Borosilikatglas von Schott das volle Lichtspektrum durchlässt und nur das hoch gefährliche UVC wegfiltert. Wenn man nun das Filterglas austauscht, so sollte man aber auf jeden Fall berücksichtigen, dass UVB-Licht sehr viel schneller zu einer Verbrennung führen kann als UVA-Strahlung und dass die Augen gut geschützt sind. Man sollte also eine Körperseite am Anfang nicht länger als 2 bis 4 Minuten bestrahlen, bis man dieses Licht gewohnt ist. Menschen, welche noch Kochkost essen, sollten diese Variante überhaupt nicht in Betracht ziehen, da die Maillard-Moleküle der Kochkost sich in der Haut ablagern und diese Personengruppe dann empfindlich auf UVB-Strahlung machen. Durch Gespräche mit anderen Rohköstlern bin ich bestätigt worden, dass auch anderen Frischkost-Freunden die Sonnenstrahlen nichts ausmachen und sie, genauso wie ich, den ganzen Tag ungeschützt in der Sonne verbringen können. Der Leser dieses Buches muss sich selbst im Klaren sein, was er tut, wenn er das Filterglas austauscht und die Autoren übernehmen keine Haftung für mögliche Schäden durch Verbrennung. Hier wurden nur unsere persönlichen Erfahrungen weitergegeben, welche subjektiv sind und nur für uns gelten.

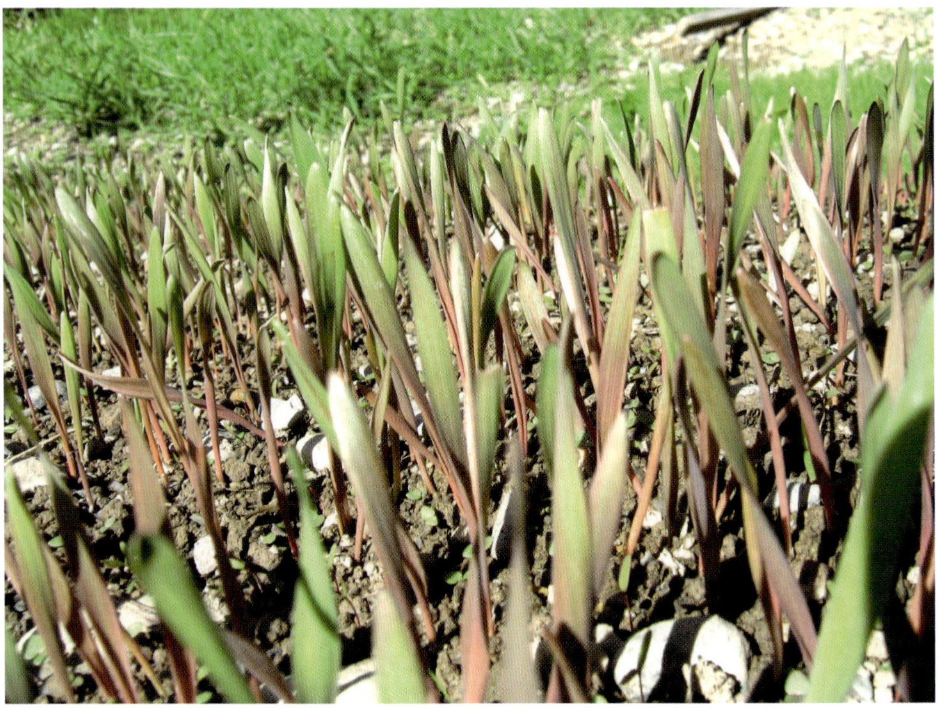

Roggengras

Vitamin B12 (Cobalamin)

Ein Vitamin-B12-Mangel ist die sprichwörtliche Rute, die man einem Vegetarier gerne ins Fenster stellt. Wenn du vegetarisch lebst, wie deckst du dann deinen Vitamin-B12-Bedarf? In der einschlägigen Literatur wird darauf hingewiesen, dass Vitamin B12 ausschließlich in Milchprodukten, Weizenbier, Eiern, Leber, Fisch und Fleisch vorkommt. In gewissen Pilzen wie Egerling oder dem Shiitake-Pilz ist ebenfalls Vitamin B12 enthalten, aber in anderen pflanzlichen Lebensmitteln sind bekannterweise keine nennenswerten Mengen an B12 zu finden.

Vitamin B12 produzierende Lebewesen sind einige Bakterien, Pilze und Blaualgen. Auch die menschlichen Darmbakterien im Dickdarm erzeugen Cobalamin, das aber nicht genutzt werden kann, weil es erst im Dickdarm produziert wird, aber nur im Dünndarm aufgenommen werden kann. So bleibt es für uns wichtig, genug Vitamin B12 durch die Nahrung aufzunehmen. Interessanterweise gibt es im Boden eines gesunden Gartens Bakterien, die Vitamin B12 herstellen (Streptomyces griseus). Darum gilt es als gute Cobalamin-Quelle, ungewaschenes Gemüse zu essen. Wer einen eigenen Garten besitzt, kann auf diesem Wege die B12-Aufnahme optimieren. Es existieren Berichte, dass vegan lebende Inder unter Vitamin-B12-Mangel litten, nachdem sie nach England gezogen waren. Dies war zunächst nicht erklärbar, denn die Ernährung hatte sich nicht grundsätzlich geändert. Mit der Zeit fand man heraus, dass diese Menschen früher Spuren von Erde im Essen hatten, da sie ja Gemüse und Früchte frisch ernteten. In ihrer neuen Heimat galten ganz andere Hygienebestimmungen, das Gemüse wurde im Supermarkt gekauft, notgedrungen gewaschen und enthielt kein Vitamin B12 mehr.

Im Buch „Grundfragen der Ernährung“ (Prüfungsliteratur der Hochschule Schwäbisch Gmünd) führt man an, dass Meerrettich pro 100 Gramm 114 Microgramm Vitamin B12 enthält. Man könnte sich also mithilfe von Meerrettich Vitamin B12 zuführen. Das Problem liegt in der Schärfe dieses Gemüses, die den Verzehr auf Gewürzdimensionen einschränkt. Wir konnten dieses Problem umgehen, indem wir Meerrettich unter unser selbstgemachtes Rohkostbrot mischten. Durch den Trocknungsvorgang verliert sich die Schärfe des Rettichs und das Vitamin B12 bleibt übrig.

Vitamin B12 zählt zu den wasserlöslichen Vitaminen und es kann als einziges wasserlösliches Vitamin von unserem Körper gespeichert werden. Der tägliche Bedarf ist minimal und wenn wir unsere Speicher voll hätten, würden wir auch keinen Schaden erleiden, wenn wir eine zeitlang kein Vitamin B12 mit der Nahrung zu uns nehmen. Der Abbau des Vitamin-B12-Depots ist aber abhängig von einer intakten B12-Resorption. Das heißt: Wenn wir keine gesunde Verdauung haben, leeren sich die Speicher schneller, da im schlechtesten Fall die Wiederaufnahme des B12 im Dünndarm nicht möglich ist.

Ein Vitamin-B12-Mangel ist jedenfalls immer wieder zu beobachten. Meistens sind davon Menschen betroffen, die unter chronischen Magenschleimhaut-Entzündungen leiden, oder ganz allgemein Probleme mit ihrer Verdauung haben. Auch manche Medikamente können einen Vitamin-B12-Mangel begünstigen.

Die Aufgaben von Vitamin B12 sind sehr vielfältig. Vitamin B12 ist verantwortlich für die Ausreifung neuer Zellen und roter Blutkörperchen. Mit diesem Vitamin wird Folsäure in seine stoffwechselaktive Form umgewandelt und für die Nerven werden schützende Ummantelungen, sogenannte Myelinscheiden produziert. Vitamin B12 baut unsere Erbsubstanz (DNA) auf und regeneriert und erneuert Schleimhautzellen. Es ist so wichtig für uns, dass es in der Medizin zur Behandlung von Krankeiten wie Alzheimer, Morbus Crohn und Nervenerkrankungen eingesetzt wird.

Vitamin-B12-Mangel ist gefährlich, weil es dadurch zu einer Schädigung des Nervensystems kommen kann. Erste Anzeichen für neurologische Störungen sind Taubheitsgefühl, unsicheres Gehen, Kribbeln wie von Ameisen an den Gliedmaßen und das häufige Einschlafen von Armen oder Beinen. Wenn ein Verdacht auf Vitamin-B12-Mangel vorliegt, ist es notwendig einen Bluttest durchzuführen. Nur so kann man sicher sein, dass der IST-Status gesichtet wird.

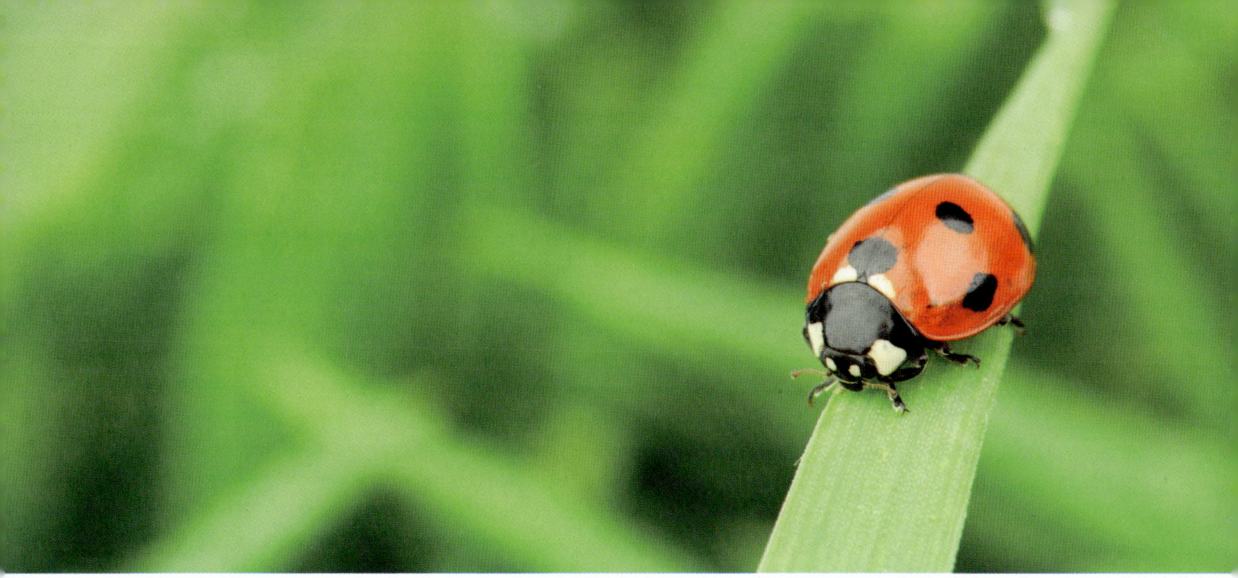

Was Vitamin D und Vitamin B12 gemeinsam haben ist, dass alte Menschen oft einen Mangel daran entwickeln. Untersuchungen an Senioren haben ergeben, dass diese Vitamine in sehr geringer Konzentration nachweisbar waren. Fachleute raten also dazu, bei Depressionen und Gedächtnisstörungen, den Vitamin-B12-Spiegel überprüfen zu lassen. Nur eine Blutuntersuchung bringt Klarheit.

Weizengras

Eine natürliche pflanzliche Quelle für Vitamin B12 hat der Forscher H. Earp-Thomas entdeckt. Er hat frischen Weizengrassaft untersucht und über 100 Vitalstoffe darin entdeckt, darunter jede Menge B-Vitamine und auch Vitamin B12. In einer kleinen Portion von 4 cl Weizengrassaft ist die 5-fache Dosis des Tagesbedarfs enthalten. So leicht kann es sein, sich mit ausreichend Vitamin B12 zu versorgen. Das ist die Antwort auf jeden Mangel: Weizengrassaft trinken! An einem frischen Saft führt allerdings kein Weg vorbei. Der wertvollste Saft ist immer frisch. Er ist weder pasteurisiert, gefriergetrocknet noch pulverisiert.

Jeder Mensch kann Weizengras in kleine Töpfchen säen und für die eigene Gesundheit wachsen lassen. Im Fachhandel (Firma Keimling) sind Spezialpressen und Keimhilfen erhältlich. So steht einer selbstgemachten Nahrungsmittel-Ergänzung nichts mehr im Wege. Es ist zu spüren, in welcher Weise der Körper darauf reagiert und wie Spannkraft und Energie steigen.

Gräser essen

Im Laufe der Zeit gab es immer wieder Untersuchungen über den Nährwert von Gräsern. Ein bedeutender Forscher war der bereits erwähnte George H. Earp-Thomas. Er hat Anfang des vorigen Jahrhunderts mit Weizengras gearbeitet. Es ist dokumentiert, dass er Krebskranke mit Mineralstoffen und Weizengras geheilt hat. Leider ist nicht näher bekannt, wie er vorging. Bevor er seine Ergebnisse in Buchform veröffentlichen konnte, ist er gestorben. Was geblieben ist, ist das Wissen über die positiven Eigenschaften von Weizengras, dessen Inhaltsstoffen dokumentiert sind. Es ist unglaublich, wie viele sonst eher seltenen Mineralstoffe und Vitamine in großen Mengen enthalten sind.

Womöglich steckt generell in Gräsern viel unentdecktes Potential. Leider existieren keine wissenschaftlichen Untersuchungen, die uns zugänglich sind. Nur die Landwirtschaft zeigt ein gewisses Interesse, aber da geht es mehr um den Eiweißgehalt und die Ernährung der Kühe.

In eigenen Experimenten mit Süßgräsern versuchten wir herauszufinden, ob bestimmte Gräser für die menschliche Ernährung besonders geeignet sind. Die ersten Versuche machten wir mit Hafergras, Weizengras, Kamutgras, Dinkelgras, Roggengras, Knäuel- und Wiesenschwingelgras. Ganz besonders wohlschmeckend finden wir das italienische Raygras. Wir konnten es frisch in viel größerer Menge essen als Weizengras. Knäuelgras kann ebenfalls in größerer Menge verzehrt werden, es hat aber eine individuelle Geschmacksnote, die gewöhnungsbedürftig ist.

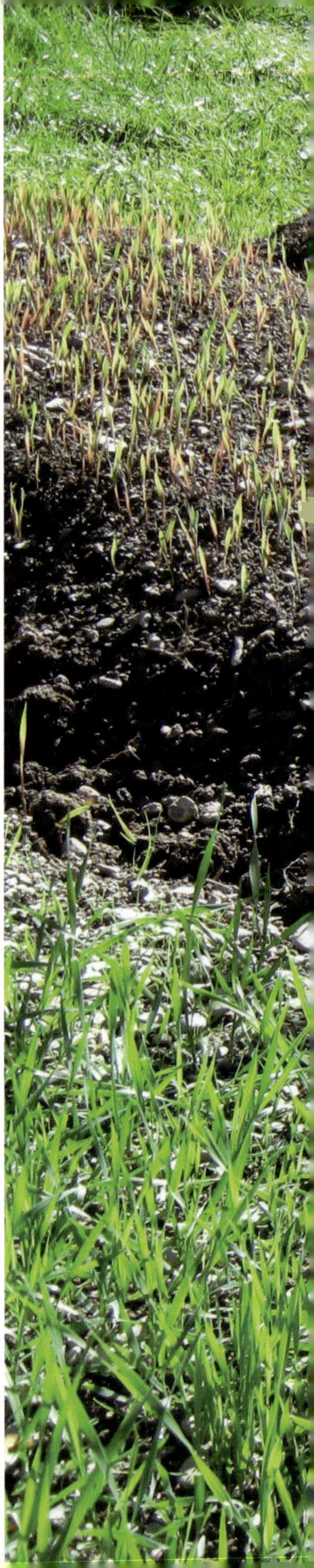

Gräsergarten des Autors

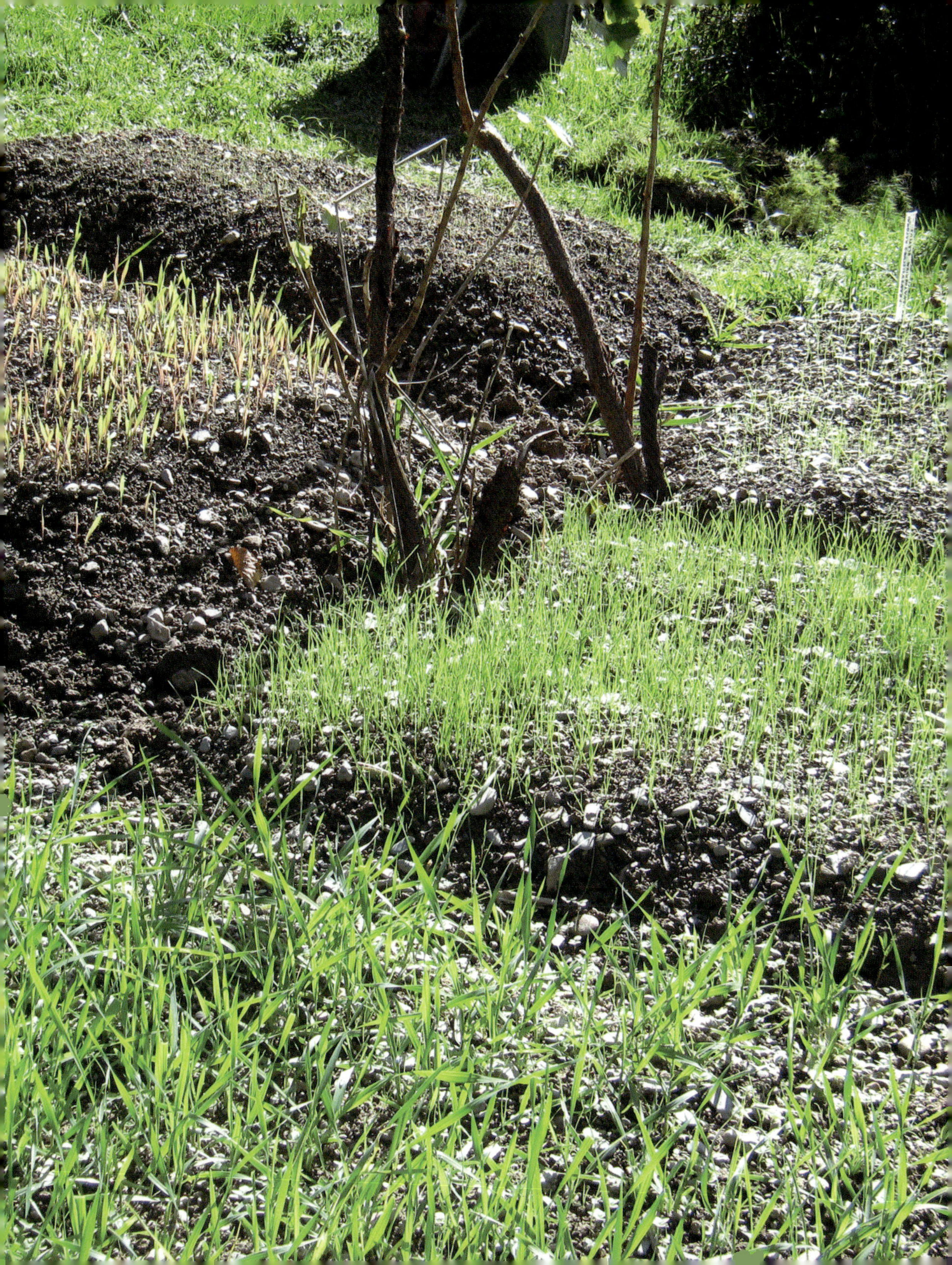

Rohkostbrot – Essener Brot

Vor Äonen haben Menschen ein Brot entwickelt, das einige Besonderheiten vorweisen kann: Es wird aus Keimlingen zubereitet und bei weniger als 40 Grad getrocknet. In der Rohkost-Szene wurde diese Idee neu aufgegriffen und eine Art Knäckebrot entwickelt, das gekeimtes Getreide enthält und auf niederer Temperatur getrocknet wird. Diese Form von Rohkostbrot hat den Vorteil, dass nur lebendige Zutaten enthalten sind, weil die gewählte Getreideart keimfähig sein muss.

Vielleicht scheint diese Anforderung auf den ersten Blick nicht wichtig. Aber ein für die menschliche Ernährung verwendetes Getreide ist ein Same. Wenn ein Same nicht mehr keimen kann, ist er für die Natur, für die Pflanze und in unserem Sinne auch für den Menschen wertlos. Wenn ein Getreidekorn nicht mehr keimt, ist es tot. Wir aber sehnen uns nach „lebendiger" Nahrung. Auch sehr alte Samenkörner können noch „lebendig" sein. Kamutkorn, das in den ägyptischen Pyramiden gefunden wurde, war zum Beispiel auch nach Jahrtausenden noch keimfähig.

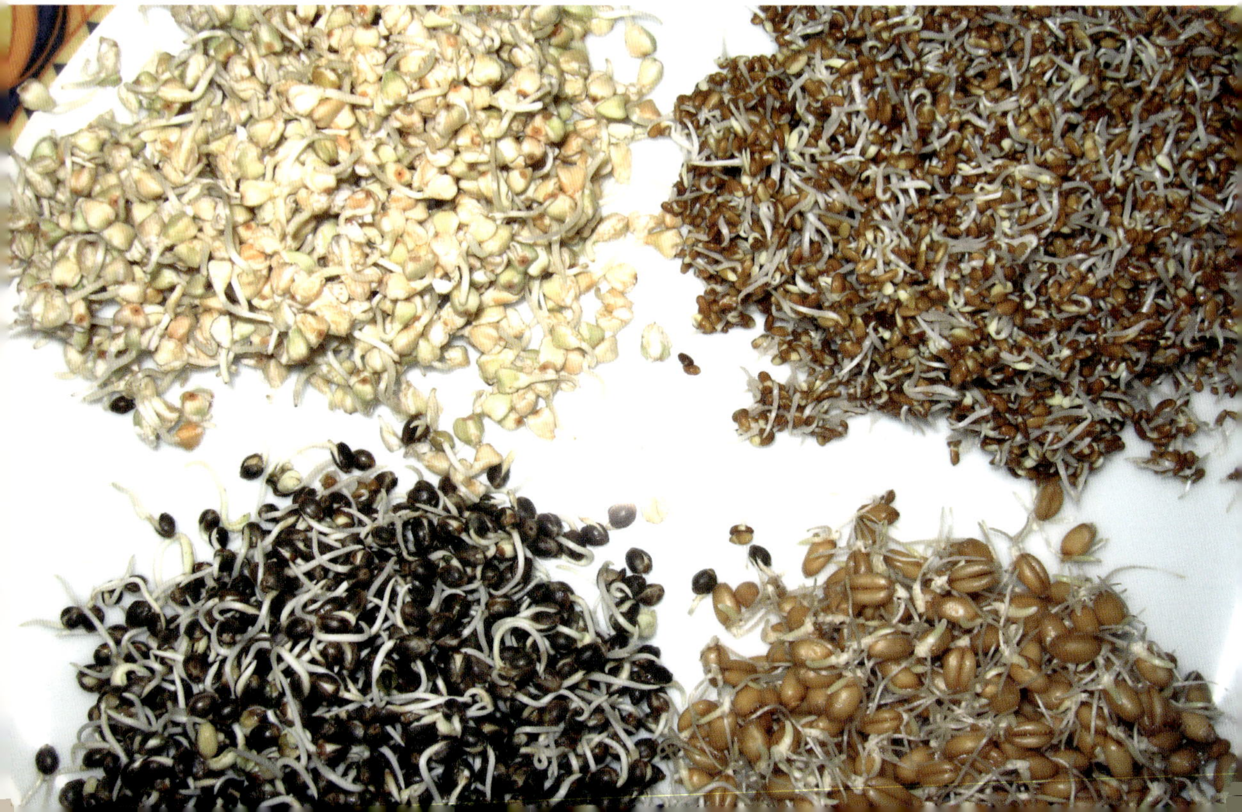

Keimen heißt, dass neues Leben entsteht. Ein Same wechselt vom Zustand der Ruhe in eine Form der Bewegung und Umformung. Beim Keimvorgang verwandelt sich der stärkehaltige Kern in pures Leben. Enzyme entstehen, der Vitamin-Gehalt erhöht sich, die Stärke verwandelt sich in leichtverdauliche Zucker. Phytate und Phytinsäure, die von der Pflanze als Gifte gegen Fressfeinde eingesetzt werden, bauen sich ab. Die Zutaten eines Rohkost-Brotes erfahren durch den Keimprozess eine Aufwertung und wirken positiv auf unseren Körper, unsere Verdauung und unsere Gesundheit. Durch die schonende Trocknung bleiben alle wertvollen Inhaltsstoffe erhalten.

Ein Rohkost-Brot hat immer etwas von der Persönlichkeit des Bäckers. Da die Produktion aufwändig ist, ist es selten im Handel erhältlich und wenn doch, dann ist es sehr teuer. Also muss es selbst hergestellt sein. Schon sehr schnell entwickelt jeder Hersteller Routine und beginnt zu experimentieren und eigene Lieblingsmischungen herauszufinden. Aus diesem Grund gibt es kein typisches Rohkost-Brot. Es schmeckt immer ein bisschen anders. Rohkost-Brot ist gelebte Individualität.

Essener Rohkostbrot – unser bestes Rezept

1. Schritt: Keimlinge ziehen

1 Glas Sesam | 1 Glas Buchweizen | 1 Glas Hanfsamen | 1 Glas Mais | 1 Glas Alfalfasamen | 1 Glas Sonnenblumenkerne

Wir benützen für die Aufzucht der benötigten Keimlinge leere Honiggläser (1 kg), wer bereits Keimgläser hat, nimmt natürlich diese. Es sollten genauso viele Gläser, wie Samenarten vorbereitet sein.

- Die Gläser bis zu zwei Drittel der Höhe mit jeweils einer Samenart befüllen. (Beim Essener Brot werden 6 Gläser benötigt.)
- Die Samen mit Wasser bedecken, dann jedes Glas mit einem Stück Stoff verschließen.
- Einen Tag weichen lassen. Der Keimprozess wird in Gang gesetzt, wenn Wasser, Licht und Wärme auf einen gesunden Samen treffen. Die Samen dehnen sich durch den erhöhten Wassergehalt aus
- Am zweiten Tag wird das Wasser abgegossen und die Gläser werden

schräg gestellt. Ab nun muss das Keimgut regelmäßig gespült werden. Auf den Buchweizen ist besonders zu achten, der schleimt stark und muss oft gewaschen werden, ehe er sauber ist.

- Die Körner dürfen nie austrocknen und sie dürfen keinen sauren Geruch verbreiten. Wenn die Keimlinge muffig riechen ist entweder die Qualität der Samen nicht in Ordnung oder es wurde zu wenig gespült und im Getreide befinden sich Bakterien.
- Die keimenden Samen müssen jeden Tag mindestens einmal gespült werden. Wenn die Gläser sehr warm stehen, dann ist es besser, zweimal zu spülen. Der Keimprozess dauert unterschiedlich lange, ein bis drei Tage, denn jeder Samen hat eine andere Keimzeit. Sonnenblumenkerne keimen besonders schnell. Sie sind voller Energie und haben schon in kürzester Zeit ganz lange Triebe. Mais, Sesam und Buchweizen brauchen länger, etwa 3 Tage.
- Wenn die Keimlinge fertig sind, werden sie ein letztes Mal gewaschen und in eine große Schüssel gegeben.

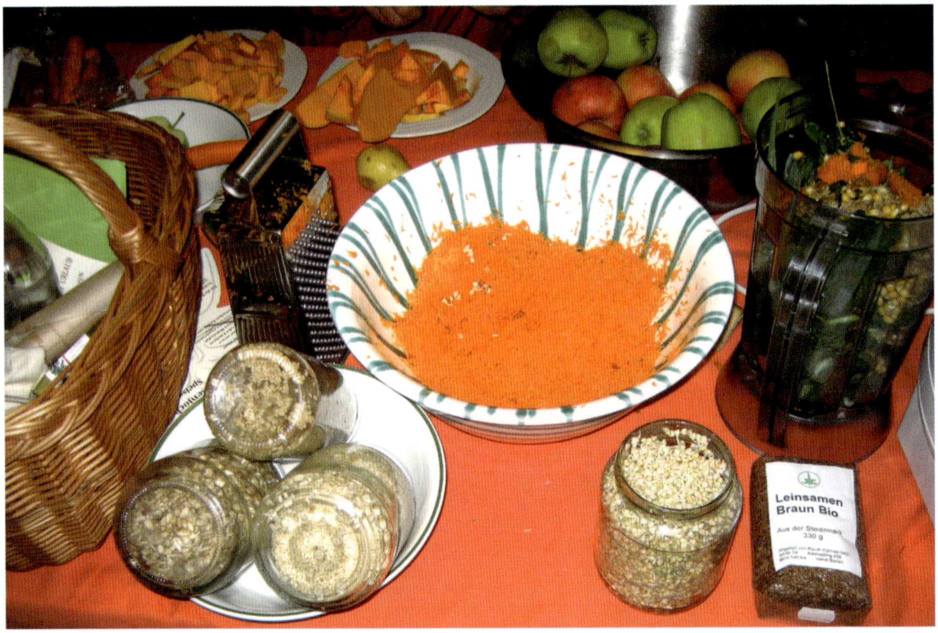

2. Schritt Gewürze einarbeiten

Einige Meerrettichblätter | etwas Lauch | einige Fenchelblätter oder Scheiben der Knolle | ein kleines Stück Ingwer | eine große Hand voll Grün der Jungzwiebel | die Gewürze Anis | Fenchel | Koriander | Rosmarin | Kümmel

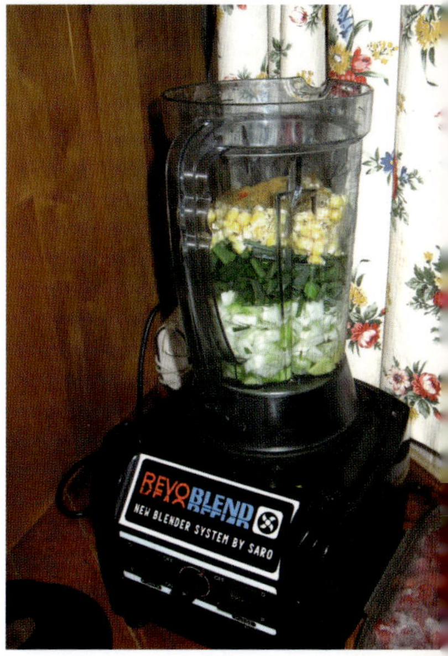

- Alle Zutaten grob zerkleinert in einen Mixer geben und versmoothen.
- Etwas Wasser und 2 EL flüssige Salzsole hinzufügen, dann arbeitet der Mixer leichter.
- Die Mischung in die Schüssel mit den Keimlingen geben.

3. Schritt Gemüse einarbeiten und trocknen

750 g geriebene Karotten | 750 g in dünne Scheiben geschnittene Champignons

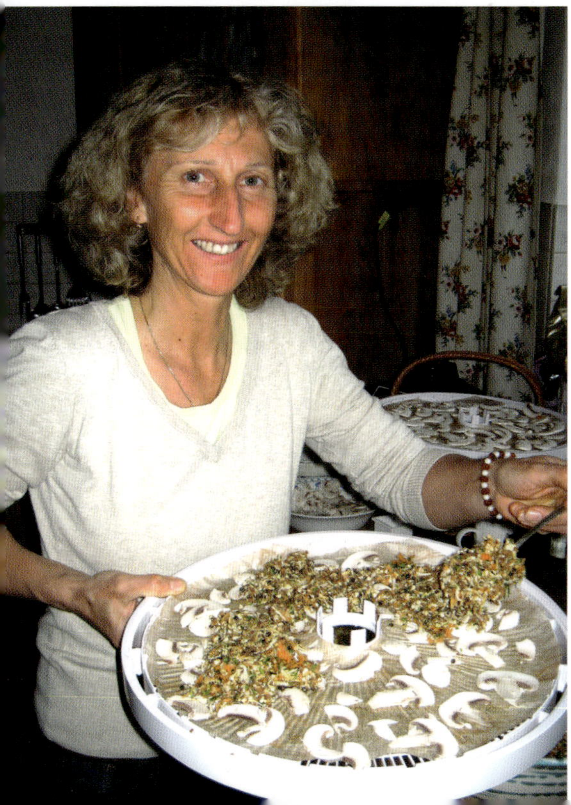

- Karotten und Champignons in die Schüssel mit den Keimlingen geben und alles gut durchmischen. Bei Bedarf mit Sole nachsalzen. Wer es gerne ein bisschen schärfer mag, kann klein geschnittene Chilischote untermischen.
- Für das Trocknungsgerät Backpapier zuschneiden, damit es passt. Dies erleichtert das Auftragen der Masse. Den Teig flächig aufstreichen.
- Die Temperatur auf ca. 37 Grad einstellen. Den Teig ein bis zwei Tage trocknen lassen, bis er fest und knusprig geworden ist.

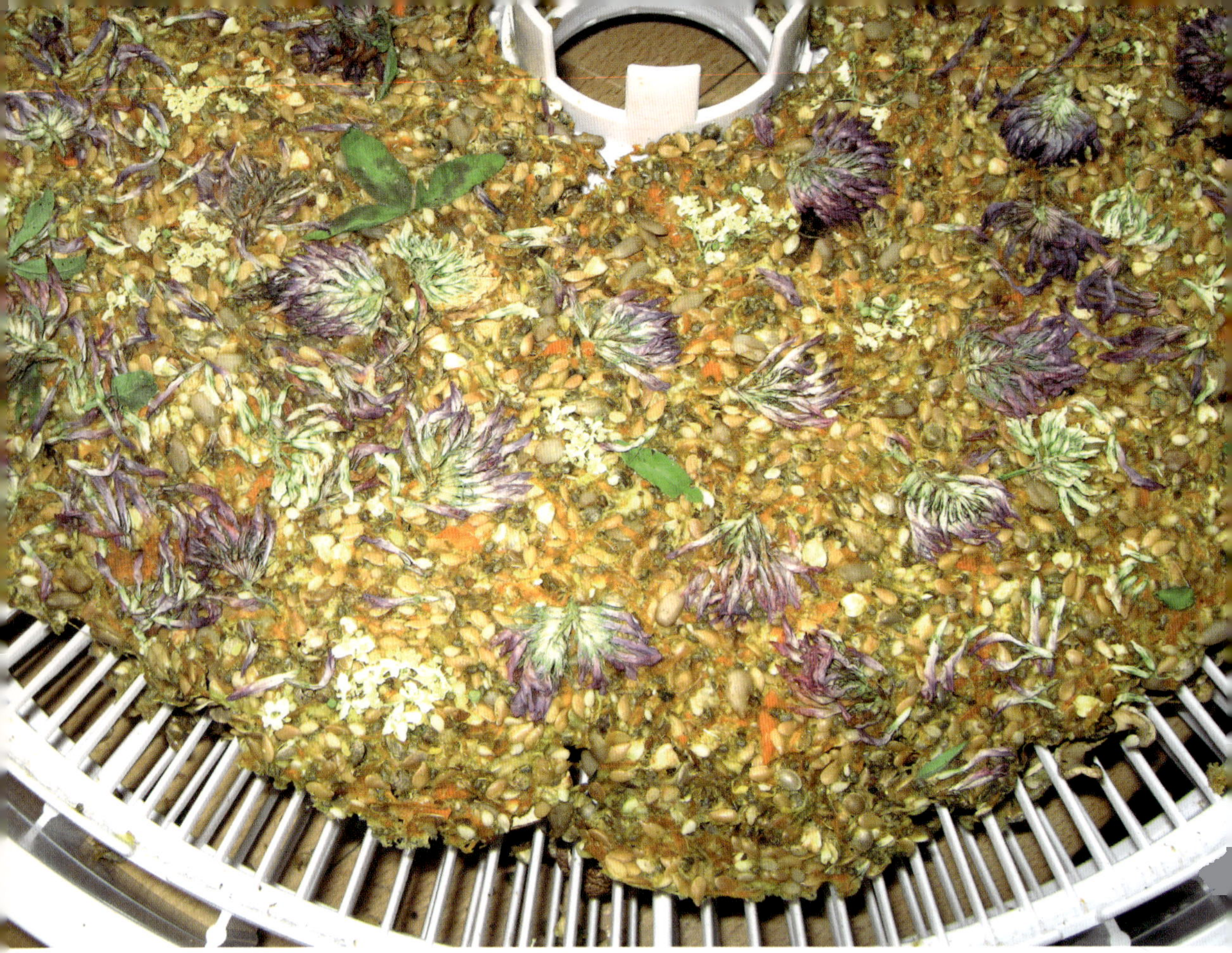

Wir essen das Rohkost-Brot gerne mit Salat, Oliven-Tapenade von Vita Verde, selbstgemachtem Graspesto oder ganz einfach pur. Wenn jemand Heißhunger auf Fett hat, kann Kokosöl darauf geträufelt werden. Es ist auch möglich das Rohkost-Brot mit Kokosflocken zuzubereiten, es ist dann aber nur ein paar Tage haltbar!

Wir verwenden reichlich Alliumgewächse (Zwiebelgewächse), in diesem Rezept zum Beispiel Lauch und Jungzwiebel-Grün. Wir tun es, um die Ausleitung von Schwermetallen zu fördern und es würzt angenehm.

Auch Meerrettichblätter sind eine ungewöhnliche Zutat. Aber Meerrettich ist für die menschliche Ernährung wertvoll und wird doch kaum verwendet. Rohköstler oder Vegetarier haben wenig Gelegenheit, dieses Gemüse zu essen, das zu den wertvollsten Quellen für Vitamin B12 zählt. In der Brotmasse stört der Meerrettich nicht, selbst wenn die frische Wurzel hineingerieben wird. Die Schärfe verringert sich durch den Trocknungsvorgang, da sich die Senföle verflüchtigen. Eine ganze Wurzel wäre natürlich trotzdem zu viel, ein kleines Stück reicht. Das Meerrettich-Grün ist milder und wertet die Brotmischung trotzdem auf.

Technische Ausrüstung

Für die Herstellung von Rohkost-Brot werden ein Trockner mit regulierbarer Temperatur und eine Maschine zum Zerkleinern, bzw. Versmoothen eines Teiles des Gemüses benötigt. Das Gemüse sollte als sämige Masse untergemischt werden, es ist das Bindemittel, damit es mit den Keimlingen zum Brot wird. Wir arbeiten mit dem Mixer RevoBlend RB500. Das ist ein ausgesprochen leistungsstarkes Gerät. Als Trocknungsgerät verwenden wir den Ezi-Dry von Keimling Naturkost. Bei der Wahl der Geräte gilt die Regel: Je besser die Qualität, desto mehr Freude an der Arbeit!

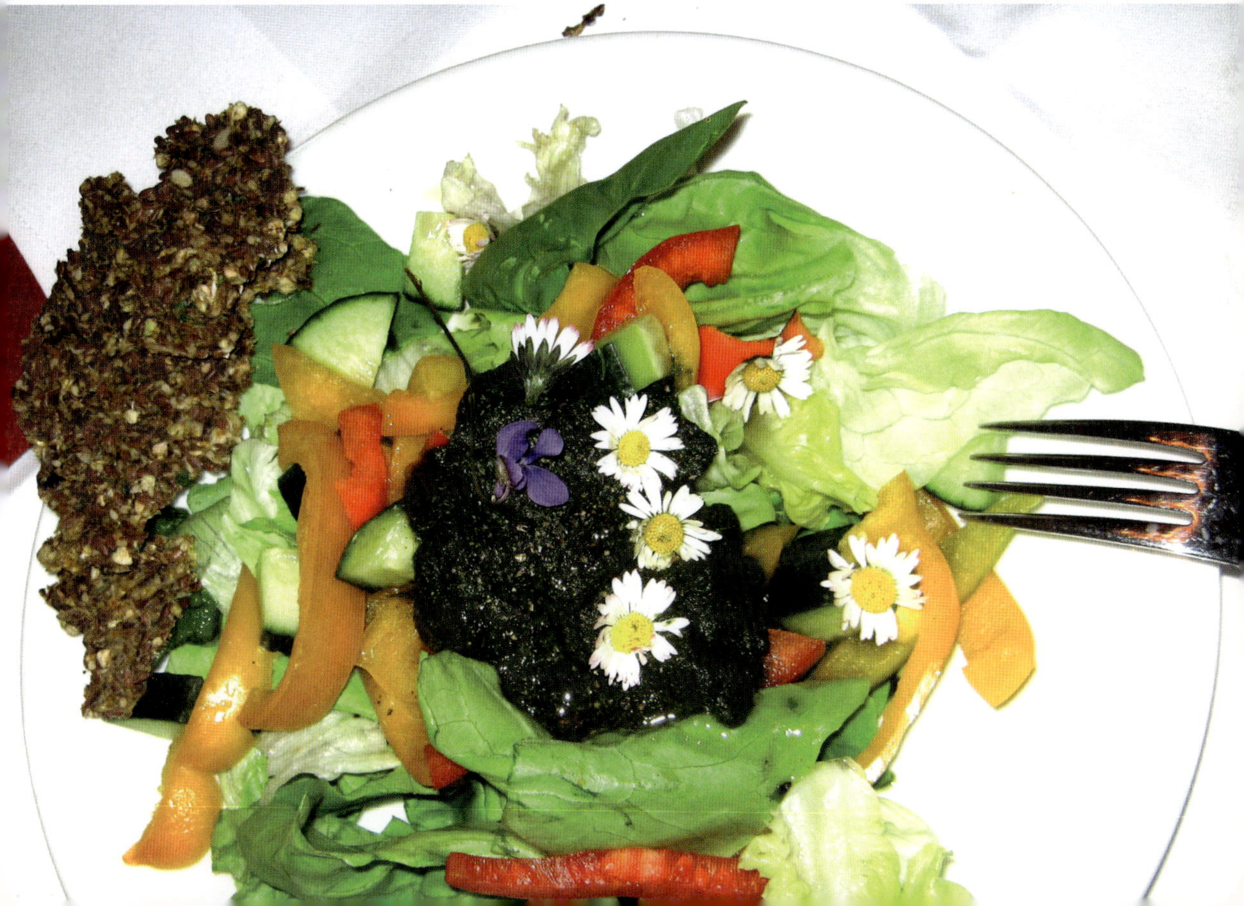

Die richtige Mischung machts!

Die Werbung verspricht häufig rasche Hilfe in „peinlichen Situationen“, also bei Blähungen. Das ist heutzutage grundsätzlich ein Problem. Viele Menschen leiden unter Blähungen und Druck- oder Völlegefühl im Magen-Darmtrakt. Bruno Weihsbrodt hat jahrelang nur von Früchten gelebt und bereits vorher mit den verschiedensten Ernährungsformen experimentiert Diese Zeit war sehr wichtig für ihn, denn er fand so heraus, wie unterschiedlich sich verschiedene Früchte auswirken und dass manche nicht harmonieren – schon gar nicht, wenn sie bei einer Mahlzeit kombiniert werden. Durch diese Tatsache aufmerksam geworden, forschte er bei anderen Stoffgruppen nach und wurde prompt fündig: Der Großteil des normalen Essens passt in seiner Zusammenstellung nicht zueinander. Man darf nicht alles durcheinander essen, nicht einmal Früchte. In unseren Breiten wird dies nur von der Trennkost gelehrt.

Unsere Verdauung wird zwar mit vielen Mischungen fertig, aber dafür leiden wir Menschen dann eben an Verstopfung, Blähungen und anderen unschönen Dingen.

Verdauungsformen von Eiweiß, Fett und Kohlehydraten

Grundsätzlich besteht unsere Nahrung aus drei Stoffgruppen. Kohlehydrate, Eiweiß und Fette. Um zu wissen, wie sich diese Nährstoffgruppen in Kombinationen auswirken, müssen wir erst erklären, wie sie sich in der Verdauung verhalten.

Die Kohlenhydratverdauung beginnt im Mund. Das sogenannte Ptyalin, das sich im Speichel befindet, spaltet die Stärke in Oligo- und Disaccharide auf. Im oberen Magen werden die Kohlehydrate anfangs noch verdaut, wenn der Speisebrei aber mit saurem Magensaft vermischt wird, wird auch die Kohlehydratverdauung unterbrochen, denn sie braucht ein Ph-neutrales Umfeld zur Verdauung, dass erst wieder im Zwölffingerdarm (Duodenum) zur Verfügung steht. Die endgültige Aufschließung der Kohlehydrate wird

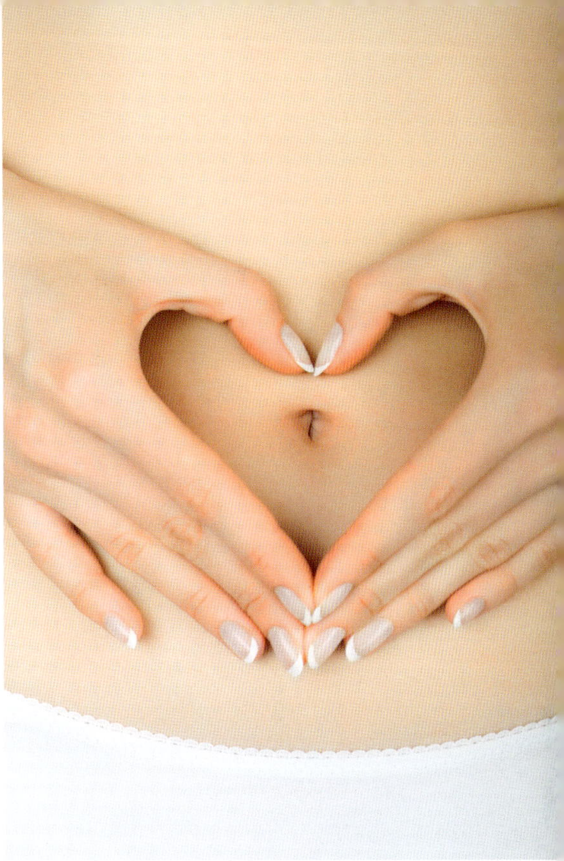

im Dünndarm gemacht. Hier werden die Kohlehydrate mit Hilfe von Pankreassaft und Enzymen fertigverdaut. Das Endprodukt Glukose wird nun durch Diffusion an das Pfortaderblut abgegeben und steht dem Körper als Energie zur Verfügung.

Die Eiweißverdauung beginnt im Magen. Die dort ausgeschüttete Salzsäure spaltet die Proteine mit Hilfe von Pepsinen, die aus der Magenschleimhaut stammen. Im fast neutralen Dünndarm werden die Pepsine wieder inaktiviert und die weitere Aufspaltung der schon zerlegten Eiweiße wird von Enzymen fortgeführt. Am Ende bleiben Aminosäuren, die durch spezifische Transportsysteme in die Blutbahn gebracht werden.

Bei der Fettverdauung ist eine enzymatische Aufschließung der Nahrungsfette grundlegend wichtig für die reibungslose Aufnahme. Die fettspaltenden Enzyme, die sogenannten Lipasen, stammen aus den Zungengrunddrüsen und aus dem Pankreassaft. Bis zu einem Drittel der Fette werden mit Hilfe der Enzyme aus den Speicheldrüsen schon im Magen gespalten und der Rest der Fette werden im Zwölffingerdarm (Duodenum) und im oberen Dünndarm (Jejunum) gespalten. Natürlich brauchen wir neben dem Enzym Lipase auch noch Gallensaft zur Fettverdauung. Die Galle wird zwar von der Leber produziert aber in der Gallenblase aufbewahrt. Bei Bedarf kontrahiert sich die Gallenblase und die Galle mischt sich portionsweise dem Speisebrei im Zwölffingerdarm zu.

Das Aufschließen unserer Nahrung ist ein äußerst feiner, anspruchsvoller Prozess. Es ist nicht so, dass unser Essen in den Magen kommt, dort alles verdaut wird und der Darm nur noch für die Ausscheidung zuständig ist. Nein, ganz viele, fein mit- und aufeinander abgestimmte Arbeitsprozesse schließen auf, bauen um, portionieren und transportieren den Speisebrei bis er in seine

Bestandteile zerlegt ist, und unsere Zellen davon ernährt werden. Ganz besonders wichtig ist die Aufschließung unserer Nahrung im Mund. Kohlenhydrate und Fette werden schon im Mund durch Enzyme vorverdaut. Das alte Sprichwort: „Gut gekaut ist halb verdaut", ist sicher von einem Ernährungsfachmann erfunden worden.

Was aus diesem Verdauungsprozess ersichtlich ist, ist die Unverträglichkeit von Kohlenhydraten und Eiweiß. Eine Mischung aus diesen Stoffen, wie beispielsweise das gebräuchliche Käsebrot, ist schwerstverdaulich und für die meisten Menschen der Grund, weswegen sie unter Verstopfungen oder Blähungen leiden.

Blähungen dürfen nicht auf die leichte Schulter genommen werden. Sie sind ein deutliches Zeichen dafür, dass wir uns nicht richtig ernähren. Oder: Dass wir unsere Nahrung falsch mischen. Blähungen können auch entstehen, wenn wir Obst durcheinander essen. Obst verträgt sich oft in seinen Bestandteilen untereinander nicht, reagiert und führt zu Unverträglichkeiten. Oft sind falsche Mischungen schuld daran, wenn wir gewisse Obstsorten nicht mehr vertragen.

Blähungen und Verstopfung sind deutliche Zeichen, dass unsere Verdauungsorgane belastet sind. Ebenso unsere inneren Organe, im Besonderen die Leber. Fuselalkohole, die durch Gärung entstehen, belasten dieses Organ.

Wir sind leistungsfähiger und erleben keine peinlichen Situationen mehr, wenn wir auf die richtige Mischung unserer Nahrung achten.

Persönliche Erfahrungen

Mein Interesse an Ernährung ist schon frühzeitig erwacht. Anfangs dachte ich, ich müsste nur genug naturbelassene Nahrung zu mir nehmen, um gesund und leistungsfähig zu sein.

Dann entdeckte ich die Vielfalt in der Ernährung und fing an, mit den verschiedensten Ernährungsformen zu experimentieren. So lebe ich nun schon circa 15 Jahre als Vegetarier. Auch als Veganer habe ich jahrelange Erfahrung.

Von 1999 bis 2004 ernährte ich mich frugivor. Das heißt, dass ich in dieser

Zeit nur Früchte zu mir genommen habe. Als bewegungsfreudiger Mensch, der gerne im Freien ist, war es mir wichtig, dass meine Nahrung mich ausreichend mit Energie versorgt. In der Zeitspanne, in der ich mich rein von Früchten ernährte, war meine Laufgeschwindigkeit am höchsten und ich konnte mich am schnellsten bewegen.

Mit reiner Obstkost habe ich im Jahr 2004 drei Marathons innerhalb von zwei Monaten absolviert. Ich war auch sonst körperlich sehr leistungsfähig. Auffällig war in dieser Zeit meine schnelle Regenerationsfähigkeit.

Die wichtigste Erfahrung, die ich in dieser Zeit der Fruchternährung machen durfte, war, dass die richtige Mischung über das Wohlbefinden entscheidet.

Bis dahin war mir nicht bewusst, dass Nahrungsmittel zusammen harmonieren oder sich abstoßen können. Mischt man die falschen Früchte, führt das zu Blähungen und Gärung. Außerdem wird die Nahrung sauer verstoffwechselt. Aber im Grunde ist es ganz einfach: Nehmen wir den bekannten Apfel-Möhren-Saft. Wenn Sie frischen Apfelsaft mit Möhrensaft mischen und das Glas hinstellen, werden Sie sehen, dass sich eine chemische Reaktion vollzieht und sich ein Teil des Saftes abtrennt.

Darum ist es empfehlenswert, die Äpfel beziehungsweise den Apfelsaft und den Möhrensaft getrennt zu genießen.

Seit ich die Regeln der richtigen Mischung befolge, sind meine Blähungen verschwunden. Ich empfehle daher, nur Obstsorten zu mischen, die sich vertragen, beispielsweise Bananen und Datteln. Äpfel, Birnen und Kirschen hingegen sollten als Monokost gegessen werden.

Also essen Sie, wenn Sie Lust haben, ruhig drei Äpfel auf einmal. Wenn Sie daran gewöhnt sind, werden Sie sich wohlfühlen und keine negativen Auswirkungen spüren. Wenn Sie allerdings Äpfel und Birnen mischen, kann es schon passieren, dass Sie Bauchschmerzen bekommen. Die Säuren der verschiedenen Früchte reagieren miteinander und verursachen Beschwerden.

Auch Melonen sollten Sie als Monokost essen.

Dass die richtige Mischung von Lebensmitteln wichtig ist, ist nichts Neues. Die Trennkost achtet darauf, Kohlenhydrate und Eiweiß zu trennen und nicht in einer Mahlzeit zu essen. Obst und Gemüse zählen zu den neutralen Lebensmitteln.

Ich trenne auch das Obst und teile es in säurereiche und kohlenhydratreiche Obstsorten. Datteln und Bananen sind kohlenhydratreich und können ohne Schwierigkeiten zusammen gegessen werden.

Während meiner Ernährungsversuche mit Obst hatte ich das Gefühl, dass ich meine Kost noch ergänzen könnte und habe weitergeforscht. Dabei bin ich auf Gemüse und die Bedeutung des Blattgrüns gestoßen. Mit Begeisterung habe ich mich auf Salat, Gemüse und Gemüse, das gekocht werden muss (Erbsen, Bohnen, Kürbis), konzentriert und damit experimentiert. Ich habe festgestellt, dass vor allem chlorophyllhaltige Salate für den Körper unverzichtbar sind. Der Mensch braucht meiner Meinung nach mehr oberirdisch wachsendes Gemüse als Obst. Ich habe meine Gemüsemischungen entwickelt und esse diese zu den Hauptmahlzeiten. Obst esse ich nun vorwiegend zum Frühstück oder als Jause.

Gemüse kann man untereinander sehr gut mischen. Eine Ausnahme sind Tomaten und Paprika. Ich achte immer darauf, sie in den Gemüsemischungen nicht zu verwenden. Tomaten und Paprika gehören botanisch gesehen zu den Früchten und harmonieren meiner Meinung nach nicht. Ich verwende auch ich keinen grünen Paprika.

Ich habe mit meiner Ernährung sehr gute Erfahrungen machen dürfen. Ich betreibe dank der Rohkosternährung regelmäßig Sport und nehme auch an Rennen teil. Meine Stärke sind Ausdauerläufe und Marathons. Besonders Bergmarathons mag ich, da die Streckenführung landschaftlich meist sehr ansprechend ist. Bei diesen Veranstaltungen überwindet man nicht nur die bekannten 42,3 Kilometer der Marathondistanz, sondern auch noch hunderte Höhenmeter. Das ist mir mit meiner Ernährung möglich.

Vor 16 Jahren musste ich mich in meiner Mittagspause regelmäßig hinlegen, da ich sonst zu müde für die Arbeit gewesen wäre. Zu sportlicher Betätigung musste ich mich erst überwinden, obwohl ich mich gern bewege. Jetzt, 16 Jahre später, geht es mir merklich besser. Ich bin stressresistent, körperlich belastbar durch Sport und Gartenarbeit, ich vertrage Hitze sehr gut (das führe ich auf meine Ernährung zurück) und fühle mich gesund und leistungsfähig.

Soja

Dieses angebliche Wundergewächs ist buchstäblich in aller Munde. Die Werbung macht aus dem Soja und seinen Produkten wahre Wundermittel. Nicht nur dass Soja für Vegetarier die ideale Ergänzung in ihrer Ernährung sein soll, hilft es angeblich auch gegen Wechselbeschwerden und vielleicht sogar gegen Brustkrebs.

Vielleicht – denn meistens steht in den Berichten: Untersuchungen deuten darauf hin. Und das heißt noch gar nichts.

Soja wurde in China als Pflanze des Fruchtwechsels angebaut. Botanisch gehört Soja in die Familie der Leguminosen. Diese Pflanzen binden den Stickstoff aus der Luft und geben den Stickstoff in die Erde ab. Dadurch düngen sie den Boden auf natürliche Weise, das ist jedem Gärtner bekannt. Im alten China wurde Soja vor allem als Gewürz konsumiert. Durch aufwändige Verfahren wurde die Sojabohne fermentiert und damit Sojasaucen und Miso produziert.

In unseren Breiten war Soja lange Zeit unbekannt. Der Siegeszug dieser Pflanze begann erst nach dem 2. Weltkrieg. Wenn Soja richtig angebaut wird, ist es eine rasch wachsende, robuste und reich tragende Pflanze. Ideal, um den enormen Bedarf an Rohstoffen in der Margarineherstellung zu decken und in der Viehmast als Viehfutter zu dienen.

Soja wird heutzutage in riesigen Monokulturen angebaut, vor allem in Amerika. Aber auch Brasilien und Argentinien gehören zu den großen Produzenten. Denken wir daran, wie viel Urwald in diesen Ländern vernichtet wurde, um dort kurzfristig Soja anzubauen. Wie viel Pflanzen, Tiere und Lebensraum verschwinden muss, damit bei uns mit Soja gemästetes Fleisch auf das Teller kommt. Brasilien und Argentinien gehören zu den größten Sojaexporteuren.

Aber wenn uns das nicht stört, weil es vielleicht zu weit weg ist, dann sollte uns die Tatsache stören, dass seit 2010 ganze 71 % der Anbauflächen mit gentechnisch verändertem Saatgut bepflanzt werden.

Der Wissenschaft ist es gelungen Soja gentechnisch so zu verändern, dass es gegen das Herbizid Roundup immun ist. Roundup ist ein dermaßen starkes Gift, dass jede andere Pflanze tot umfällt. Das genveränderte Soja allerdings nicht. Wir haben Berichte gesehen, in denen Landwirte beschreiben, wie sie ihre Felder zweimal mit dieser Chemikalie behandeln und danach kein einziges Unkraut mehr wächst. Nur noch Soja.

Früher musste per Hand gejätet werden. Nun kann man sich diese Arbeit sparen. Wir glauben nicht, dass dieses Mittel einfach verschwindet. Es befindet sich im Boden und wird von der Pflanze aufgenommen, zumindest muss man davon ausgehen. Wer von uns will dieses Soja wirklich essen?

Die Flucht vor dieser transgenen Sojapflanze ist schwierig geworden. Wahrscheinlich ist es in den meisten Fleischprodukten enthalten, da es ja zur Tiermast verwendet wird. Und Soja befindet sich in allen möglichen Fertigprodukten. Wer weiß also, wie oft wir dieses transgene Soja schon auf unserem Teller hatten, sicher öfter als uns bewusst war und öfter als wir es wollten.

Wir essen unwissentlich viel mehr Soja (auch genverändertes Soja) als wir ahnen. Beispielsweise in vielen Margarinen, in Backfett und Mayonnaise. Oder in Fertigprodukten, Backwaren und in vielen Brotsorten.

Aber es gibt auch andere Gründe, warum wir Soja ablehnen. Sojabohnen enthalten Phytate, pflanzliche Säuren, die in vielen Samen vorkommen und die Aufnahme von Mineralstoffen wie Calzium, Magnesium, Eisen und besonders Zink blockieren. Soja wird zwar in der Verarbeitung teilweise stark erhitzt (Sojamilch z. B. auf 115 Grad) aber die Soja-Phytate sind hitzebeständig und lassen sich dadurch nur geringfügig abbauen. Vor allem die Fermentation reduziert den Phytatgehalt.

Wenn Soja Stoffe enthält, welche die Aufnahme von wichtigen Mineralstoffen blockiert, warum sollen wir es dann essen? Wenn wir nun als Vegetarier bevorzugt Sojamilch, Sojajoghurt, -eis, -käse und Sojamehl verwenden, leben wir dann mit dem Risiko einer Mineralstoffunterversorgung? Einer Unterversorgung mit Calzium, Magnesium, Eisen und Zink? Einer Unterversorgung, weil unser Körper, trotzdem er diese Stoffe durch die Nahrung zugeführt bekommt, nichts mehr verarbeiten und aufnehmen kann?

Wir lehnen Soja ab, da wir persönlich die Erfahrung gemacht haben, dass es stark schleimbildend wirkt. Nachdem wir bemerkten, dass nach Konsum von Sojaprodukten unsere Nasen verstopft und unser Hals belegt wurde, haben wir bei anderen Ernährungsfachleuten nachgelesen und wurden bestätigt. Robert Gray, ein Fachmann für schleimbildende Nahrungsmittel, beschreibt in seinem Buch: „Das Darmheilungsbuch – Gesundheit durch Kolon-Sanierung“ die verschleimende Wirkung von Soja. Er beschreibt die Sojabohne von allen Nahrungspflanzen als die am stärksten schleimbildende.

Da wir also selber mit Soja keine positiven Erfahrungen gemacht haben, und wissenschaftliche Arbeiten existieren, die uns beunruhigen, raten wir von Soja-Konsum ab. Dazu kommen noch Meldungen, dass die Umweltschutzorganisation Global 2000 bei einer Kontrolle von Babynahrung Gentech-Soja gefunden hat oder dass der Aluminiumgehalt in Soja-Kindernahrung 10-mal höher als in behandelter Milch, und 100-mal höher als in unbehandelter Milch ist.

Aluminium wird immer wieder mit Alzheimer Erkrankungen bei Erwachsenen in Verbindung gebracht.

Wer sich mehr mit dem Thema beschäftigen will, findet im Internet 58 amerikanische Studien (1971 – 2001) über giftige Nebenwirkungen von Soja, und 140 Studien (1953 – 2003) über die Wirkung der Soja-Isoflavone, Genistein und Daidzein. Diese Isoflavone werden isoliert als „Alternative“ zur Hormon-Ersatz-Therapie angeboten. Weitere Studien gibt es aus dem europäischen Raum

http://de.wikipedia.org/wiki/sojabohne

Wildkräuter Liste

3	Von diesem Wildkraut kann ich fast eine ganze Mahlzeit essen
2	Dieses Wildkraut mische ich in den Salat oder esse nur mäßig davon
1	Davon esse ich regelmäßig, aber sehr kleine Mengen
0	Wildkräuter, die ich nur direkt in der Natur esse, zum Beispiel bei einer Wanderung oder einem Spaziergang, und immer, ohne mit anderen Kräutern zu mischen (Oxalsäure, Gerbsäuren)

3	Feldsalat / junge Triebe
3	Gänsefuß / Gartenmelde (Spitzen oder kleiner als 15 cm)
3	Haferwurzel (Blüten, Knospen und Blätter grasartig)
3	Lindenblätter / junge Blätter im Frühjahr, Knospen im Herbst und Winter
3	Malvenblätter der „Käsepappeln" – also Wilde Malve, Siegmarskraut, Moschusmalve, Gemüsemalve, Malva neglecta,... (Blüten, Blätter und im Herbst die Samenstände)
3	Portulak / junge Triebe
3	Schwarzwurzel (Blüten, Knospen und Blätter!)
3	Süßgras: Ital. Raigras / junge Triebe bis 20 cm
3	Süßgras: Hühnerhirse / junge Triebe bis 20 cm
3	Vogelmiere / junge Triebe und Blüten
3	Wiesenbocksbart (Blüten, Knospen und Blätter)
3-2	Beinwell / Blüten und Blätter (Auf eigene Gefahr bzw. ermessen!)
3-2	Birkenwasser / nur im Frühjahr ca. 3-4 Wochen lang
3-2	Borretsch / Blüten und Blätter
3-2	Brennessel / Trieb-Spitzen
3-2	Hainsalat, stinkender (Ferkelsalat) / junge Blätter
3-2	Lungenkraut / ganze Pflanze (Frühjahr)
2	Esparsette, Futter / Blütenstand

2	Nachtkerzenblüten / Blüten, Knospen und junge Blätter der Blattrosette (Wurzel nur gebraten, kann ich roh oder gekocht nicht essen!)
2	Roggengras, ganz jung (rötlich) / junge Triebe
2	Süßgras: Knäuelgras / junge Triebe bis 20 cm
2	Topinambur / Zungenblüten, Knollen gerieben in den Salat
2	Ulme, Berg / Samenstände und junge Blätter
0-2	Schlangenknöterich Blätter
0-2	Spinat / JUNGE Blätter
2-1	Berberitze / Beeren der heimischen, die Zierform mit den roten Blättern ist giftig!
2-1	Brennessel / Samen als Würze für Salate (Suppen)
2-1	Girsch / junge Triebe unter 15 cm
2-1	Hafer als Gras / junge Triebe bis 20 cm
2-1	Heinrich, guter / junge Blätter
2-1	Labkraut / junge Triebe in den Salat
2-1	Löwenzahn / junge Blätter, Blüten und Blattknospen
2-1	Queller bzw. Salzgras / junge Triebe
2-1	Süßgras: Quecke / junge Triebe bis 15 cm
2-1	Weizengras, Kamutgras, Dinkelgras, Roggengras grün / junge Triebe bis 20 cm
2-1	Wiesenklee / Blüten
1	Ackerminze / junge Pflanze als Gewürz
1	Alant / Blattspitzen (nur ein kleines Stück) und Zungenblüten (sehr bitter)
1	Bachbunge / junge Blätter im Frühjahr
1	Bachnelkenwurz / Blüte, Knospe
1	Barbarakraut, Bachkresse, Turmkresse, etc sparsam als Salatwürze
1	Bärlauch / im Frühjahr die Blätter vor der Blüte
1	Beifuss / Blätter
1	Bibernelle / junge Blätter oder im Herbst die Wurzel als gesunde, heimische Alternative zum Pfeffer
1	Braunelle, gemeine / Blüten
1	Buchenkeimlinge im Frühjahr ganz jung

1	Doppelsame, schmalblättriger (Rucola) / junge Blätter
1	Fette Henne / fleischige Blätter
1	Franzosenkraut / junge Blätter
1	Gänseblümchen / Blüten und Blätter
1	Gundelrebe / eine ganze Pflanze pro Person als Salatwürze genügt
1	Hirtentäschel / Blüten und Blätter
1	Huflattich / Blüten
1	Judas Ohr / Pilz am Holunderstrauch wenn jung (chin. Medizin Mu-Err)
1	Kapuzinerkresse / Blüten und Blätter (Natürliches Antibiotika)
1	Knoblauchrauke / junge Pflanze im Frühjahr
1	Majoran, wilder / junge Pflanze als Gewürz
1	Meerrettich bzw. Kren / im Sommer die Blätter, im Winter die Wurzel gerieben
1	Pfefferminze und andere Minzen / junge Triebe als Kaltansatz für Wasser
1	Ringelblume / Blüten
1	Rose, Hagebutte oder Hundsrose / Blüten und Samenstände nach dem ersten Frost
1	Salbei / Blüten, enthalten große Mengen an Eisen!
1	Sanddorn / Beeren vollreif (nach dem ersten Frost)
1	Scharbockskraut / vor der Blüte, ganz im Frühjahr
1	Schnittlauch / Triebe und Blüte
1	Sonnenblumen / Blüten und Samen
1	Stiefmütterchen / ganze Pflanze (ACHTUNG! Saponine können die Wirkung von Medikamenten verstärken, in großen Mengen gefährlich)
1	Taubnessel Blüten
1	Teufelskralle, ährige / Blüten
1	Thymian, Feld / junge Pflanze als Gewürz
1	Veilchen / ganze Pflanze (ACHTUNG! Saponine können die Wirkung von Medikamenten verstärken, in großen Mengen gefährlich)
1	Vogelknöterich / junge Triebe
1	Vogelwicke / Blüten
1	Waldmeister als Kaltansatz für Wasser
1	Wiesenglockenblume / Blüten
1	Wiesenmargerite / Knospen
1	Wundklee / Blüten

1	Zitronenmelisse / junge Triebe als Kaltansatz für Wasser
1	Zwiebel, junge / nur grüne Teile und im Winter die Zwiebel
0-1	Breitwegerich / junge Triebe (schmecken ähnlich wir Steinpilz)
0-1	Frauenmantel / Blüten und Blätter sparsam, wegen der Gerbstoffe
0-1	Sauerampfer / Blätter (Oxalsäure)
0-1	Sauerklee, Wald / Blätter und Blüten ohne zu Mischen (Oxalsäure)
0-1	Schafgarbe / junge Blätter im Frühjahr
0-1	Spitzwegerich / 1 Blatt pro Person, NICHT jeden Tag und die Blütenstände und Blütentriebe
0-1	Streifenfarn (grünstieliger und braunstieliger)

Kurze Biografie der Autoren

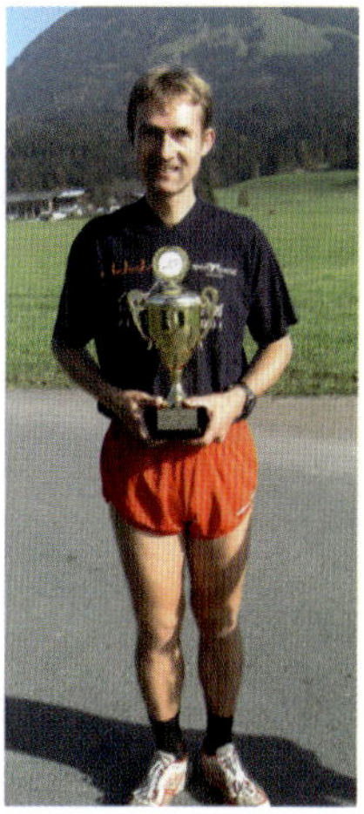

Bruno Weihsbrodt, Jahrgang 1969, ist seit 21 Jahren erfolgreich als Software-Entwickler tätig. In seiner Jugend durch fortwährende Infekte und Krankheiten in seiner Lebensqualität beeinträchtigt, begann er sich schon sehr früh mit gesunder Lebensweise zu beschäftigen.

Die verschiedenen Ernährungsformen faszinierten ihn von Anfang an. Auf der Suche nach „seiner" Wahrheit, probierte er nahezu jede mögliche Ernährung an sich selbst aus. So lebte er als Vegetarier mit Milchprodukten, als Veganer ohne jede Form von tierischen Lebensmitteln und bevorzugte mehrere Jahre lang nur Obst.

Die „Forschungsjahre" erstreckten sich über einen Zeitraum von 21 Jahren. In dieser Zeit begann er nicht nur Marathon und Bergläufe zu absolvieren, sondern dokumentierte alle körperlichen Reaktionen auf seine jeweilige Ernährungsform akribisch. So konnte er die Methode der Gemüse-Obst-Ernährung zusammenstellen, die ihn leistungsfähig und gesund hält.

Heute ist er dank seiner Ernährungsform körperlich so fit, dass er über die Jahre 131 Laufveranstaltungen, darunter Bergläufe und Marathons, absolviert hat. Von einem körperlichen Mangel ist bei ihm nichts zu beobachten!

Renée Weihsbrodt-Hauser, Jahrgang 1974, ist seit 1997 mit Bruno Weihsbrodt verheiratet. Durch ihren Mann mit dem Thema Ernährung konfrontiert, hat sie sich für eine vegetarische Ernährung entschieden.

Sie arbeitet selbstständig als Masseurin und Fußpflegerin und erzieht zwei Kinder.

Sie wollen mit dem Autor Kontakt aufnehmen?

Bruno Weihsbrodt Er zeigt Interessierten, wie man mit Wildkräutern ein gutes Essen zubereiten kann und die Zutaten so auswählt, dass kein Hungergefühl aufkommt. An so einem Tag wird auch eine spritzige Kräuterlimonade aus Wildkräutern, Wasser und Honig gebraut und „Schokolade" produziert, ohne die fragwürdigen Hilfsstoffe der konventionellen Produktion

Ein weiterer Schwerpunkt des Autors ist Hilfestellung beim Aufbau eines Selbstversorger-Gartens auf Basis von Salaten, Früchten, Wildkräutern und Gemüse. Der Garten wird so angelegt, dass Schnecken und Wühlmäuse dem Erntesegen nicht mehr ernstlich schaden können. Es ist z. B. möglich, eine ganze Himbeerplantage ohne viel Aufwand in nur 2 bis 3 Tagen anzulegen.

Als erfahrener Kräuterreferent und Vorstandsmitglied des größten Kräutervereins in Österreich (FNL), bietet der Autor die Pflanzenausbildung „Volksheilkundlicher Kräuterkurs nach Ignaz Schlifni" an. Dieser Kräuterkurs, der mit einer offiziellen Prüfung zur/m „Kräuterexperten/In abschließt, findet einmal im Monat an einem Wochenende statt und dauert 1 ½ Jahre (2 Vegetationsperioden). Genaue Informationen darüber finden Sie unter: www.fnl.at

E-Mail: atinaimix2@hotmail.com
www.imagami.at

Verwendete Literatur

Adler Mühle, Infoseiten, Backen mit Sauerteig
Anderle, Peter & Schwarz, Dr. Helmuth: Warenkunde Lebens- und Genussmittel, Bohmann Verlag, 1989
Binder, Franz & Wahler, Josef: Zucker – der süße Verführer, Alles Wissenswerte und praktische Gesundheitstipps, VAK Verlags GmbH, 2004
Delaveau, Prof. Pierre; Lorrain, Michelle; Mortier, Francois; Rivolier, Caroline; Rivolier, Dr. Jean & Schweitzer, Abbé René: Geheimnisse und Heilkräfte der Pflanzen. Das Beste aus Reader`s Digest AG, Verlag Das Beste GmbH, 2. Auflage 1980
Fandler Ölmühle, Informationsbroschüre: Ein Tropfen Vollkommenheit. – in mehr als 30 genüsslichen Sorten. Download: www.fandler.at/de/die-oelmühle/downloads-presse.html
Fischer-Rizzi, Susanne: Blätter von Bäumen. Legenden, Mythen, Heilanwendung und Betrachtung von einheimischen Bäumen, Irisiana-Verlag, 2001
Gray Robert: Das Darm-Heilungsbuch, Gesundheit durch Kolon-Sanierung, Droemer Knaur-Verlag, 2000
Grimm, Hans-Ulrich & Ubbenhorst, Bernhard: Leinöl macht glücklich. Das blaue Ernährungs-Wunder, Dr. Watson Books, 2008
Hess, Walter: Der Gesundheit auf den Zahn gefühlt, Novemberheft 2003 von „Natürlich" der führenden Zeitschrift für Gesundheit und Ökologie, AZ Zeitschriftenverlag
Jentschura, Peter & Lohkämper, Josef: Gesund durch Entschlackung, Jentschura Verlag Peter, 2004
Kapfelsperger, Eva & Pollmer, Udo: Iss und Stirb, Chemie in unserer Nahrung, Verlag Kiepenheuer & Witsch, 1992
Krebs, Susanna & Loretan, Hildegard: Die Jahreszeiten-Küche. Gemüse, Erklärung von Bern, Aktion Gesünder essen, Unionsverlag 1987
Kugler, Dr. med. Hans Günter: Vegetarisch essen – Fleisch vergessen. Ärztlicher Ratgeber für Vegetarier und Veganer, Verlag Das Wort
Kuhne, Louis: Die neue Heilwissenschaft, Turm-Verlag
Malten, Dr. med. H.: Durch Rohkost gesund werden und bleiben, Walter Hädecke Verlag, 1940
Mann Jim & Truswell Stewart (eds), Eisen und Vegetarismus – Kapitel 9 (Iron) aus „Essentials of Human Nutrition", Oxford University Press, 1998
Mességué, Maurice: Die Natur hat immer recht, Ullstein Sachbuch, 1985
Lutz, Dr. Wolfgang: Leben ohne Brot verhilft zu besserer Gesundheit, Selecta-Verlag, 1990
Opitz, Andrea: Köstliche Lebenskraft, Hans Nietsch Verlag
Pichler, Renato: Der Mythos vom Eiweißmangel, Schweizerische Vereinigung für Vegetarismus SVV
Schnitzer, Dr. Johann Georg: Zahnarzt und Gesundheit – über die Entwicklung der biologischen Grundlagen und Aufgaben des zahnärztlichen Berufes in den nächsten Jahrzehnten, Vortrag gehalten vor dem Bundesvorstand und den Delegierten der Landesverbände des Freien Verbandes Deutscher Zahnärzte am 19. Juli 1964 in Offenbach/Main
Schwiegelshohn, Bettina: Wechselwirkung zwischen Phytaten und Mineralstoffen, 2001 Skibbe, Petra & Joachim: Köstliche Kürbis-Küche. Vegetarische Rezepte, Pala Verlag 2000
Von Gladiss Anna, Soja – Herausgeber der deutschen Übersetzung: Privatinstitut für ganzheitliche Medizin, Deutsch Evern/Lüneburg, Übersetzung aus dem Englischen: Anne von Gladiss

Yeager, Selene: Gesundheitsbücher-Team,Das Ärztebuch der Heilkraft unserer Lebensmittel, Die neuesten Entdeckungen zur heilenden und vorbeugenden Kraft von Lebensmitteln – von Altern und Diabetes bis Osteoporose und Stress Gesundheitsbücher-Team, Verlagsgruppe Weltbild GmbH, April 2002
Lexikon der Biologie, 2.Band, Spektrum Akademischer Verlag, Heidelberg 2004
Martin Hans-Peter, Langbein Kurt, Weiss Hans, Bittere Pillen, Nutzen und Risiken der Arzneimittel, Ein kritischer Ratgeber, Kiepenheuer&Witsch
Maier H. Schauberger G., Gesundheitliche Verträglichkeit von Solarien, Photobiologische und Strahlen, physikalische Aspekte von Solarien, 1999, Wien: Arbeitskreis Sonne
Leitzmann Elmadfa, Ernährung des Menschen 1990
Gröber Uwe, Der taxofit Vitalstoff-Check, Gesund und fit mit Vitaminen, Mineralstoffen und weiteren bioaktiven Vitalstoffen, Knaur Verlag
Despopoulos Agamenmnon, Silbernagl Stefan., Taschenatlas der Physiologie, Thieme Verlag

Hilfreiche Internetseiten

www.tintling.com
www.tierlobby.de
www.milch-den-Kuehen.de
www.soyonlineservice.co.nz
www.doctorsaredangerous.com
www.die-tierfreunde.de
www.naturkost.de
www.urkostmitbrigitte.de
www.wecarelife.at
www.granatapfelsaft.de
www.zentrum-der-gesundheit.de
www.fnl.at
www.ionlife.at
www.50plus.at
www.kaffee-erleben.de
www.olivenoel-info.net
www.orkos.com
www.vitaverde.de
www.daxer-krug.at/de
www.drgoerg.com
www.die-wurzel.de
www.cgarvay.wordpress.com
www.regina-rau.de
www.pureraw.de
www.nuhrovia.com
www.marap.at
koeglmayrjoseph.de
www.bodenseeoel.de
www.biohof.at
www.pure-life.ch
www.veganice.org
www.hausfrauenunion.at
www.tropenkost.de
www.derwegzurrohkost.de
www.urshochstrasser.ch
www.roh-vegan.de
www.fuer-uns.de/gesundheit/index.php
www.ringana.com/de
www.allesroh.at
www.keimling.at
www.markusrothkranz.de
www.changefood.net
www.lifefood24.de
www.rawfoodlifecoach.de
www.vegan-sport.de
www.frischesweizengras.de
www.rainbowway.de
www.rawger.wordpress.com
www.prana.at
www.weizengras.de/s/kraftsaft.htm